妊娠·分娩·育儿专家方案系列

孕产妇日常保健
专家方案

中日友好医院产科专家
王玉萍◎主编

U0391646

中国妇女出版社

图书在版编目（CIP）数据

孕产妇日常保健专家方案 / 王玉萍主编. --北京：
中国妇女出版社，2016.7
（妊娠·分娩·育儿专家方案系列）
ISBN 978-7-5127-1286-7

Ⅰ.①孕… Ⅱ.①王… Ⅲ.①孕妇—妇幼保健—基本
知识②产妇—妇幼保健—基本知识 Ⅳ.①R715.3

中国版本图书馆CIP数据核字（2016）第094727号

孕产妇日常保健专家方案

作　　者：王玉萍　主编
责任编辑：魏可
封面设计：尚世视觉
责任印制：王卫东
出版发行：中国妇女出版社
地　　址：北京东城区史家胡同甲24号　　邮政编码：100010
电　　话：（010）65133160（发行部）　　65133161（邮购）
网　　址：www.womenbooks.com.cn
经　　销：各地新华书店
印　　刷：北京通州皇家印刷厂
开　　本：170×240　1/16
印　　张：18.75
字　　数：300千字
版　　次：2016年7月第1版
印　　次：2016年7月第1次
书　　号：ISBN 978-7-5127-1286-7
定　　价：29.80元

目录

孕前保健篇

孕后保健篇

孕前保健篇

做好孕前准备，为优生加分

第01节
做好孕前准备，为优生加分

● **婚前检查，把好优生第一关**

婚前检查是指结婚前对男女双方进行常规体格检查和生殖器检查，以便发现疾病，保证婚后的婚姻幸福。虽然新婚姻法没有了强制婚前检查的规定，但是对于新婚的二人来讲，多多关注对方的身体健康，也是二人共同的幸福。

★ 婚前检查的必要性

1.有利于双方和下一代的健康

通过婚前全面的体检可以发现一些异常情况和疾病，从而达到及早诊断、积极矫治的目的。如在体检中发现有对结婚或生育产生暂时或永久影响的疾病，可在医生指导下做出对双方和下一代健康都有利的决定和安排。

2.有利于优生，提高民族素质

通过家族史的询问、家系的调查、家谱的分析，结合体检所得的结果，医生可对某些遗传缺陷做出明确诊断，并根据其传递规律，推算出影响下一代的风险程度，从而帮助双方做出婚育决策，以减少或避免不适当的婚配和遗传病儿的出生。

3.有利于选择受孕时机和避孕方法

医生根据双方的健康状况、生理条件和生育计划，为他们选择最佳受孕时机或避孕方法，并指导他们实行有效的措施，掌握科学的技巧。对要求生育者，可帮助其提高受孕的成功率；对准备避孕者，可使之减少计划外怀孕和人工流产，为保护妇女、儿童健康提供保证。

婚前检查是非常必要的，它是我们国家提高民族素质的一项措施，也是保证我们每个家庭幸福的重要措施，有百利而无一害。

★ 婚前检查的主要内容

　　婚前检查和咨询是一次全面、系统的健康检查，同时又有所侧重。根据各医院的医疗条件和医生的技术水平的不同，一般包含以下三方面的内容：

1.全面的身体检查

　　目的是对生殖器官和重要脏器的发育及健康状况进行检查，包括对心、肝、肾、肺等重要脏器的详细检查，通过X射线、超声波、血化验、尿化验了解这些脏器的健康状况。若发现有不宜结婚的急性、慢性传染病或严重的心、肝、肾等疾病，治愈后才可结婚，以免给双方及后代带来痛苦；对男、女生殖器官畸形，如男性尿道下裂、包茎，女性阴道横隔、处女膜闭锁、先天性无阴道等，应在婚前治疗，不治疗的应向对方讲清楚，以免婚后发现时增加家庭和社会的不安定因素；若发现有未治愈的麻风病、精神分裂症及医学上认为不能结婚的疾病，最好不要结婚。

　　在妇科方面，婚检主要会做宫颈癌等防癌筛查，其次是检查有没有其他肿瘤，再就是排除生殖道畸形。如被检者婚前无性生活，则没有宫颈筛查项目。倘若女性患有卵巢囊肿、子宫内膜异位症、Ⅰ型糖尿病、急慢性肾小球肾炎、外阴性阴道炎、多囊卵巢综合征等疾病，不仅会对婚姻生活有影响，严重的还易导致不孕。

2.健康询问

　　目的是了解双方既往身体健康状况，有无遗传病史、精神病史和其他严重的疾病。双方家族史调查包括直系、旁系血亲的健康情况，一般追溯到三代，重点是遗传病、遗传缺陷、畸形、配偶间有无近亲血缘关系等，以决定双方能否结婚或结婚后能否生育。如双方为近亲关系，按法律规定禁止结婚；一方或双方为痴呆或精神病，生活不能自理，并遗传度高，就应说服并制止结婚。

3.性知识普及

　　包括避孕方法的介绍和选择，计划生育的意义、政策的讲解等。

　　婚前检查和咨询是一项严肃认真的、科学的卫生保健工作，受检人要与医生合作，诚实坦率，对未来的家庭、子女和对方负责，对社会负责，特别是健康询问和家族史调查，不能为了达到结婚的目的而欺骗医生。

　　双方或一方家族中有遗传性疾病的人，在确定恋爱关系前应做婚前遗传病咨询，对是否可以婚配、未来的子女遗传病的发生概率是多少等问题请医生进行指导。

　　★ 婚前检查的时机

　　不少青年人在结婚登记前才去做婚前检查，这样做就太迟了。一是结婚前要忙于准备婚礼，身体很疲劳，精神又紧张，不宜做全面健康检查；二是一旦检查出患有不宜马上结婚的疾病，需要治疗后才能结婚，往往会措手不及；三是从优生学的角度不宜婚配的青年男女在即将结婚时才发现，从感情上难以接受。因此，婚前检查应该早一些为好。什么时间为宜，要根据具体情况而定，一般在婚前半年左右为宜。

　　婚检时要带上户口本或身份证，每人3张一寸照片。体检当天须空腹。

　　婚检的8个流程：

　　①挂号

　　②去婚检科分诊室等候

　　③提取尿样

　　④抽血

　　⑤胸透

　　⑥返回婚检科体检，内容包括：身高、体重、视力、生殖器检查

　　⑦当日或次日下午听婚前保健课

　　⑧领取婚检结果

　　如婚前已有性生活，接受婚检前最好停止几天，这样便于检查精液常规、精子活力、体内分泌物等。如女性要做妇科B超，需要憋尿。此外，女性月经期内不宜做检查。

● 做好养儿育女的心理准备

从二人世界到三口之家，怀孕、分娩、育儿的过程既充满幸福甜蜜，也会有辛劳和矛盾，夫妻双方都要做好充分的心理准备。事实证明，有心理准备的夫妻与没有心理准备的夫妻相比，前者的孕期生活要顺利从容得多，准妈妈的早孕反应也轻得多，家庭充满幸福、安宁和温馨的气氛，胎儿在这样的环境中会发育成长得更健康、更聪明。

★ 接受妻子身体和心理的变化

从怀孕到分娩，甚至是产后较长的一段时间，准妈妈的身体和心理会发生巨大的变化，包括体形的变化、饮食和生活习惯的变化、情绪的变化，准妈妈会对准爸爸更加依赖。夫妻双方要慢慢适应这种变化，尤其是准爸爸，要多给妻子心理上的支持和生活上的关爱。

★ 接受未来生活空间的变化

新生命的诞生在给小家庭带来喜悦和幸福感的同时，也会增加许多繁杂的家务，使夫妻双方感觉生活空间和自由度变小了，往往会感到一时难以适应。如果没有充分的心理准备，双方不能互相体谅，养育孩子的最初两三年往往会成为家庭矛盾频发的时期。

★ 接受未来情感的变化

无论夫妻哪一方，在孩子出生后都会自觉或不自觉地将自己情感的一部分转移到孩子身上，从而使另一方感到情感缺乏或不被重视。夫妻双方都要有意识地调整自己的心态，不要用生育前二人世界的思维方式来要求对方。如果在情感上还像以前一样要求对方，不仅会增加自己的烦恼，而且会使对方感到无所适从，不利于夫妻感情的维护和家庭的稳定。

★ 接受家庭责任与应尽义务的变化

怀孕的妻子需要丈夫的理解与体贴，尤其平时妻子可以做的家务，在孕期大部分都会转移到丈夫身上。孩子出生后，夫妻双方对孩子的责任和对家庭的义务都在随着时间的推移而增加。双方要合理安排家庭事务，各自承担起应尽的责任和义务。比如，妻子怀孕后家庭的经济重担由谁来承担，孩子出生后是自己带，还是请保姆或老人带，等等。

总而言之，只有有了充分的心理准备，夫妻俩才能以平和、自然的心情和愉快、积极的态度顺利完成为人父母这一社会角色和家庭角色的转换。

对于即将到来的新生命应该满怀喜悦之情，并将这种喜悦体现在平日的生活之中。夫妻恩爱，保持良好的夫妻感情尤为重要。抛弃各种烦恼，保持充足的睡眠和规律的生活对精神状态大有益处。

● 做好家庭财务预算

孕育和抚养一个新生命会给小家庭带来许多额外的开支，孕前应该好好算一笔经济账，做好家庭的财务预算。

★ 孕产期费用清单

1.孕前和孕期检查的费用

在孕前就接受检查及咨询，不但可以让备孕夫妻在最健康的状态下孕育下一代，也可以事先知道是否要做特殊的产前诊断。特别是现在我国已经不再要求婚前必须进行身体检查，许多备孕夫妻对自身的遗传性疾病无法事先了解，进行孕前体检就显得格外重要了。建议计划怀孕的夫妻都要进行孕前检查，等怀上孩子才发现有问题就晚了。

在孕期，为保证胎宝宝和准妈妈的健康和安全，常规的产前检查是必须做的。整个孕期大约要进行13次产前检查，其中孕早期1次、孕中期4次、孕晚期8次，最少也应检查8次。产前检查的费用不同的地区、不同等级的医院略有差异，符合计划生育政策的产前检查费用在分娩后可以凭检查单据报销一部分。

2.准妈妈补充营养的费用

从准备怀孕开始，为保证胎宝宝的发育和自身的健康，准妈妈需要补充大量的营养。除了日常的饮食外，有时还需要补充一些营养制剂，如叶酸、钙剂、铁剂等，还有专门针对准妈妈的营养品。在计划怀孕时一定要将这部分开支考虑在内。需要注意的是，营养的补充主要还是依靠日常的饮食，营养制剂的补充一定要听从医生的安排，并不是补得越多越好。如果补充得不合理，还会对胎宝宝造成不良影响。在这一点上，准妈妈的态度一定要坚决，不要轻易听信商品推销人员的宣传，应该多听听医生的建议。

3.添置孕期用品的费用

怀孕后，准妈妈的体形会发生很大改变，有条件的可以添置一些孕妇装、孕妇内衣、保护准妈妈和胎宝宝的腹带等。当然，这笔费用的伸缩空间比较大。亲戚朋友用过的孕妇装都可以拿来再用。

4.学习孕产育儿知识的费用

孕育一个新生命是一个具体而又系统的工程，需要正确的理念和科学的方法。第一次生孩子的夫妻应该从孕期就开始注意学习这方面的知识，包括适时进行胎教。可以参加医院产科组织的定期课程，也可以自己购买一些育儿书籍，还可以参加一些育儿机构的课程。这些都会有相应的费用支出，但不会很高。网上的育儿社区，特别是有经验的妈妈汇集的亲子社区，是一种经济实惠的学习方式，不仅可以学到孕产育儿知识，而且可以和其他妈妈分享孕期心情和育儿感受。

5.住院分娩的费用

应事先考虑到所选择医院的分娩费用、住院费用及宝宝出生后的费用等，具体费用究竟是多少可以事先向医院咨询。

6.应对意外情况的费用

在怀孕期间，准妈妈和胎宝宝可能会出现一些意想不到的事情，如妊娠期合并症、早产等。在计划怀孕时应将这些可能出现的意外考虑在内，做适当的心理和费用准备，以免事到临头时慌乱不堪。

★ 育儿期费用清单

1.带宝宝的费用

宝宝出生后由谁来带？如果是妈妈自己带，可能妈妈的工作就会有所调整，家庭收入可能会相应减少；如果请保姆带，需要支付保姆工资；如果请老人带，也会产生一些相应的费用。

对于0～1岁的宝宝来说，没有任何人可以代替妈妈。宝宝最需要的是妈妈香甜的乳汁和温暖的怀抱，这对于宝宝性格的形成和情感沟通模式的建立非常重要。你可能想的是早些工作为宝宝挣奶粉钱，而宝宝却希望妈妈陪伴在他身边。

2.购买宝宝用品的费用

增加一个小宝宝会增加许多生活用品，从奶瓶、奶嘴、纸尿裤到小床、小衣服，都需要购买，而且更新频率相当高。购买宝宝用品，这里面的学问大着呢。有经验的妈妈都知道，宝宝出生前疯狂采购的那些东西，很多宝宝都用不上，而宝宝真正需要的却没有提前准备好。所以，在宝宝出生前一定要多听听其他妈妈的建议，什么有用、什么没用，列一个清单，千万不要冲动消费。宝宝的小床、小车等大件物品可以淘亲戚朋友用过的，这样能省下不少钱。

3.宝宝医疗保健的费用

0～1岁的宝宝需要定期接种疫苗，到医院进行体检。宝宝6个月～1岁是一个免疫力不完善的时期，容易生病，带宝宝看病、吃药甚至住院，都会产生相应的费用。

4.宝宝营养的费用

对于0～1岁的宝宝来说，吃是生活中的一件大事。从婴幼儿专用配方奶粉到各种罐装辅食，也是一笔不小的开支。当然，这项开支的弹性比较大，如果妈妈的奶水好，至少在宝宝出生半年内可以省去奶粉钱。宝宝半岁以后需要添加辅食，有条件的妈妈可以亲自下厨给宝宝做，既安全、营养，又节省开支。

5.宝宝早教的费用

这部分的费用可能是养育宝宝最大的一笔开支，从各种益智玩具到早教机构的课程，名目繁多，父母也最容易动心。在为宝宝选择早教机构的时候一定要慎重，不要被一些新奇的概念所迷惑，课程的科学性、老师的责任心和环境的安全性十分重要，还有就是妈妈们的口碑。给宝宝买玩具也是这样，许多时候是妈妈喜欢就买下了，宝宝玩两天就扔到一边。其实，宝宝的玩具不必多，经典的玩具有几种就可以了，很多生活用品在宝宝眼里都是玩具，同样可以达到早教的目的。

总之，夫妻双方必须事先计划好怀孕后的经济支出，做好充分的物质准备。经济方面的合理计划会使育儿生活更加从容，也会减少很多家庭矛盾。

不要小看了早教课程和玩具的开支，稍微理性一些就可以省下一大笔钱。而且最重要的是，过多的早教课程和玩具对宝宝并不是一件好事。

● 让身体处于健康状态

★ 孕前检查意义重大

孕前体检的目的是查出潜在的、隐性的有可能影响生育或伤害胚胎的疾患，一般在孕前3～6个月时进行。主要内容包括心、肺、肝、肾、传染病、血生化及血、尿常规检查，男性必要时做精液分析，女性要做全面的妇科检查。还有ABO血型和Rh血型检查、病毒抗体（TORCH）系列检查、宫颈防癌检查，必要时还要查生殖功能、女性内分泌及夫妇双方的染色体。

有些人觉得自己每年都进行身体检查，不用再做专门的孕前体检了。这种想法是不正确的，普通体检不能代替孕前体检。

我们周围的许多致病菌，我们称为"条件致病菌"。条件致病菌常常是导致女性流产的罪魁祸首。它们寄生在生殖道中，一遇机会便会兴风作浪，或者引起女性生殖器官慢性炎症，或者引起胚胎发育停止，如支原体、衣原体和某些病毒。这种致病菌可以寄生在健康人的体内，当人体健康状态良好时，它们不能生长繁殖，或者只引起轻微的炎症，所以人体感觉不到它们的存在。只有当人体抵抗力下降时，它们才会生长繁殖，伤害人体。

我们都有过切身的体会，当我们患感冒、盆腔炎或旧病复发时，往往都是在劳累或受凉之后，这就说明了劳累和受凉导致人体抵抗力降低而容易引发疾病。

这些致病菌不做身体检查是不易被发现的。目前已经发现的能导致胚胎异常或停止发育的致病微生物有风疹病毒、巨细胞病毒、弓形虫、细小病毒、单纯疱疹病毒、支原体、衣原体、肝炎病毒、梅毒螺旋体、HIV等，随着医学的发展还将会发现新的致病菌。在孕前检查时，医生都会有针对性地对它们进行检测并及时做消除治疗，以确保生殖道的健康。

孕前检查的主要内容之一是优生咨询，这是普通体检所没有的。通过与医生的交谈，就个人的特殊情况向医生提问，医生通过了解孕前夫妻的工作生活状态、生殖功能状态、家族遗传状况以及既往病史等情况，可以就每对夫妻影响健康生育的问题进行有针对性的指导。

★ 孕前检查的主要项目

1.相关医学询问

检查内容：孕前检查的时候，医生会常规性地对夫妻双方的整个身体情况和家庭情况进行详细的询问，主要内容包括月经是否规律、最近的一次是什么时候来的、以前是否做过流产手术、有无流产史、有没有生产过畸形儿或者有遗传疾病的新生儿、以前得过哪些病、准备怀孕期间是否接触过有害物质以及婚姻史和家族史等。

你该怎么做：千万不要因为医生的这些问题涉及隐私，或者感到不好意思而拒绝回答，或提供不真实的答案。了解真实的情况是医生做出正确诊断的重要前提，医生只是从医学优生的角度进行判断，并且会为就诊者保密。

2.妇科检查

检查目的：了解女性的外阴、阴道、宫颈、子宫、卵巢和输卵管的健康情况，以确定其是否适合妊娠、分娩。

检查内容：

（1）窥器检查

置入阴道窥器，观察阴道前、后侧壁黏膜颜色，有无瘢痕、肿块、出血；分泌物的量、性质、颜色、有无异味；观察宫颈大小、颜色、外口形状，有无糜烂、撕裂、外翻、囊肿、息肉或肿块等。

（2）双合诊检查

医生会把一只手的食指和中指放入被检者阴道内，另一只手放在其耻骨联合上方，并向深部加压，这样可以清楚地摸到子宫的大小和质地情况，进而了解双侧卵巢和输卵管的情况。

（3）三合诊检查

腹部、阴道、直肠联合检查称为"三合诊"。在进行三合诊检查时，医生会将一只手的食指放入阴道，中指放入直肠，另一只手放在耻骨联合上方，其余具体检查步骤与双合诊时相同。通过三合诊可以了解被检者后位子宫的大小，发现子宫后壁、韧带及双侧盆腔病变。

（4）阴道清洁度检查

阴道清洁度是有无阴道炎症的判断指标，同时也有助于了解卵巢的内分泌机能。阴道清洁度检查一般是提取阴道分泌物在显微镜下观察，以其含阴道杆菌、上皮细胞、脓细胞的多少来区别清洁度，分为Ⅰ～Ⅳ度，其中Ⅰ～Ⅱ度为正常，Ⅲ～Ⅳ度为不清洁。不清洁的情况大多数是由于阴道炎造成，也可能是由病原菌、阴道霉菌或阴道滴虫等引起的。

（5）B超检查

检查目的：可以帮助准备怀孕的女性了解自己用来孕育宝宝的子宫是否有问题，卵子是否能够按期排出，质量是不是足够优秀，能不能顺利和精子结合。准备妊娠前的任何时间都可以做，建议在月经后进行检查。阴道出血时不宜做B超检查。

你该怎么做：在进行妇科检查时需要使用窥器撑开阴道，有些女性会非常紧张，其实只要自己放松并不会有特别不舒服的感觉。注意，在检查前要完全排空膀胱。由于医生还要进行阴道清洁度的检查，为了不影响诊断，不要在检查之前清洗阴道或在阴道上药，24～48小时内不要同房。在三合诊时医生要将手指放入直肠内，要充分配合医生，深呼吸并同时做向下排便的动作，这样会相应减轻不适感。

有些女性会因为妇科检查的方式比较尴尬、有不适感而有抵触心理，这是不正确的。医生的肉眼观察和触诊是最简单、方便的检查手段，能及时发现一系列潜在的问题，如阴道炎、宫颈炎以及一些常见的妇科疾病如子宫肌瘤、宫颈病变等，甚至少见的生殖器官的先天畸形也有可能被发现。

B超检查要求先憋尿，因为子宫位于骨盆中央，膀胱与直肠之间，呈前倾前屈位。当膀胱充盈、直肠空虚时，子宫底被托起向上伸直，更有利于观察子宫形状、大小；膀胱不够充盈时，在图像上无法对膀胱后方的子宫和宫腔进行详尽的观察，易引起误诊、漏诊。为了节省候诊时间，你可以从早上一起床就开始憋尿，到医院后先进行B超检查。也有的医院B超检查需要提前预约。

在妇科检查时发现的疾病，如附件炎、阴道炎，应先行治疗；宫颈炎如为中度或轻度，在经过防癌检查排除癌变或癌前病变后可以不治疗，先怀孕。

如宫颈防癌检查有病变或宫颈有人乳头瘤病毒即HPV感染应暂缓怀孕，经进一步病理切片确诊并治疗后再怀孕。

宫颈衣原体或支原体阳性时也要先消炎治疗，待转阴性后再怀孕。

月经不调的原因较多，月经异常本身会影响受孕能力，常常导致不孕，要先查明病因并进行治疗。

3.血常规检查

检查目的：主要是了解准备怀孕的女性有无贫血、感染及其他血液系统疾病。

你该怎么做：护士会抽取大约5毫升的静脉血，一般在检查完30分钟后就能拿到结果。

4.尿常规检查

检查目的：主要是了解准备怀孕的女性肾脏和全身营养情况，确认有无泌尿系统感染、肾脏疾病和糖尿病。尿常规检查的价格很便宜，结果出得也比较快。

你该怎么做：任何时间留取尿液都可以做常规化验检查，但以晨起第一次排尿为佳。女性的阴道分泌物有时会混杂在尿液中，影响尿常规检查的结果，混淆医生的判断。所以，在留取尿液前要充分清洁外阴，留尿时先排出一部分尿，以冲掉留在尿道口及前尿道的细菌，然后将中段尿留取送检。留尿的容器由医院检验科免费提供，是一个可以容纳不少于20毫升的广口塑料瓶（每个地区和医院由于情况不同，所提供的容器也会有所区别），尿液量占容器的大概一半就足够了，一般为5毫升～10毫升，但如果要测尿，比重则不能少于50毫升，过少的尿液会导致结果出现误差。

5.肝、肾功能检查

检查目的：主要是了解准备怀孕的女性孕前身体状况和营养状况，有无肝脏、肾脏疾病。

你该怎么做：一般应在准备怀孕前3个月左右进行检查，花费大概200元（不同级别医院的费用会有一定差异）。此项检查需要空腹进行，因为进食过多油腻食物或是大量饮酒后，即使是正常人，肝肾功能有时也会出现升高的现象，但不一定说明身体有异常。这种由于饮食因素导致的假异常结果会影响医生的判断，并给你带来不必要的经济花费或担忧。化验的过程和血常规检查时差不多，护士会抽取大约3毫升的静脉血，结果在下午或第二天才能拿到。

6.优生五项检查

检查目的：所谓"优生五项"，即医生常说的"TORCH筛查"。"TORCH"是几种致畸病毒抗体的首个英文字母的缩写，T代表弓形虫抗体，O代表其他病毒抗体，R代表风疹病毒抗体，C代表巨细胞病毒抗体。由于这几种病毒已经被确认可伤害人类胚胎，处于其中某种微生物感染状态下的妊娠会造成严重胚胎畸形。

检查方法：用被检者血清免疫学方法，了解是否已经具备抵抗这些病毒的能力。

检查内容：检查项目包括IgM和IgG，这是两种不同意义的抗体。当我们感染某种病毒后，身体就会产生针对这种病毒的特殊抗体。抗体是保护我们身体不被再感染的防守卫士，身体一旦产生了这种抗体，这种抗体就可以存在于体内多年甚至终生，并一直保护我们的身体。

由于检测的是抗体，有些人一看到阳性结果就非常紧张，甚至不敢怀孕。我们来分析一下筛查后种不同结果：

IgM阴性，IgG阴性：说明从未受到过感染，身体无抵抗力，孕前需加以预防。

IgM阴性，IgG阳性：说明以前曾经有过感染，身体已经具备了抵抗力，随时可以怀孕。

IgM阳性，IgG阴性：说明可能身体近期正在感染此种病毒，需要等待3个月后复查，近期不能怀孕。

IgM阳性，IgG阳性：说明感染已经有一段时间了，3个月后复查，很快就可以怀孕了。

你该怎么做：随时都可以进行检查，晨起空腹抽血检查。

7.抗感染筛查

检查目的：主要是了解夫妻双方是否患有感染性疾病，如乙肝、丙肝、梅毒、艾滋病等。

检查内容：

（1）乙肝筛查

我国是乙型肝炎高发地区，乙肝病毒人群感染率高达10%左右。传染源主要是患者及乙肝病毒无症状携带者，血液、性接触、母婴和生活密切接触都是乙肝传播的重要方式。由于母婴垂直传播是乙型肝炎的重要传播途径之一，很多新生儿从一出生就成为乙肝病毒携带者，85%～90%会发展成慢性乙肝病毒携带者，25%的婴儿在成年后会患肝硬化或肝癌。

（2）丙肝筛查

丙型肝炎是由丙型肝炎病毒引起的传染性疾病，主要通过输血、血制品、不洁注射、母婴和密切接触等途径传播，通常容易和乙型肝炎合并感染。丙型肝炎往往发病隐匿，因此容易延误治疗，相较乙型肝炎更容易发展成为肝硬化或肝癌，是人们往往忽视但影响深远的一种传染性疾病。患有丙型肝炎的准妈妈往往也合并有乙型肝炎，需要到专门的传染病医院进行产前检查，避免将传染病通过血液传播给其他人。同时，在孕期要控制病毒对准妈妈肝脏的损害，减少母婴传播的比例。丙型肝炎目前尚无有效的疫苗预防。

（3）梅毒筛查

梅毒是一种可以累及下一代的传染性疾病，以性传播为最主要的传播途径。有明显症状的梅毒患者一般是在生殖器黏膜出现无痛性溃疡，此时传染性最强，也最容易被发现。在免疫力正常的成年人中有相当一部分在感染梅毒螺旋体后没有任何不适发生，称为"潜伏梅毒"。潜伏梅毒仍然有一定的传染性，一旦在此时怀孕，胎儿有可能受到传染，称为"胎传梅毒"。

尽管梅毒患者的不孕率要比正常人高，但育龄期梅毒女性患者是可以怀孕的。如果孕前检查患有梅毒应积极治疗，痊愈后再怀孕，这样对胎儿和新生儿都不会有什么影响。如果在妊娠期发现存在梅毒感染，需要马上到医院就诊，请医生评估胎儿的状况，再决定下一步的处理方式。

（4）艾滋病筛查

艾滋病是一种目前尚无有效治愈方法但是完全可以预防的严重传染病，发病率在逐年升高。已感染艾滋病病毒的人在发展成艾滋病病人以前，可能外表看上去完全正常，没有任何症状，但他们能够将病毒传染给其他人。也就是说，感染艾滋病病毒的准妈妈可以在妊娠期间、分娩过程中或产后哺乳期将艾滋病病毒传染给下一代。因此，已感染艾滋病病毒的女性应避免怀孕。如果已经怀孕要如实告诉医生，在孕期服用相应的药物，并结合剖宫产、人工喂养等措施降低母婴传染率。

你该怎么做：这项检查最好在准备怀孕前6~9个月进行。如果检查出夫妻双方或者一方有传染病要暂缓怀孕，因为病原微生物也是一种重要的致畸因素。这些病原体会直接把自己的遗传信息整合到人类的染色体上，造成宝宝的DNA出现异常。也许宝宝在出生时没有什么异常，但患癌症、代谢性疾病的危险可能会比别的孩子高。另外，如果准妈妈感染了病毒，出现宫内感染，那胎儿畸形的可能性就更高了。而且，有很多治疗传染病的药物会对精子和卵子有影响。

★ 口腔疾病要及时治疗

1.怀孕前要治愈牙龈炎

怀孕后的女性体内的雌性激素，尤其是黄体酮水平会明显上升，使牙龈血管增生、血管的通透性增强。如果口腔卫生欠佳，容易诱发牙龈炎，称为"妊娠性牙龈炎"。研究证实，怀孕前患牙龈炎的女性怀孕后患妊娠性牙龈炎的概率和严重程度，均高于孕前没有患牙龈炎的女性；而在孕前就患有牙龈炎或牙周炎的女性怀孕后炎症会更加严重，牙龈会出现增生、肿胀，出血显著，个别的牙龈还会增生至肿瘤状，称为"妊娠性龈瘤"。妊娠性龈瘤极易出血，严重时还会妨碍进食。有些患者由于牙周袋中细菌毒性增加，对牙周骨组织的破坏加重，往往引起多颗牙齿的松动脱落。

2.怀孕前要治愈蛀牙

孕期由于生理机能的改变和饮食习惯的变化，以及对口腔护理的疏忽，常常会加重蛀牙病情的发展。如果蛀牙病情持续严重，可能会引发牙髓炎或根尖炎等更为严重的口腔疾病。一旦暴发急性牙髓炎或根尖炎，不但会给准妈妈带来难以忍受的痛苦，而且如果治疗时服药不慎也会给胎宝宝造成不利影响。另外，有调查证明，若怀孕时妈妈患有蛀牙，生出的宝宝患蛀牙的可能性也远远大于怀孕时没有蛀牙的妈妈所生的宝宝，因为妈妈口腔中导致蛀牙的细菌是宝宝蛀牙的最早传播者。所以，怀孕以前要治愈蛀牙。

3.怀孕前最好拔掉智齿

阻生智齿是指口腔中的最后一颗磨牙，受颌骨和其他牙齿的阻碍不能完全萌出，造成部分牙体被牙龈覆盖，以下颌第三磨牙最为常见。阻生智齿的牙体与牙龈之间存在较深的间隙，容易积留食物残渣，导致细菌滋生、繁殖而直接引起各种急、慢性炎症，即通常所说的"智齿冠周炎"。由于智齿多在18岁以后萌出，且智齿冠周炎又最容易发生在20～35岁，而这个年龄段恰好是育龄女性选择怀孕的时间。所以，要想防治这种病的发生，就应该在孕前将阻生智齿拔除。

★ 提前进行疫苗接种

对有些人来说，孕前需要接种某种特异性防病疫苗，以保护腹中胎儿的安全。这种孕前防御手段既安全又有效，目前许多发达国家都在利用这种孕前接种疫苗的预防手段来降低胎儿出生缺陷率，如风疹血清抗体阴性的备孕妈妈，且可能接触风疹患者时，孕前需要接种风疹疫苗。有的地区对全体未婚的年轻女性采取了普种风疹疫苗的方式。另外，因需要有可能进入某种传染病的疫区前也需要做特异性疫苗接种。

1.孕前9个月接种乙肝疫苗

母婴传播是乙型肝炎的重要传播途径之一，如果妈妈是乙肝大三阳者，可通过胎盘屏障直接感染胎宝宝。同时，乙肝病毒还可使胎宝宝发育畸形。所以，准备要宝宝的女性应该在孕前注射乙肝疫苗。按照0、1、6的程序注射，即从第一针算起，在此后1个月时注射第二针，在6个月的时候注射第三针。加上注射后产生抗体需要的时间，最好在孕前9个月开始注射。疫苗的免疫率可达95%以上，免疫有效期在7年以上。如果有必要，可在注射疫苗后5～6年再加强注射一次。

2.孕前6个月接种水痘疫苗

孕早期感染水痘可致胎宝宝先天性水痘或新生儿水痘，怀孕晚期感染水痘可能导致准妈妈患严重肺炎甚至致命。由于水痘—带状疱疹病毒没有特效药物治疗，主要以预防感染为主。通过接种水痘—带状疱疹病毒疫苗可在孕期有效防止感染水痘。如果需要注射，至少在受孕前3～6个月接种，免疫效果可达10年以上。此外，育龄女性在怀孕前后应避免接触水痘患者。

3.孕前3个月接种甲肝疫苗

甲型肝炎也是我国的常见传染性疾病之一，甲肝病毒可以通过水源、饮食传播。而妊娠期因为内分泌的改变和营养需求量的增加，肝脏负担加重，抵抗病毒的能力减弱，极易被感染，因此建议高危人群（经常出差或在经常在外面吃饭的女性）应该在孕前注射疫苗。注射时间最好选择在孕前3个月，免疫时效可达20～30年。

4.孕前3个月接种风疹疫苗

在我国的育龄女性中，风疹的易感人群为4.5%左右。孕前进行风疹病毒感染的筛查就是要了解我们的身体是否具备抗风疹病毒感染的能力。风疹病毒是经呼吸飞沫感染的一种呼吸道传染病，人感染风疹病毒后一般症状较轻，有时就像一次普通感冒那样几天后就自然痊愈了，很多人对感染风疹病毒是毫不知情的。所以，在儿童时期多数人就已经感染过风疹病毒了，而且体内已经产生对抗风疹病毒的抗体了。人体一旦产生了抗风疹病毒的抗体，那么对身体的保护就是终生有效的，也就是说获得了终生的免疫力。

目前，我国80%～90%的成人已经具有了对风疹病毒的免疫力。妊娠前当风疹病毒检测结果抗体IgG为阳性时，说明身体是有抵抗力的，妊娠后可以保护胎儿不受风疹病毒的感染。

当检测结果抗体为阴性时有两种处理方法：如果怀孕要注意防止感染，要尽量少接触儿童群体，因为风疹病毒的主要感染对象是儿童。如果因工作关系需要大量接触儿童或小学生，有可能接触到风疹病毒，建议注射风疹疫苗，待体内产生了抗风疹病毒抗体后再妊娠。体内产生抗体的平均时间是3个月。

另外，风疹病毒的感染在春季多发，准备在春季怀孕的女性更要考虑提前接种风疹疫苗。

从接种疫苗到身体产生抗体需要一定的时间。由于各种疫苗的制作原理不尽相同，产生抗体的时间也不同，一般来说，为了安全，最好在接种疫苗3个月后妊娠。

5.孕前3个月接种流感疫苗

流感疫苗属于短效疫苗，抗病时间只能维持1年左右，且只能预防几种流感病毒，准备怀孕的女性可根据自己的身体状况自行选择。如果准备怀孕的前3个月刚好是在流感疫苗注射期可考虑注射，如果已怀孕则应询问医生安全与否。

★ 远离有毒有害环境

我们都知道，生命与自然界是浑然一体的，大千世界给了我们无尽的丰富多彩的养料，养育了自然界的万千生物，让我们人类得以繁衍。同时也存在如细菌、病毒、人类生产活动所产生的放射物质、理化物质等，我们每天必须接触到的食物、动物、大气和水都有可能受到环境的污染，都可能伤害到我们的健康。

1.微生物伤害

防止细菌、病毒的侵袭，如女性生殖道的炎症，日常生活常常发生的上呼吸道感染、口腔牙龈炎、病毒性感染、细菌性感染及动物带来的弓形虫感染等。

近年来，随着猫、狗等小宠物走进千千万万个家庭，孕前准备与预防弓形虫感染的问题也越来越突出。自然界中的弓形虫是一种细胞内寄生的原虫，它的最终宿主是猫科动物，猫的粪便可以排出弓形虫的卵囊，人及哺乳类动物，如猪、牛、羊及禽类动物是中间宿主。当人类不慎食入弓形虫的卵囊后，卵囊中的孢子体便会感染人体。如果准妈妈体内没有抗弓形虫抗体而受到感染，弓形虫会通过胎盘感染胚胎。

人感染弓形虫的途径主要是猫的粪便，其传播方式为：经食物——食入含有弓形虫卵囊的肉类、乳类及蛋类；经日常生活密切接触——养猫者接触猫的粪便后经手—口传播；经母婴传播——孕期感染后经胎盘感染胎儿。妊娠早期胎儿感染弓形虫常发生自然流产和死胎，孕中晚期的感染可导致胎儿发生视网膜脉络膜炎、脑积水、脑钙化及先天性心脏病等异常。

孕前及妊娠期的防护措施有：不食未煮熟的肉、蛋、奶；孕前避免接触猫、狗等宠物，接触后一定要洗净双手；接触生的牛、羊、猪肉后要洗净双手，特别是因职业接触者；孕前检查血清弓形虫抗体，必要时给予治疗。

2.物理因素伤害

日渐使用频繁的各种家用电器，特别是几乎人人都离不开的电脑、手机、电视、鼠标、电扇及微波炉，尽管大多数电器设备是较为安全的，但备孕夫妻还是要适量使用，保持适当距离，孕前适当防护。

通常人们说的辐射就是电离辐射，也包括X线。在妊娠2个月之前接触到的辐射最易诱发畸形且畸形程度最严重。

我们周围环境中的电离辐射包括天然辐射和人工辐射。一般情况下我们的生活环境中的放射量不足以伤害人体。人工辐射来自放射性工作环境、医疗照射和核试验时落下的灰尘中。

尽管人类生存于电离辐射的环境之中，但早已经与生物界达到了一种平衡，对人类的影响并不严重，不必为此过于担忧。但随着社会的发展，医疗辐射和职业性辐射有可能会超过天然辐射量，生活中我们使用的一些家用电器也会产生瞬间较强的电离辐射。对此，准备生育的夫妻正当地防护是十分必要的。为安全起见，把引起伤害的可能性降到最小，专家建议：

☆怀孕前要在尽可能长的时间内避免接触人为的电离辐射，尽量减少不必要的放射性检查。孕前非必要时不做腰腹部放射线检查。

☆家用电器不要过于密集摆放和使用，使用各种电器时注意与人体保持一定距离或缩短使用的时间。

☆减少使用显像管显示器的电脑和电视机的时间。研究发现，电脑的电离辐射量是比较安全的，因工作需要必须使用电脑的女性应该改用液晶显示屏，且尽量缩短每日在电脑前工作的时间。

☆避免过多接触天然建筑石料，少去、尽量不去家装建材市场。

3.化学因素伤害

最常见的就是各种药物，将在下一节重点介绍。有些工作会接触化学物品，如化学实验和家庭装修等。随着装修材料越来越高档化，装修造成的环境污染以及对人体带来的伤害近年来越来越多见了。装修材料中的苯、甲醛、铅以及放射性污染对胎儿都有致畸性。因装修造成胎儿畸形的事例越来越多，所以专家建议还是以避开为主。

☆不要久留于装修的环境中。装修环境如果味道重、刺鼻，感到咽喉不适，说明污染物质含量多，应该马上离开。

☆装修后的环境尽量长时间多通风，不住人。

☆选择环保装修材料。

☆装修后3个月内最好避孕。

防护措施一定要从孕前开始，因为受精前的精、卵细胞对外界伤害最敏感。临床上常见的早期流产多是受精前后发生的伤害造成的，而胎儿的异常往往也是在受孕的早期，甚至受精前已经存在了。

★ 调离高危职业岗位

随着社会的不断发展，越来越多的女性加入各行各业的工作中，成为职业女性。部分女性的工作环境中含有较高浓度的化学物质，可能影响女性的生殖机能，进而影响胎儿的健康发育。这些职业岗位的女性应在考虑受孕时暂时调换工作岗位。有些毒害物质在体内的残留期可长达1年以上，因此即使离开此类岗位也不宜马上受孕，应采取适当的避护措施。

从事以下工作的女性应在孕前6个月，或至少在孕前3个月调离原来的工作岗位。

1.某些特殊工种

经常接触铅、镉、汞等金属，会增加妊娠妇女流产和死胎的可能性，其中甲基汞可致畸胎；铅可引起婴儿智力低下；二硫化碳、二甲苯、苯、汽油等有机物，可使流产率增高；氯乙烯可使女性所生的婴儿先天痴呆率增高。经常接触烫发水、染发剂、定型剂的美容美发行业的女性要在孕前调离原来的工作岗位。

2.高温作业、振动作业和噪声过大的工种

研究表明，工作环境温度过高，或振动剧烈，或噪声过大，均会对胎儿的生长发育造成不良影响，这些岗位的职业女性应暂时调离岗位，以保障母婴健康。

3.接触电离辐射的工种

电离辐射对胎儿来说是看不见的凶手，可严重损害胎儿健康，甚至会造成畸胎、先天愚型和死胎。所以，接触工业生产放射性物质、从事电离辐射研究、电视机生产以及医疗部门的放射线工作的女性，均应暂时调离工作岗位。

4.医务工作者，尤其是某些科室的临床医生、护士

这类人员在传染病流行期间，经常与患各种病毒感染的病人密切接触，而这些病毒（主要是风疹病毒、流感病毒、巨细胞病毒等）会对胎儿造成严重危害。因此，临床医务人员在计划受孕或早孕阶段若正值病毒性传染病流行期间，最好加强自我保健，严防病毒危害。

5.密切接触化学药剂的工种

农业生产离不开农药，而许多农药已证实可危害准妈妈及胎儿健康，引起流产、早产、胎儿畸形、弱智，因此，农村妇女应从准备受孕起就远离农药。

6.站立时间过长的工种

工作时站立时间过长的女性，也应该在孕前调离原来的工作岗位。

★ 孕前用药应谨慎

胚胎细胞分裂的最早期对药物最敏感，往往造成胚胎的严重畸形。因此，从孕前开始养成正确用药的习惯，慎重选择用药，未来的宝宝健康就有了基本保障。一对夫妇计划妊娠的最佳准备时间为半年到一年，这其中就包括慎重选择用药。

1.孕前停止服用各类减肥药

特别是对不明成分的药物要慎重。孕前需要减肥时宜采用增加运动量、调节饮食、控制高热量食物摄入等方法，这些方法对妊娠一般不会有什么影响。

2.慎重选择药物

遵从医生的指导，对于特殊药物可以咨询专业医生。有些人喜欢套用别人的治病方法，遇到相似的症状就吃朋友推荐的药。吃了不正确的药物不仅贻误病情，还会对人体产生毒副作用，特别是在准备怀孕阶段更要慎重。

3.用药种类不宜过多

用药不是品种越多越好，而是越对症越好。一般的头痛脑热和感冒用两三种药物已经足够，治疗的同时最好配合休息和调养。用药种类太多既增加肝肾代谢的负担，又会增加药物的毒性作用，蓄积在体内长期排泄不掉。

4.孕前应有充足的停药时间

慢性病长期用药后停药时间要相应延长。药物的代谢需要时间，用药时间越长，体内蓄积的残留药物越多，代谢所需时间越长。肝肾功能不好的人，药物代谢所需时间会增加。一般性的用药，建议停止用药后经过1～2个月经周期再妊娠。

5.坚决制止滥用药物

许多女性有病没病都在不断地服用各种药物，仅复合维生素就同时服用几种，一旦生病更是乱用抗生素，经常自己到药店买药吃，年纪轻轻就把自己弄成个药罐子，造成了许多药物引起的不适。如阴道稍有不适、白带稍微发黄就不停地试用各种药物，反而引起了阴道菌群紊乱性阴道炎。这种用药方式本身就对身体有害而无利，如果准备生育，难免会造成对胚胎的伤害。

链接阅读：怎样看懂药物使用说明书

一般人看药物说明书只看能治什么病，每天吃几次，每次吃多少，或者再看看药物的不良反应，而对其他内容就不大关心了。而备孕夫妻除此之外还应注意药物与妊娠的关系，该药是否会影响妊娠的安全性。

1.药品的安全分级

负责任的药品生产商会根据食品药品管理部门的规定，将药品的孕期安全等级标注在药品说明书上。药品安全等级是将所有药物对人类的致畸的风险进行A、B、C、D、X分级，并将其标明在说明书上。通过药品的分级，人们就会知道哪些药品对胚胎是安全的，哪些药品孕期是不能服用的，将药品安全性尽可能地告诉消费者，以使药物的致畸可能降到最小。

A类药物

孕期可以安全服用的药品，并已经过人类实验证明对胎儿无害的药物，如各种维生素类、叶酸、钙片等常用的营养类药。

B类药物

经动物实验证实无害，但没有做过人类的实验，或未经人类实验证实无害的药物。当妊娠期患病需要治疗时首先选择这类药，如头孢类抗菌药、青霉素类及妇科常用的甲硝唑等。

C类药物

动物实验证实有一定的致畸危险，或者可能致胚胎死亡，但没有在人类中证实有同样作用。大多数的常用药都为此类药。医生在临床上为孕妇选择这类药时都是要经过仔细斟酌、权衡利弊的，如抗菌药、镇静药、治疗高血压的药、抗病毒药、治胃病的药、退热药等。

D类药物

已经证实对人类胎儿有害，这类药是到万不得已时才冒险使用的。当孕妇出现严重病症，孕妇的生命重于胎儿生命时才使用。

X类药物

人类和动物实验都显示可以致胚胎畸形或对胎儿有害。孕妇应禁用的药。如果使用，必须做引产处理。

2.药物的半衰期

在药品说明书中还会讲明药物进入人体停留的时间，一般用半衰期表示。半衰期（多用t1/2表示）所指的是，药物在血液中最高浓度降低一半所需要的时间。半衰期一般用小时表示。每种药的半衰期都不一样，如一个药物的半衰期是6小时，那么过了6小时血中药物的浓度经代谢就为最高浓度的一半，再过6小时又减去了一半，再过6小时又减去了一半，就只剩下药量的1/8了。以此类推到最后，体内的剩余药量就微乎其微了。根据药品半衰期可以大致推算出药物在体内停留时间的长短。

★ 丢弃不良生活习惯

1.不要吸烟

吸烟对女性生殖健康极为有害。吸烟时间越久，产生的伤害就越大。烟草中的有害化学物质，如多环芳香烃可以吸附在卵细胞表面，引起细胞染色体畸变和脱氧核糖核酸即DNA的突变。吸烟会造成女性不孕、流产及胎儿死亡，引发女性月经异常、卵巢早衰。

职场里有相当多的女性每日都在无奈地吸着二手烟。调查发现，被动吸烟的女性发生流产的概率比没有被动吸烟女性高2.5倍，临床上的一些不明原因的出生缺陷儿，与烟草对胎儿的伤害有一定的因果关系。有吸烟饮酒习惯的女性朋友往往会有营养不良的现象，因为大量烟酒常常会抑制人们的食欲，使食物的摄入量不足，长时间的食欲不好，妊娠后容易引起胎儿先天营养不良。

吸烟对男性而言，除危害身体健康外，还会影响精子的质量，削弱性功能，引起精子畸形、染色体异常等。同时，丈夫吸烟会造成妻子被动吸烟，也会影响胎宝宝的健康。因此，丈夫在妻子怀孕前3个月应戒烟。

2.不要酗酒

无论是男性还是女性，酗酒都会使发育中的精子和卵子发生畸变，这种畸变的生殖细胞相结合，就会把有病的遗传基因传给后代，引起胎儿酒精中毒综合征，表现为生长迟缓、中枢神经系统发育障碍、面容不正常、头小、前额突出、眼裂小、心脏及四肢畸形等。另外，喝酒的准妈妈在早产、流产及死产方面都高于不喝酒的准妈妈。

3.洗澡水温度不宜过高

准备当爸爸的男性在洗澡时尽量不要用温度过高的热水，34℃左右为宜。精子的适宜温度是35.5℃～36℃，温度过高会影响睾丸的精子质量，特别是桑拿浴，会造成死精。因此，准备要孩子的男性应提前3个月停洗桑拿浴。

4.不要穿紧身裤

紧身裤包裹使女性的阴道适宜细菌滋生繁殖，易引起阴道炎。而男性穿紧身牛仔裤不但压迫生殖器官，影响睾丸正常发育，还因不透气、不散热而不利于精子的生存。为了将来的宝宝还是穿一些宽松、纯棉、透气的裤子吧。

★　生活起居要有规律

准备要孩子的夫妻最好选择工作不是太忙、太紧张的时期，同时尽可能选择气候冷热适宜的季节怀孕。经历紧张工作、外出长途旅游后最好能等两三个月时间，让身体恢复后再考虑怀孕。除此之外，还要注意防范现代生活方式的危害。现代人，尤其是城市青年往往喜欢熬夜，不是看电视、看碟到深夜，就是玩电脑、上网、唱卡拉OK、打牌、舞厅跳舞到深夜，或者是捧一本好书就一口气看到天亮，常熬得身体、大脑疲乏不堪，早上却又不喜早起，结果人劳累不说，生物钟也完全乱了套，还错过了早上空气新鲜、对人最有利的活动时间。

专家经研究发现，脑垂体主要是在人睡眠时（特别是熟睡时）分泌生长激素。如果总是晚睡或熬夜，激素分泌就会受到影响。早睡早起有利于人的健康，有利于与生物钟协调，每晚睡觉不应迟于10点半。

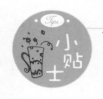

选择工作淡季、气候冷热宜人的时节怀孕。
注意休息，不熬夜，不过分消耗体力。
起居一定要规律化，尽可能早睡早起。
长期案头工作的人要有调节，多抽时间活动。

有的人由于工作性质的关系，整天坐着不动，晚上喜欢熬夜。按中医的观点，这样的生活方式对人没有好处，身体渐渐会变得气滞、气虚，肺部及其他呼吸器官也易变得虚弱，这不仅对准妈妈自身不利，对胎宝宝的生长发育也不利，因为胎宝宝的生长没有了良好的气血环境。所以，最好能提前调整一下生活方式，每天早晚多活动活动，并尽可能增加室外活动的时间，这样坚持几个月后再考虑怀孕。

★　坚持进行体育锻炼

要给后代一个强壮的体魄，父母自己的身体强壮、气血畅通是很重要的。由于现代生活使人的体力劳动时间大大减少，人的体质有普遍下降的趋势。这一点尤其表现在城市人群中。目前，城市人群患心脏病、糖尿病、高血压、肥胖症、癌症、肾脏病、白血病和不孕症的比例比以往有了很大提高，主要原因除了环境污染之外，与人的体力劳动减少、室外活动减少又不注意体育锻炼有关。

女性长期久坐容易造成血液循环不顺畅，月经前及月经期常有剧烈疼痛。有的则因久坐导致经血逆流入输卵管、卵巢，引起下腹痛、腰痛，甚者伴有严重的痛经，即巧克力囊肿。此外，气滞血瘀也易导致淋巴或血行性的栓塞，使输卵管不通。更有因久坐及体质上的关系，使子宫内膜组织因气滞血瘀而增生至子宫以外，形成子宫内膜异位症，这些都是不孕的原因。如果工作几乎都离不开坐，那么每工作40分钟后休息10分钟，做做伸展动作，或下班后多散步、游泳、练瑜伽，都能有效改善因久坐造成的循环障碍。运动可以增加机体的免疫力，使精子和卵子更有活力，更有利于受孕。科学的锻炼还可使全身肌肉更有力量，可以减轻日后分娩时的困难和痛苦，而且运动还可以使心情愉悦。

怀孕后，准妈妈也要适当参加力所能及的体力劳动，不要一怀孕就当甩手掌柜，万事不再管、不再参与，只想让人伺候自己。孕妇适当劳动对胎儿血气方面和日后顺利生产方面都有好处。所以，准妈妈日常生活杂事要坚持自己料理，尽可能少依赖他人。

★ 把体重控制在正常范围

孕前体重适当是健康生殖的一个基础，控制体重的概念是要把体重保持在适中的水平，既不能过胖，也不能过瘦。适宜的体重对承受妊娠的过程很必要，既不会因体重过重患妊娠合并症，又不会因体重过低而营养供给不足，产后身体的复原也很必要。女性正常的体重指数为18～23，男性正常体重指数为23～26。

体重指数的计算方法为：体重指数（BMI）=体重（公斤）÷身高（米）^{2}。

1.肥胖对生育的影响

女性体重指数BMI大于23时，就是体重超标，而BMI达到30以上才算是肥胖。肥胖与疾病是有因果关系的，有因疾病导致的肥胖，如先天性代谢异常、药物的作用及先天遗传因素，也有因肥胖引起的疾病，如高血压、糖尿病，心血管疾病等。无论何种原因，肥胖都会影响生育。

（1）肥胖会造成受孕困难

肥胖者往往卵巢功能失调，体内堆积的过多脂肪会将女性正常的雄性激素转变为雌性激素，使雌性激素生成过多。这种雌性激素并不具有正常的生理功能，反而干扰排卵，使月经稀少，并造成排卵障碍。所以，医生常常告诉因肥胖引起的不孕症女性先减肥。有相当一部分肥胖者减肥后不用吃药，月经就会自动恢复正常，怀孕很快就随之而来。

（2）肥胖会影响胎儿发育

因肥胖者体内会有脂肪的堆积，常患有糖尿病和高血压病。当母亲患了糖尿病并妊娠后，胎儿就会暴露在高血糖环境中，高浓度血糖则对胎儿产生毒性作用，可引起胎儿神经管畸形、心血管、泌尿系统的发育畸形，还可造成巨大胎儿而导致难产。糖尿病孕妇胎儿畸形发病率可达6%～13%，高于正常人群2～4倍。

（3）肥胖易导致妊娠并发症

肥胖孕妇进入妊娠中晚期后容易发生妊娠期高血压疾病，会出现血压升高、全身水肿、尿中出现蛋白、头痛头晕、视物不清等症状，影响心血管系统并加重肾脏负担，严重时还会发生子痫，危及孕妇生命。

2.控制体重的科学方法

肥胖者一定要控制体重，采用科学方法减肥。我们知道身体的肥胖主要是体内脂肪的存积过多所致，减肥减掉的主要是脂肪。脂肪的堆积过多不外乎摄入量过多和代谢过少。

（1）减少脂肪和糖的摄入量

糖类食物进入体内过多时，多余的部分便以脂肪的形式储存在内脏周围和皮下，所以应该严格控制糖类和脂肪的摄入量，如不吃高脂肪食物和油炸食品，不吃甜食，如糖果、糕点、巧克力。可少食谷类主食，一个中等身高的女性，每日主食摄入量应该在200克左右，相当于2个馒头或2碗米饭。饥饿时可吃些豆制品、干果或生的蔬菜等，这样持之以恒，必有效果。

（2）加速脂肪的代谢和燃烧

当进食量少而运动量大时，身体需要大量能量，就必须把脂肪换成热能，动用多余的脂肪了。加大每日的运动量，脂肪就会在不知不觉中减少。

要注意的是，除了脂肪以外的任何营养物质一样都不能控制，如蛋白质、维生素、蔬菜、水果、膳食纤维和微量元素等，不仅不能减少，还需要加大这些营养素的补充。因为在运动的同时，其他营养物的消耗也会增大。

3.瘦弱对生育的影响

有些年轻女性朋友为了保持身材，刻意控制体重，缺乏必要的营养素。还有一些人的瘦弱是由疾病造成的，如月经过多导致的贫血、肠胃疾患导致的营养吸收不良、甲状腺疾病导致代谢过高或过低等。

妊娠是一个消耗身体营养的过程，营养不足常常导致孕妇自身缺钙、贫血、心脏负担加重，同时也会导致胎儿营养先天不足和体重过低。

4.增加体重的科学方法

准备怀孕的瘦弱女性要增加体重，增加进食总量，补充营养，可适量食入高糖、高脂类食物；保障每日蛋白质的摄入量不少于250克，蛋白质的种类要丰富；多食新鲜的水果和蔬菜。可以通过增加进食次数和运动量来增加食欲。必要时可以口服复合维生素，帮助补充营养。对于慢性疾病，孕前最好治愈，以减少消耗。

增加体重的同时一样需要增加运动量，所谓体重的增加不仅仅是增脂，更重要的是增加体能，增加肌肉组织的力量，让身体机能更加完善。

★ 积极预防妇科炎症

细菌、病毒感染女性生殖器官后，患者会出现下腹持续性疼痛、坠胀、白带增多并有异味、经期腹痛及月经量增多等症状。急性炎症还会出现全身感染症状，如持续性高热和盆腔脓肿。急性盆腔炎如未得到及时治疗容易转为慢性盆腔炎，出现盆腔包块，久治不愈的下腹痛，使治疗变得十分困难。慢性盆腔炎还会导致输卵管因炎症而堵塞，引发不孕症。

在生殖道感染的状态下妊娠极易造成妊娠失败。大量数据表明，妊娠失败的女性多数是由各种感染引起的，感染还可造成早产、死产及胎儿发育异常。

准备妊娠前的妇科检查及宫颈分泌物的检测十分重要，为的是孕前给子宫生殖道来一次大扫除，干干净净、安安全全地迎接宝宝的到来，给宝宝一个安全的宫内环境。

1.及时治疗生殖器官的各种炎症

瘙痒处应避免过度搔抓、摩擦、热水洗烫，不用碱性强的肥皂洗浴，避免经常使用洗液或冲洗阴道而引起阴道pH值改变，导致阴道正常菌群失调，从而破坏阴道酸性抗菌屏障。不滥用刺激性强的激素类外用药物。避免大量长期使用广谱抗生素，引起阴道正常菌群失调。如果长期口服避孕药而导致阴道炎反复发作应停用避孕药，改用其他方法避孕。在妇科炎症治疗期间应禁止同房，或采用避孕套以防止交叉感染，如果炎症反复发作，丈夫也要一起治疗。

2.注意个人卫生

避免不洁性交，勤换洗内裤，平时注意保持外阴部位的清洁干爽，特别是在月经期间更要注意及时更换护垫。不用盆浴或是坐浴，选择淋浴，防止病原体进入体内。内衣应柔软宽松，以纯棉制品为好，不穿化纤内裤。不与他人共用浴巾、浴盆，患病期间用过的浴巾、内裤等均应煮沸消毒。男性平时洗澡时应将包皮翻转，洗净包皮囊内的包皮垢，是预防炎症的最简单而又行之有效的办法。

3.学习一些医学知识

定期接受妇科检查，消灭传染源。

4.日常生活中应养成良好的习惯

首先，不要长期使用卫生护垫，要让外阴呼吸到新鲜的空气。如果外阴一直处于"闷热"的状态，就会引起细菌滋生，进而导致白带异常，引发阴道炎等疾病。其次，内衣裤一定要单独清洗，不能和袜子一起洗，因为寄生在各个地方的细菌很容易互相传染。此外，应稳定情绪，注意饮食营养，加强锻炼，增强体质，提高自身免疫功能。

● 为怀孕储备营养

女性良好的营养状态是正常排卵和生育的保障，肥沃的子宫内膜能随时恭候受精卵的光临。孕前的母体需要充足的营养储备，这样胎儿就能从母亲体内吸取养料。为了宝宝，准妈妈必须不停地补充各种营养，来满足宝宝生长发育的需要，良好的营养储备能孕育健康的宝宝。

★ 孕前3个月开始补充叶酸

叶酸相当于"蝶酰谷氨酸"，是人体必需的水溶性B族维生素之一。因为最早是从菠菜叶子中提取出来的，故而得名"叶酸"。叶酸参与氨基酸之间的相互转化，以及血红蛋白、肾上腺素、胆碱等的合成，与细胞增殖、组织生长及机体发育密切相关。妊娠期母体红细胞的生成以及胎宝宝和胎盘生长所必需的DNA的合成都需要叶酸的参与。

1.我国育龄女性普遍存在叶酸缺乏的情况

即便是营养良好的准妈妈，血清和红细胞中的叶酸含量也会随着妊娠进程而逐渐减少。叶酸不足的准妈妈很容易患上巨幼红细胞贫血，使先兆子痫、胎盘早剥的发生率增高，甚至出现胎儿宫内发育迟缓、早产以及新生儿低出生体重等现象。叶酸不足的胎宝宝更容易出现巨幼红细胞贫血。特别是孕早期（孕3～4周时）叶酸缺乏，可以引起胎宝宝神经管畸形。神经管畸形的发生率在各种出生缺陷中是最常见的，会造成脊柱裂（椎骨未能融合）、无脑畸形（脑或颅顶缺失）等中枢神经系统发育异常，是造成围产儿死亡的主要原因之一。

2.叶酸对于准备做爸爸的男性也非常重要

当男性体内叶酸含量不足时，精液的浓度会降低，精子的活动能力会减弱，使卵子受孕就会比较困难。另外，叶酸在人体内还能与其他物质合成叶酸盐，它对于孕育优质宝宝也起着关键作用。如果男性体内的叶酸盐不足或缺乏，就可能增加发生染色体缺陷的概率，增大孩子长大后患严重疾病的危险性。

3.补充叶酸的科学方法

服用叶酸一定要早，要从准备怀孕、尚未怀孕之时开始。因为神经管的正常发育是在怀孕早期，确切地说，是从受精卵植入子宫的第16天开始的。此时，绝大部分准妈妈尚不知道自己已经怀孕。也就是说，神经管发育和确诊怀孕有一定的时间差。要是等确诊怀孕再开始服用叶酸就来不及了。所以服用叶酸必须提前开始。如果是计划怀孕，自受孕前3个月起直至孕早期3个月（也可以一直服用到分娩前），每天应该额外摄入400微克的叶酸。

如果在孕前或者孕早期补充叶酸，能够有效预防神经管畸形的发生，减少比率约为70%。我国卫生部从2009年开始实施增补叶酸预防神经管畸形项目，利用中央财政补助经费，为全国准备怀孕的农村女性免费增补叶酸。准备怀孕的农村女性可以在指定机构免费领取叶酸补充剂，每人每天400微克（1000微克=1毫克），在孕前3个月至孕早期3个月服用。服用6个月尚未怀孕的育龄女性，应在医生指导下自行购买继续增补叶酸。现在，很多城市也为准备怀孕的女性提供免费的叶酸补充剂。

该项目主张服用合成叶酸（叶酸补充剂）。因为合成叶酸结构较为简单，溶解性好，在小肠更容易吸收，生物利用度能达到85%。而天然食物中的叶酸结构较为复杂且不稳定，在小肠内吸收较差，生物利用率不到50%。有研究表明，合成叶酸的效果比天然食物更为可靠。在摄入同等数量的情况下，前者是后者的1.7倍。

当然，虽不及合成叶酸，天然食物中的叶酸也是有效的。补充叶酸可以多吃以下食物：动物肝、红苋菜、菠菜、生菜、芦笋、龙须菜、豆类、苹果、柑橘、橙汁。

可以服用叶酸片，也可以服用既含有叶酸又含有其他营养素的复合型维生素补充剂。根据中国营养学会2000年的建议，每天的补充量上不宜超过1000微克。

一些食物中叶酸的含量（按100克可食部计算）

食物	叶酸含量（微克）	食物	叶酸含量（微克）	食物	叶酸含量（微克）	食物	叶酸含量（微克）
胡萝卜	4.8	洋葱	15.6	小麦粉	20.7	绿豆芽	24.6
韭菜	61.2	大米	6.8	黄豆芽	10	小葱	25.5
苹果	6.3	茄子	12.2	大白菜	25.9	梨	8.8
西红柿	8.3	小白菜	43.6	桃	3.0	甜椒	10.9
油菜	46.2	樱桃	9.9	冬瓜	9.4	卷心菜	20.9
葡萄	9.9	黄瓜	29	菜花	29.9	草莓	31.8
南瓜	10.9	菠菜	87.9	柑橘	52.9	丝瓜	8.3
芹菜	28.6	香蕉	20.2	西葫芦	7.2	生菜	31.6
西瓜	4.0	香菇	41.3	莲藕	30.7	猪肝	335.2
土豆	15.7	豆腐（北）	39.8	猪肉（瘦）	8.1	豆腐干	54.2
赤小豆	87.9	鸡蛋	6.5	绿豆	393	花生仁	107.5
牛奶	5.5						

4.叶酸不是万能的

尽管补充叶酸可以预防神经管畸形，但不能过度依赖叶酸。叶酸不是万能的，引起先天缺陷的原因是多方面的。需要明确的是，神经管畸形的发生，环境污染和家族遗传也是致病的原因。所以，在服用叶酸的同时不能忽视其他方面的致畸因素。

有些人在服用叶酸后出现了便秘、月经不调等异常症状，并因此反复就医。就目前的观点，服用叶酸后出现便秘、月经不调的情况不是叶酸本身的错，因为叶酸本身就是我们身体需要的一种营养素，我们所用的叶酸量很小，仅作为一种摄入不足的补充。至于为什么有些人出现了异常现象，大概有两种可能：一种是服叶酸的目的性过强导致的心理紧张，服用叶酸就是为妊娠做准备，使一些人产生了心理暗示作用，在此期间，对月经期和排卵日又格外关注，便造成了短时间的月经紊乱。另一种是空腹服用叶酸造成的便秘，所以建议叶酸与食物一起吃。

★ 保证优质蛋白质的摄入

1.蛋白质的重要作用

蛋白质是人体所需要的最重要的营养素，人体任何一个重要的部位，如皮肤、肌肉、骨骼、血液、内脏、四肢、大脑，它们的主要成分都是蛋白质。不仅如此，我们身体内许许多多发挥生理功能的活性物质，如抗体、激素、酶、血红蛋白等，也都属于蛋白质。蛋白质是生成精子的重要原料，充足的优质蛋白质可以提高精子的数量和质量，还可以帮助女性排卵。所以，蛋白质摄入是否充足对于成功受孕非常重要。

人体内的各种蛋白质都是人体细胞按照基因编码程序组装的，其原料主要是来自日常食物中的氨基酸。食物中蛋白质在人肠道内被消化液分解成各种氨基酸，氨基酸进入血液，继而进入细胞，供人体细胞利用（合成各种蛋白质）。

2.蛋白质的营养价值

食物蛋白质的营养价值取决于所含氨基酸的种类和数量，可依据食物蛋白质的氨基酸组成分为完全蛋白质、半完全蛋白质和不完全蛋白质三类。

（1）完全蛋白质

所含必需氨基酸（人体不能自己合成或合成速度不够快，必须由食物供给的氨基酸）种类齐全、数量充足、比例适当，不但能维持成人的健康，而且能促进儿童的生长发育，如乳类中的酪蛋白、乳白蛋白，蛋类中的卵白蛋白、卵磷蛋白，肉类中的白蛋白、肌蛋白，大豆中的大豆蛋白，小麦中的麦谷蛋白，玉米中的谷蛋白等。

（2）半完全蛋白质

所含必需氨基酸种类齐全，但有的氨基酸数量不足，比例不适当，可以维持生命，但不能促进生长发育，如小麦中的麦胶蛋白等。

（3）不完全蛋白质

所含必需氨基酸种类不全，既不能维持生命，也不能促进生长发育，如玉米中的玉米胶蛋白、动物结缔组织和肉皮中的胶质蛋白、豌豆中的豆球蛋白等。

粮食类食物中蛋白质的含量（以可食部计算）

食物	蛋白质含量（%）	食物	蛋白质含量（%）	食物	蛋白质含量（%）	食物	蛋白质含量（%）
小麦富强粉	10.3	挂面	10.3	切面	7.3	方便面	9.5
馒头	7	花卷	6.4	面包	8.3	饼干	9
稻米	7.4	米饭	2.6	糯米	7.3	玉米面	8.1
小米	9	荞麦	9.3				

坚果类食物中蛋白质的含量（以可食部计算）

食物	蛋白质含量（%）	食物	蛋白质含量（%）	食物	蛋白质含量（%）	食物	蛋白质含量（%）
核桃	14.9	大杏仁	19.9	腰果	17.3	花生（炒）	21.7
葵花子（炒）	22.6	西瓜子（炒）	32.7	白芝麻	18.4		

蔬菜类食物中蛋白质的含量（以可食部计算）

食物	蛋白质含量（%）	食物	蛋白质含量（%）	食物	蛋白质含量（%）	食物	蛋白质含量（%）
土豆	2	胡萝卜	1.4	荷兰豆	2.5	四季豆	2
茄子	1.1	西红柿	0.9	青尖椒	1.9	冬瓜	0.4
黄瓜	0.8	大白菜	1.5	油菜	1.8	菠菜	2.6

豆类食物中蛋白质的含量（以可食部计算）

食物	蛋白质含量（%）	食物	蛋白质含量（%）	食物	蛋白质含量（%）	食物	蛋白质含量（%）
大豆	35	豆腐	8.1	内酯豆腐	5	豆浆	1.8
豆腐卷	17.9	腐竹（干）	44.6	豆腐干	16.2	素鸡	16.5
烤麸	20.4	绿豆	21.6	蚕豆	21.6		

禽类食物中蛋白质的含量（以可食部计算）

食物	蛋白质含量（%）	食物	蛋白质含量（%）	食物	蛋白质含量（%）	食物	蛋白质含量（%）
鸡腿	16	鸡胸脯肉	19.4	鸡翅	17.4	鸡肝	16.6
鸡（整只）	19.3	鸭（整只）	19.7	鹅（整只）	19.9	火鸡腿	20

蛋类食物中蛋白质的含量（以可食部计算）

食物	蛋白质含量（%）	食物	蛋白质含量（%）
鸡蛋	13.3	鸭蛋	12.6

奶类食物中蛋白质的含量（以可食部计算）

食物	蛋白质含量（%）	食物	蛋白质含量（%）	食物	蛋白质含量（%）	食物	蛋白质含量（%）
牛奶	3	酸奶	2.5	奶酪	25.7	奶油	0.7

海鲜类食物中蛋白质的含量（以可食部计算）							
食物	蛋白质含量（%）	食物	蛋白质含量（%）	食物	蛋白质含量（%）	食物	蛋白质含量（%）
对虾	18.6	基围虾	18.2	海蟹	13.8	鲍鱼	12.6
扇贝（鲜）	11.2	海参（干）	50.2	海参（水发）	6	鱿鱼（鲜）	17.4
海蜇皮	3.7						

畜肉类食物中蛋白质的含量（以可食部计算）							
食物	蛋白质含量（%）	食物	蛋白质含量（%）	食物	蛋白质含量（%）	食物	蛋白质含量（%）
猪肉（肥瘦）	13.2	猪肉（肥）	2.4	猪肉（瘦）	20.3	猪蹄	22.6
猪小排	16.7	猪肝（新鲜）	19.7	猪血	12.2	午餐肉	9.4
肉松	23.4	火腿肠	14	蒜味肠	7.5	牛肉（肥瘦）	19.9
牛肚	14.5	牛肉干	45.6	羊肉（肥瘦）	19	羊肝	17.9
羊血	6.8	狗肉	16.8	兔肉	19.7		

鱼类食物中蛋白质的含量（以可食部计算）							
食物	蛋白质含量（%）	食物	蛋白质含量（%）	食物	蛋白质含量（%）	食物	蛋白质含量（%）
草鱼	16.6	鲤鱼	17.6	泥鳅	17.9	鲢鱼	17.8
带鱼	17.7	黄花鱼	17.7	鲅鱼	21.2	鲳鱼	18.5
比目鱼	20.8	鳗鱼	18.6				

其他类食物中蛋白质的含量（以可食部计算）							
食物	蛋白质含量（%）	食物	蛋白质含量（%）	食物	蛋白质含量（%）	食物	蛋白质含量（%）
茶水	0.1	大雪糕	2.2	果味奶	0.9	鲜橘汁	0.1
豆油	0	花生油	0	巧克力	4.3	蜂蜜	0.4
田鸡腿	11.8						

3.蛋白质的食物来源

蛋白质的食物来源可分为植物性蛋白质和动物性蛋白质两大类。

植物性蛋白质中，谷类含蛋白质10%左右，虽然含量不算高，但因为是人们的主食，所以仍是膳食蛋白质的主要来源。豆类含有丰富的蛋白质，特别是大豆，蛋白质含量高达36%～40%，氨基酸组成也比较合理，人体利用率较高，是植物蛋白质中非常好的蛋白质来源。

富含动物性蛋白质的食物包括三文鱼、牡蛎、深海鱼虾等，这些海产品不仅污染程度低，还含有促进大脑发育和增强体质的DHA等营养素。除此之外，各种瘦肉、动物肝脏、乳类、蛋类也含有较多的优质蛋白质，可以增加精子的营养，提高精子成活率。

4.蛋白质的互补作用

不同食物蛋白质中的必需氨基酸含量和比例不同，其营养价值不一。通过将不同种类的食物相互搭配，可提高食物蛋白质的营养价值。

烹饪方法对食物中营养素的消化吸收有重要影响，如黄豆的一般吃法是煮、炒等，其中蛋白质的消化吸收率仅为50%～60%，而加工成豆腐后，吸收率可达90%以上。

★ 补充助孕维生素

1.维生素A

维生素A是第一个被发现的维生素，它的生理功能非常广泛，如促进生长发育，尤其是骨骼和生殖系统的发育，保持皮肤和黏膜的完整性，影响眼睛视力。维生素A被认为与女性体内的性激素和黄体素的分泌有关，也是男性制造精子的重要原料。维生素A缺乏可导致男性睾丸萎缩，精子数量减少、活力下降，还会影响人的免疫功能。

中国营养学会2000年提出的中国居民膳食维生素A参考摄入量成年男性为800微克视黄醇当量。如果通过日常饮食补充维生素A，一般不必担心过量的问题。但如果服用含维生素A的补充剂，则要注意合适的维生素A剂量，每天不要超过6000IU。

维生素A在动物性食物中含量丰富，如动物内脏（每100克猪肝含4972微克，鸡肝含10414微克），蛋类（每100克鸡蛋含310微克），乳类（每100克牛奶含24微克）。

在体内，胡萝卜素可以转化为维生素A，发挥与维生素A相同的作用，只是胡萝卜素吸收率比较低。胡萝卜素在深色蔬菜中含量较高，如西蓝花（每100克含胡萝卜素7210微克）、胡萝卜（每100克含胡萝卜素4010微克）、菠菜（每100克含胡萝卜素2920微克）、苋菜（每100克含胡萝卜素2110微克）、生菜（每100克含胡萝卜素1790微克）、油菜（每100克含胡萝卜素620微克）、荷兰豆（每100克含胡萝卜素480微克）。水果中以杧果（每100克含胡萝卜素8050微克）、橘子（每100克含胡萝卜素1660微克）、枇杷（每100克含胡萝卜素700微克）含量较丰富。

2.维生素B_6和维生素B_{12}

有研究认为，维生素B_6会影响尿促卵泡素及黄体生成激素制造，影响女性卵子的生成和排出。某些研究显示，维生素B_6供给充分可改善月经不规则的问题。维生素B_{12}也被认为与排卵周期有关。

中国营养学会2000年提出的中国居民膳食参考摄入量中维生素B_6的适宜摄入量为每日1.2毫克，维生素B_{12}为每日2.4微克。

维生素B_6的食物来源很广泛，动物性和植物性食物中均有，通常肉类、全谷类产品（特别是小麦）、蔬菜和坚果中最多，但动物性来源的维生素B_6比植物性来源的利用率要高。维生素B$_{12}$主要来源于动物性食物，如肉类、动物内脏、鱼、贝壳类及蛋类，乳及乳制品中含量较少。植物性食物基本不含维生素B$_{12}$。

B族维生素为水溶性维生素，超出人体需要的部分很容易随尿液排出体外，所以它们的毒性极低，副作用极少。

膳食结构搭配平衡才能保证各种B族维生素的供应。如果饮食搭配不够平衡，应该服用B族维生素补充剂（最好是复合型营养补充剂）。

3.维生素C

维生素C又称"抗坏血酸"，是人体需要量最大的维生素。维生素C是一种保护人体组织免受氧化损害的强力抗氧化剂。有研究发现，维生素C可促使人体排出对生育能力有害的铅、尼古丁等有毒物质，还可促进抗体形成，促进铁的吸收。

中国营养学会2000年提出的中国居民膳食参考摄入量中维生素C的推荐摄入量为每日100毫克。富含维生素C的食物主要是新鲜的蔬菜和水果。蔬菜中，辣椒、茼蒿、苦瓜、豆角、菠菜、韭菜、土豆、卷心菜、西蓝花、菜花等维生素C含量丰富。水果中，酸枣、红枣、草莓、猕猴桃、柑橘、柠檬等维生素C含量最多。

4.维生素D

维生素D被称作"光的荷尔蒙"，可直接和子宫、输卵管、脑垂体及乳腺里的接收器互相作用。中国营养学会2000年提出的中国居民膳食参考摄入量中维生素D的推荐摄入量为每日5微克。

维生素D有两个来源，一个是食物来源，另一个是通过阳光照射由人体皮肤产生。动物性食物中含维生素D$_3$，以鱼肝和鱼油含量最丰富，其次是鸡蛋、乳牛肉、黄油和海鱼（如鲱鱼、鲑鱼、沙丁鱼）。植物性食物如蘑菇含有丰富的维生素D$_2$。

人体借助紫外线的作用可以合成并转化为具有活性的维生素D，即体表皮肤中7-脱氢胆固醇经日光或人工紫外线照射激活后，可转化为维生素D₃。产生的量与季节、年龄、暴露皮肤的面积和照射时间长短有关。所以，多晒太阳或多进行户外活动是非常必要的。

5.维生素E

维生素E为动物正常生殖所必需。缺乏时，雌性动物受孕率下降，流产增多。维生素E还参与精子的生成，缺乏时，雄性动物可发生永久性不育，所以维生素E也叫"生育酚"。

维生素E对人体健康也有重要的保护作用。它是一种很强的抗氧化剂，在体内保护细胞免受自由基的损害，使细胞维持其完整性。另外，它还参与其他营养素的合成及利用，如参与维生素C的合成及维生素A的吸收利用。它还能够促进碳水化合物、脂肪及蛋白质释放热能。

一般不必特意补充维生素E，因为富含维生素E的食物比较多，包括植物油、新鲜蔬菜、坚果、蛋类、肉类、奶类和大豆类等，所以日常饮食很容易满足人体对维生素E的需要。而且，考虑到维生素E毕竟是人体所需重要的营养素之一，所以绝大多数复合型营养补充剂都含有维生素E。根据中国营养学会2000年的建议，成人每天应摄入维生素E 14毫克。

口服类固醇避孕药的女性，或饮用酒精和使用阿司匹林等药物期间应该注意多摄入维生素E。

部分植物油（每100克）维生素E的含量（毫克）							
食物	维生素E含量	食物	维生素E含量	食物	维生素E含量	食物	维生素E含量
胡麻油	389.90	豆油	93.08	芝麻香油	68.53	菜籽油	60.89
葵花子油	54.60	玉米油	50.94	花生油	42.06	色拉油	24.01

部分常用食物（每100克）维生素E的含量（毫克）							
食物	维生素E含量	食物	维生素E含量	食物	维生素E含量	食物	维生素E含量
鹅蛋黄	95.70	黑芝麻	50.40	核桃	43.21	白芝麻	38.28
芝麻酱	35.09	黄豆粉	33.69	松子仁	32.79	腐竹	27.84
豆腐卷	27.63	西瓜子	27.37	炒南瓜子	27.28	南瓜粉	26.61
炒葵花子	26.46	素火腿	25.99	炒榛子	25.20	油豆腐	24.70
小麦胚粉	23.20	豆腐皮	20.63	黄豆	18.90	杏仁	18.53
黑豆	17.36	炒花生	14.97	赤小豆	14.36	鸭蛋黄	12.72
栗子	11.45	江虾	11.30	白蘑	8.57		

★ 钙、铁、锌不可缺少

1.中国女性普遍缺钙

　　建议准备怀孕的女性检查一下是否缺钙，如果检查发现缺钙，应该按照医生要求补钙。从准备怀孕就开始注意钙的补充，每日应摄入800毫克～1000毫克钙，即3～4份乳制品。乳类含钙量高，易吸收，发酵乳更有利于吸收。另外，豆类、坚果类、可连骨吃的小鱼小虾及一些绿色蔬菜类也是钙的较好来源。如果你不喜欢奶制品或豆制品，就必须增加脆骨、带骨鱼虾、花生和芝麻的摄入量，并适当服用含有维生素D的钙补充剂。

常见食物（每100克）中的钙含量（毫克）							
食物	钙含量	食物	钙含量	食物	钙含量	食物	钙含量
虾皮	991	黑豆	224	枣	80	干酪	799
青豆	200	豌豆（干）	67	苜蓿	713	大豆	191
大白菜	45	海带（干）	348	蚌肉	190	标准粉	31
荠菜	294	苋菜	178	大米	13	花生仁	284
豆腐	164	鸡肉	9	紫菜	264	蛋黄	112
羊肉（瘦）	9	木耳	247	油菜	108	猪肉（瘦）	9
雪里蕻	230	牛奶	104	猪肉（肥）	6		

食物中碱性磷酸盐可与钙形成不溶解的钙盐而影响钙吸收，因此，低磷膳食（人体内钙磷比例应为2∶1）可提高钙的吸收率。然而，现实生活中，人们过多地摄入碳酸饮料、咖啡、比萨饼、炸薯条等大量含磷的食物，使钙磷比例高达1∶10～1∶20，导致大量钙流失。

谷类中的植酸会在肠道中形成植酸钙而影响钙的吸收。某些蔬菜如菠菜、苋菜、竹笋中的草酸与钙形成草酸钙亦可影响钙吸收。膳食纤维中的糖醛酸残基与钙整合而干扰钙吸收。一些药物如青霉素和新霉素能增加钙吸收，而一些碱性药物如抗酸药、肝素等可干扰钙吸收。

人们补钙的时候只注意补充维生素D，却往往不知道要补充镁。钙与镁似一对双胞胎兄弟，总是要成双成对地出现，而且钙与镁的比例为2∶1时最利于钙的吸收利用。所以，在补钙的时候，切记不要忘了补充镁。含镁较多的食物有坚果（如杏仁、腰果和花生）、黄豆、瓜子（向日葵子、南瓜子）、谷物（特别是黑麦、小米和大麦）、海产品（金枪鱼、鲭鱼、小虾、龙虾）。

2.缺铁可影响月经周期

铁质不足会引起贫血和月经不规则，进而造成排卵和生殖激素的混乱。

根据中国营养学会2000年的建议，成人铁摄入量男性为每日15毫克，女性为每日20毫克，可耐受最高摄入量男、女均为每日50毫克。铁的最好来源是瘦肉、动物血液和肝脏，鱼类、海鲜和禽类也提供较多的铁。其他食物中的铁要么含量很低（如牛奶、主食、水果等），要么就很难吸收（如蛋黄、大豆、蔬菜等），都不是铁的较好来源。

　　如果你的食谱中缺少肉类，又没有特意吃一些动物血液和肝脏的话，就应该服用铁补充剂预防缺铁性贫血，可选用只含铁的补铁药物或补充剂，也可以选用同时含有铁、锌、钙以及多种维生素的复合型营养补充剂。后者更为常用一些，因为其他营养素对纠正贫血亦有帮助。具体补铁剂量咨询医生。补铁常常有不良反应，也容易过量，所以服用铁剂必须注意剂量。

部分日常食物（每100克可食部）中的铁含量（毫克）

食物	铁含量	食物	铁含量	食物	铁含量	食物	铁含量
珍珠白蘑	189.8	香杏片口蘑	137.5	黑木耳	97.4	松蘑	86.0
紫菜	54.9	鸭血	30.5	河蚌	26.6	鸡血	25.0
鸭肝	23.1	香豆腐干	23.0	黑芝麻	22.7	猪肝	22.6
口蘑	19.4	扁豆	19.2	藕粉	17.9	腐竹	16.5
豆腐皮	13.9	莜麦面	13.6	芝麻酱	9.8	豆腐丝	9.1
河虾	8.8	猪血	8.7	黄豆	8.2	黄花菜	8.1
羊肝	7.5	芹菜、炒花生仁	6.9	虾皮	6.7	牛肝	6.6
油菜	5.9	苋菜	5.4	豌豆尖	5.1	蒜薹	4.2
瘦羊肉	3.9	猪前肘	3.5	菠菜	2.9	瘦牛肉	2.8
鸡蛋	2.3	面粉	2.7~3.5	大米	0.4~2.8		

3.锌可提高男性生殖能力

锌是影响男性生殖能力的重要营养素，缺锌会降低精子的活动能力，削弱机体的免疫功能。因此，准备要宝宝的男性平时应该多吃含锌较高的食品，如干酪、虾、燕麦、花生、花生酱、玉米、黑米、黑豆等。2000年制定的《中国居民膳食营养素参考摄入量》中对成年男性每日锌的推荐摄入量为15.5毫克。每100克以下食物中含锌量为：牡蛎100毫克、鸡肉3毫克、鸡蛋3毫克、鸡肝2.4毫克、花生米2.9毫克、猪肉2.9毫克。在吃这些食物时注意不要过量饮酒，以免影响锌的吸收。

女性也要注意多吃含锌丰富的食物，如果不想摄入太多动物蛋白质，可以多吃一些坚果，如核桃、芝麻、杏仁等。

精细的粮食加工过程可导致锌的大量丢失，如小麦加工成精面粉大约80%锌被去掉，豆类制成罐头比新鲜大豆锌含量损失60%左右。

部分日常食物（每100克可食部）中的锌含量（毫克）							
食物	锌含量	食物	锌含量	食物	锌含量	食物	锌含量
乌鱼蛋	71.20	沙鸡	10.60	口蘑、白蘑	9.04	海蛎肉	47.05
冻山羊肉	10.42	牛前腱肉	7.61	小麦胚粉	23.40	螺蛳	10.27
南瓜子（炒）	7.12	小核桃（熟）	12.59	牡蛎肉	10.02	鸭肝	6.91
鲜扇贝	11.69	腊羊肉	9.95	瘦羊肉	6.06	鲜赤贝	11.58
火鸡腿	9.26	猪肝	5.78				

★ 合理营养，平衡膳食

所谓合理营养，即所供给的热能和营养素必须满足生理需要，而且各种营养素之间要保持平衡，如热能来源比例的平衡、各种微量元素之间的平衡等。为了保证合理而充足的营养，必须配制合理的膳食，也就是平衡膳食。

1.日常食物的九大类别

根据中国大部分地区的饮食习惯，一般可以把日常食物按照其营养特点分为以下九大类：

常见九类食物的营养特点		
类别序号　类别名称	主要食物	所提供的营养
第一类　谷类和薯类	谷类包括米、面、杂粮，薯类包括马铃薯、甘薯、芋头等	主要提供淀粉、蛋白质、膳食纤维及B族维生素
第二类　蔬菜	包括叶菜（如菠菜）、嫩茎类（如芹菜）、花类（如西蓝花）、茄果类（如番茄）、瓜类（如黄瓜）、根茎类（如萝卜）、菌藻类（如香菇、海带）、葱蒜类（如洋葱、大蒜等）	主要提供膳食纤维、钾、钙、镁、维生素C、维生素B$_2$、叶酸、维生素K、胡萝卜素以及各种植物化学物质
第三类　水果	包括柑橘、苹果、葡萄、香蕉、桃等	主要提供糖类、膳食纤维、钾、镁、维生素C、胡萝卜素以及各种植物化学物质。其主要营养特点与某些蔬菜相似
第四类　畜禽肉类	畜肉包括牛肉、羊肉、猪肉等及其制品 禽类包括鸡肉、火鸡肉、鸭肉、鹅肉等及其制品	主要提供优质蛋白质、脂肪、钾、铁、锌、铜、硒等、维生素A和B族维生素。其不利因素是含有饱和脂肪酸和胆固醇
第五类　鱼和海鲜	包括各种鱼类和虾、蟹、贝类及软体类	主要提供优质蛋白质、脂肪、钾、微量元素、维生素A和B族维生素。与畜禽肉类相比，饱和脂肪酸和胆固醇含量较少

类别序号	类别名称	主要食物	所提供的营养
第六类	蛋类	包括鸡蛋、鸭蛋、鹅蛋、鹌鹑蛋等	主要提供优质蛋白质、脂肪、微量元素、维生素A、B族维生素、维生素E、磷脂等。其不利因素是蛋黄中含有大量胆固醇
第七类	奶和奶制品	包括牛奶、酸奶、奶粉、炼乳、羊乳等	主要提供优质蛋白质、脂肪、糖类、钙、镁、钾、锌、维生素A、B族维生素等
第八类	大豆类及杂豆类	大豆类常指黄豆及其制品，如豆浆、豆腐、豆腐脑、豆腐干、素鸡等	主要提供优质蛋白质、多不饱和脂肪酸、膳食纤维、钙、镁、钾、B族维生素、维生素E、植物化学物质等
		杂豆类主要有绿豆、扁豆、赤豆、豌豆等	主要提供淀粉、蛋白质、膳食纤维、钾、B族维生素、植物化学物质等
第九类	纯能量食物	包括动物油、食物油、食用糖、淀粉（如粉条等）和酒类等	主要提供能量。植物油还可提供维生素E和必需脂肪酸

除上述九大类食物外，还有一些食物如坚果类（如花生、瓜子、腰果等）、调味品（如食盐、酱油、醋、味精、鸡精等）、饮料类（如矿泉水、碳酸饮料等）、嗜好品（如茶、咖啡、巧克力、小零食等）也比较常见。但除坚果外，一般不是重要的营养素来源。坚果主要提供多不饱和脂肪酸、蛋白质、淀粉、膳食纤维、B族维生素、维生素E、钾、钙、植物化学物质等，通常作为零食食用。

2.平衡膳食的基本要求

平衡膳食要求食谱中包括上述所有类别的食物（少数已经被确认对健康有

害的食物，如酒类等除外）。如果缺少某一类或某几类食物，又不从其他食物类别中注意补充，就很难达到理想的平衡。缺少的食物类别越多，则越偏离平衡膳食的原则。

假如某人从不喝奶或食用其制品，那么他的饮食就有可能存在钙摄入量不足的问题，但仍有机会从豆制品、坚果和蔬菜中获得弥补。假如他既不喝奶也不吃豆制品，又很少吃青菜和坚果，那么他的钙缺乏问题就难以解决了。所以，平衡膳食首先不能缺"类"，要吃够九大类。

同时，平衡膳食还要求在每一类食物中尽量选择多个品种（酒、糖等除外）。比如在肉类中，只吃猪肉一种就不够理想，应该吃牛肉、羊肉、鸡肉和鸭肉等多种肉类。在谷类中，只吃大米、白面就不够理想，应该粗细搭配，增加玉米、小米、燕麦、荞麦等粗粮。在植物油中，如果只吃豆油或花生油就不够理想，应该交替或混合食用豆油、花生油、橄榄油、玉米油、亚麻油等多种植物油。

3.膳食指南与膳食宝塔

食物要多样化，即"多类别，多品种"，是平衡膳食的基础。《中国居民膳食指南》给出了平衡膳食结构的10个要点，分别是：

◎ 食物多样，谷类为主，粗细搭配。

◎ 多吃蔬菜、水果和薯类。

◎ 每天吃奶类、大豆或其制品。

◎ 常吃适量的鱼、禽、蛋和瘦肉。

◎ 减少烹调油用量，吃清淡少盐膳食。

◎ 食不过量，天天运动，保持健康体重。

◎ 三餐分配要合理，零食要适当。

◎ 每天足量饮水，合理选择饮料。

◎ 如饮酒应限量。

◎ 吃新鲜、卫生的食物。

为了使这些合理饮食原则进一步量化，《中国居民膳食指南》还给出了上述九大类食物每天的大致食用量：

谷类250克～400克（干重）

蔬菜类300克～500克

水果类200克～400克

畜禽肉类50克～75克

鱼虾类75克～100克

蛋类25克～50克

奶类及奶制品300克

大豆及其制品30克～50克（干重）

油脂类25克～30克

从数字上看，各类食物重量的变动范围是比较大的，这是因为每个人的情况有较大差别，身高不同、性别不同、年龄不同、劳动强度不同，营养需要（各类食物数量）也不同。一般来说，普通成年女性（未怀孕，从事轻体力劳动，按1800千卡计算）每天各类食物的推荐数量为谷类250克（干重）、蔬菜300克、水果200克、畜禽肉类50克、水产品75克、蛋类25克、乳类300克（或毫升）、大豆类40克（干重）、油脂类25克。男性一般应高于女性。

★ 不偏食，不挑食

对于体重已经达标的女性，如果你曾有过节食或药物减肥、限制脂肪和动物性食物摄入、不食或限制主食的经历，或者曾有贫血症状，或者即便体重合格，但出现体内脂肪堆积过多、橘皮组织丰富等现象，都说明营养失调了，需要及时纠正一些错误的饮食习惯，否则会造成某些营养素的短缺或超标，使优生计划夭折。

首先，作为营养金字塔根基的粮谷类食物，特别是各种杂粮（玉米、黑米、大麦、燕麦、莜麦、薏米等）、杂豆（大豆、黑豆、绿豆等）是每顿正餐中不可缺少的，因为能量、糖分和维生素B_1、维生素B_2摄入少会导致精力不足，是无法孕育出聪明宝宝的。玉米、小米、土豆等所含的维生素和蛋白质比大米、白面高，同时还含有微量元素，是胎宝宝发育的必要原料。

其次，备孕的夫妻双方都应适量增加鱼虾、瘦肉、肝、奶类、大豆制品、核桃、杏仁、芝麻等食物的摄入，因为足够的优质蛋白质、钙、铁、锌、硒是保障精子和卵子质量与活力的重要营养素。此外，植物固醇和多不饱和脂肪酸可降低体内过氧化物的浓度，减少环境压力对胚胎的损害。

餐桌上还要有各种蔬菜、菌藻类食物，特别是一些含硫、维生素C、胡萝卜素的食物，如胡萝卜、韭菜、蒜薹、油菜、西蓝花、洋葱、南瓜、山药、海带、黑白木耳等。富含维生素C及番茄红素的水果，如西瓜、橙子、木瓜等，有足够的抗氧化、清除毒素和杀菌能力，还能促进精子和卵子的形成并保障其质量。

年轻女性有爱吃零食的习惯，零食吃多了会影响正常营养的摄入。科学的饮食是一日三餐，有荤、有素，有干、有稀，每日吃入的食物种类越多越好，以达到营养素的互补，容易得到平衡膳食的效果。

食物再有营养也不能无节制地吃，补充的方法科学、合理，平衡、适量才好。科学已经证明，人体所需的任何一种营养素的量都是有限的，吃得过多不是吸收不了，就是对人体反而产生不良反应。

第02节
选择最佳怀孕时机，迈出优生第一步

● 提前停止避孕措施

★ 提前3个月停服避孕药

有些年轻夫妻不想过早地生育孩子，多采取避孕措施，最常见的就是口服避孕药。但是通过服用避孕药进行避孕的女性，如果刚刚停用避孕药后马上就怀孕，是很不明智的。这主要是因为口服避孕药大都含有孕激素和少量雌激素，具有抑制排卵、干扰受精卵在子宫内膜着床的作用，同时对胎儿性器官的发育也会产生不良影响，甚至可能影响到下一代的女性婴儿，使其阴道癌的发病率有所上升。因此，一般来说，不要在停用避孕药后立即受孕。长期口服避孕药的女性至少在停药3个月以后才可受孕，最好是停药3~6个月后再计划怀孕，这样可以使子宫内膜和排卵功能有一个恢复适应的过程，有利于受精卵生长发育及宝宝的健康。

★ 提前3~6个月取出宫内节育环

宫内节育环作为一种异物，可导致子宫腔的无菌性炎症，干扰孕卵的着床而达到避孕的目的。

无论上环时间长短，节育环作为异物都对子宫黏膜有一定的影响。子宫是孕育胎儿的场所，子宫内膜在受精卵着床后发生改变，迅速发生蜕膜变，成为胎儿发育和成长不可缺少的部分。如内膜有损伤、炎症或既往有炎症，则犹如贫瘠的土壤，受精卵不能在其上种植或不能正常发育。如子宫内膜发生蜕膜变不完全，使胎盘形成障碍或缺损，胎儿与母体的物质交换无法正常进行，可能产生胎儿发育不良、畸形，甚至出现死胎、流产等情况。如果子宫底部内膜有损伤、炎症，受精卵着床位置和胎盘发育不正常，有可能形成前置胎盘或分娩时胎盘早剥，威胁母婴的生命。

另外，子宫内膜和胎盘有重要的内分泌功能，分泌大量的蛋白质激素、肽类激素和类固醇激素，以适应妊娠的需要和促进胎儿的生长发育。例如：在胚泡着床的子宫内膜发现多种肽或蛋白质物质，可抑制母体对胚泡的排斥反应，维持胚胎的生长发育；胎盘分泌的人绒毛膜生长素可调节母体与胎儿的糖、脂肪与蛋白质代谢，促进胎儿生长等。

使用宫内节育环避孕的女性取出宫内节育器后必须让子宫内膜有一个恢复期，应在月经恢复正常3次～6次，即3～6个月后再怀孕。取出宫内节育器期间可采取其他避孕措施，如使用避孕套等。

● 成功受孕的关键环节

许多年轻朋友有一个认识误区，认为一旦有了性生活，只要不避孕，当月一定能怀孕，而一旦妊娠不成功，就会怀疑自己有病。对于一对健康的夫妻来说，成功妊娠的必备条件较多，哪个环节出现闪失都不能受孕。

成功受孕-延展阅读

★ 同房频率

受孕的第一个因素是同房间隔不宜过频或过疏，以保证有足够量的活力十足的精子进入女性生殖道。同房过于频繁，会造成精子的过度消耗，使精子的总量不足而使受孕率下降。同房过疏，老化的精子和死精子比例过高，也影响受孕。备孕期的性生活频率建议每3～4天一次，同房次数过多会影响精子的数量，过少会影响精子的质量。和谐甜蜜的性生活可以促进性激素分泌，对受孕十分有益。

★ 健康精子的数量

受孕的第二个因素是还要有足够量的健康精子在女性生殖道内生存数日。

如果是不健康或亚健康精子，当进入女性生殖道后会很快死亡，就没有足够的机会与卵子相遇。正常健康精子是应该能在女性生殖道存活5～7天的，但有时因为男性饮酒、吸烟、用药、营养不良及过度劳累等因素，都可能使精子短时间内质量下降而影响受孕。对健康人来说，经过一段时间的休息、调整，精子的总体质量是可以自行恢复的。

★ 正常排卵

受孕的第三个因素是卵子要按时从卵巢排出。处于正常生育期的女性有时会有排卵障碍，如在做妇科检查时，医生告之有生理性卵巢囊肿。不要紧张，这种生理性卵巢囊肿就是一个未正常排出的大卵泡。卵子未排出当然也就不可能受孕了。偶然出现的不排卵多与精神紧张和劳累有关。另外，有时由于精神因素的作用，还会出现额外排卵。

排卵正常与否既受内分泌系统调节，也受中枢神经支配，二者缺一不可。经常有些女性在同房受孕这件事上，操作起来照本宣科，严格按照程序去做，把本应幸福美好的夫妻生活弄得像科学育种一样，严阵以待，吓得卵子都不敢排出来了，这是神经中枢的过度作用影响了激素的分泌。激素分泌异常，卵子不能按时排出，降低了受孕概率。所以夫妻同房最好跟着感觉走，大体算算排卵期就可以了。

★ 同房时间

受孕的第四个因素是同房的时机要选择正确。因为卵子一旦排出后只能在体内存活24小时，在这短短的24小时内，如果没有精子出现也是不会受孕的。常有一些朋友买来排卵试纸找排卵日，当试纸出现反应后才同房，但此时同房为时已晚。

有相当多的女性月经周期不是30天，长则40多天，短则25天，排卵期该如何算呢？我们说只要有一个规律的月经周期，那么下一次月经的日期应该是可以预知的。排卵时间应该在下次月经前的14天。举一个例子：月经周期如果是37天，末次月经的时间是1月1日，下次应该在2月6日来月经，那么排卵期大概就是1月22日。夫妇尽量选择在排卵前后几天内同房，就像我们常说的精子对卵子要围追堵截，让精子在生殖道中守候卵子的到来。

除了计算日期以外，排卵前是有一些迹象的，也就是身体会告诉你同房受孕的时机。首先排卵前阴道的分泌物会变得稀薄，且量多，我们常常形容有如鸡蛋清一样，并且还会有拉丝现象。其次由于激素的作用，此时期的女性往往性欲有所提高，同房的欲望变得较以往强烈。

小贴士　如果结婚后夫妻双方备孕一年仍未受孕就应该到医院做体检、找原因了。

● 怎样判断自己怀孕了

判断是否怀孕，只要能够注意以下几个方面，自我诊断并不困难。当然，在医生详细询问病史和检查后就更可确诊了。

★ 怀孕的前期症状

1.月经停止

正常情况下女性是每个月来一次月经，在有性生活后伴有月经不来潮，怀孕的可能性就很大了。但是有些女性的月经周期不准，或者是因为劳累，或者是健康不佳，或者是过度紧张，也会使月经不准时来潮甚至短期闭经。所以也不可以认为月经不来就肯定是怀孕了。

2.基础体温不下降

最简单而可靠的自我诊断方法是基础体温的测定。特别是新婚夫妇，根据自己的计划选择怀孕日期的时候就可以测量基础体温，帮助自己较早地诊断是否怀孕了。基础体温的测量方法很简单，每天早上刚睡醒之后不起床，也不进行任何活动，首先把体温表放在自己的舌头下面，3分钟后取出，看温度是多少，把每天的测量结果记录下来。正常情况下，在没有怀孕的时候，体温上升12～14天就该来月经了。如果这个月的体温升高已经17～18天月经还没有来潮就可能是怀孕了。

3.恶心、呕吐或偏食

妊娠早期，尤其是在妊娠40多天到两个多月这一阶段，因为身体内的绒毛膜促性腺激素增加，可以使孕妇有恶心或呕吐及口水增多和不愿进食等现象。一般早晨的症状比较明显，也叫作"晨吐"或"妊娠恶阻"。这些变化一般在妊娠3个月以后逐渐好转。当然，如果症状非常严重，一定要及早去请医生诊治。但是也有一些孕妇，虽然已怀孕，但并没有出现这些症状。

4.阴道的变化

怀孕以后，身体的内分泌激素增多，可以使色素沉着，特别是外阴部的颜色会加深，甚至发黑。又因为孕激素增多，使得血管扩张、充血，所以阴道可呈红色或暗红色，并且更柔软和润滑。

5.乳房的变化

很多女性在月经来潮前几天感到乳房胀痛或乳房发硬，而在怀孕初期也有这样的现象。乳头和乳晕会因为内分泌的关系而出现色素沉着、发黑。随着怀孕月份的增加，这种特征会更加明显。

月经过期、呕吐等症状一般是怀孕的征兆，但并不是怀孕的诊断标准，妊娠的确定需要进行专门的医学检查才能确诊。

★ 怀孕的诊断方法

1.早孕试纸检测

早孕试纸的问世给诊断早孕带来了很大的便利。怀孕的第7天尿液中就能测出一种特异性的激素——人绒毛膜促性腺激素（简称HCG），它的作用是有利于维持妊娠。在一般情况下，将尿液滴在试纸上的检测孔中，如在试纸的对照区出现一条有色带（有的试纸显红色，有的试纸显蓝色），表示未受孕。反之，如在检测区出现明显的色带，则表示阳性，说明发生妊娠。这种检测具有快速、方便、灵敏、特异性高的优点，可避免与HCG有类似结构的其他糖蛋白激素引起交叉反应。

育龄女性出现停经不能仅仅依靠一次早孕试纸自测来判断自己是否妊娠，最可靠的还是及时到医院进行全面检查，尤其是弱阳性者，以便尽早采取措施。

2.妊娠试验

尿妊娠试验由医院检验科专业检验师利用检测仪器对女性的尿样标本进行检测，尿中检查出绒毛膜促性腺激素的，正常情况下是妊娠。尿样的采集一定要采用晨尿，因为晨尿浓缩，激素水平较高。为了提高试验的阳性率，在前一夜还应尽量减少饮水量。最好事先从医院化验室取容器，因其中有防腐剂，尿液不易变质。无条件者可用任何广口瓶，但需洗净，并煮沸灭菌或用沸水冲洗。收集晨尿约10毫升后迅速送医院化验，如时间耽搁过久，会影响化验的正确性，尤其是夏天，更应注意这一点。

3. B型超声波检查

用B超诊断早孕是最正确可靠的方法。最早在妊娠第5周，也就是月经过期1周，在B型超声波屏上就可显示出子宫内有圆形的光环，又称妊娠环，环内的暗区为羊水，其中还可见有节律的胎心搏动。

4.基础体温测定

这是最简单易行的方法。每天早晨醒后卧床测量体温，这时的体温称为基础体温。一般排卵前体温在36.5℃以下，排卵后孕激素升高，作用于体温中枢，使体温上升0.3℃～0.5℃。如卵子未能受精，则约1周后孕激素下降，体温恢复正常。若已妊娠，则孕激素保持高水平不变，使体温亦保持高水平。基础体温中的高温曲线现象持续18天以上，一般可以肯定早期妊娠。另外需要提醒的是，X线摄片不能用于诊断早孕。因为只有在妊娠18～20周以后，X线摄片才可见到胎儿骨骼阴影，而且早孕时X线会损伤胎儿。

● 意外怀孕怎么办

在没做孕前身体检查，并且没有物质和精神准备情况下的妊娠被认为是意外妊娠。前往优生咨询门诊的咨询者多数是因意外妊娠而来寻求帮助的，他们所担心的问题涉及优生的方方面面。有些人本不准备生育，但一旦妊娠便改变想法，愿意继续妊娠，甚至有的人前一个月还在服用避孕药防止妊娠，妊娠后马上就心态改变，想保留腹中的宝宝。

★ 担心的主要问题

意外妊娠后夫妻双方常常会感到紧张、无所适从和担心，担心的问题大体有这样几个：

没做准备的妊娠对宝宝有害吗？

近期服用了避孕药有影响吗？

没服叶酸怎么办？

近期因患病吃了很多药，对胎儿有影响吗？

周围环境可能存在致畸性污染，对胎儿有影响吗？

发现意外妊娠后，首先应该到医院检查确认，其次不要轻易放弃妊娠，可以就担心的问题咨询医生，权衡利弊之后再做决定。

做优生咨询前要做一些准备工作，提供的信息要尽量全面，特别是与妊娠有关的时间信息，如末次月经的时间、个人的月经周期时间、不良因素接触的开始和结束时间、不良因素接触的具体内容及方式、同房时间等，只有这样，医生才可能根据各项内容之间的关系正确判断出胎儿是否受到伤害。

★ 药物对胎儿的影响

有三方面的因素影响药物对胎儿的作用。

1.用药的时间

用药时间越长，体内蓄积的残余药量就越多，对胚胎的影响就越大。

2.药物所含化学成分

通常将药物对胚胎的风险等级分成A、B、C、D、X级，一般的药品说明书都有标明。用了A类和B类药基本没有影响，用了C级药物需要权衡利弊，用了D类和X类可能需要放弃妊娠。

3.用药与月经的时间

排卵就是卵子成熟后从卵巢排出，进入输卵管准备受精的过程。排卵期为3～4天，处于两次月经的中间。因为排卵是瞬间的事情，这个瞬间通过自我感觉或者间断性做B超监测很难被发现，通常只知道会在3～4天内。

卵子在排出后的几天内是处于游离状态的，好比水中的小鱼，独自游向子宫。即使中途遇到精子、受了精也会继续向子宫腔移动。在这几天里受精卵是独立的，接触不到母亲的血液。生命是如此神奇，这一独自的过程对小小的受精卵本身就是一种保护，它完全游离在世外桃源之中，除了辐射，一般不会受到其他物质的伤害。

★ 服用避孕药后怀孕有风险

排卵期最常用的药是避孕药，服药目的是避孕，但有时由于药物使用不当而怀孕了。小小生殖细胞和受精卵的生存能力强大无比。受精卵细胞是多功能的细胞，每个细胞都是全能性的，一个细胞死掉了，其他细胞可以取而代之，继续完成分裂、分化功能。如果这个胚胎受伤严重，整个胚胎也就死亡了，这就是临床上常常见到的胚胎停止发育。这时，这个胚胎是不需要保的。

在排卵期服用避孕药，不仅要考虑到可能对胚胎的影响，还要考虑到对女性内分泌的整体影响。另外，有的事后避孕药的剂量较大，从体内完全排出需要较长的时间，所以从安全性考虑，排卵期用避孕药后妊娠还是有风险的，需要慎重处理。

孕期保健篇

孕期生活要注意，孕期营养巧安排

第01节
胎儿的生长发育

● 胚芽期（0～4周）

　　现在医学上计算孕周的通常方法是从准妈妈末次月经的第一天开始，以4周为一个孕龄单位。所以，这个月的第一周实际上是准妈妈最后一次月经来潮的几天，受孕应该是发生在这个月的月中。精子和卵子在输卵管内结合，形成受精卵。受精卵的形成预示着一个新生命的即将诞生，是人类个体新生命的开端。受精卵一边向子宫方向运动，一边从一个细胞分裂成多个细胞，形成像桑葚似的细胞团，此时的细胞团虽然只能在显微镜下才能看到，但它却承载着来自父亲和母亲的全部遗传信息。细胞团经过3～4天到达子宫腔，在受孕后第12天完全植入子宫内膜中。受精卵一旦植入，子宫内膜就进一步增厚，血液供应更加丰富，子宫的腺体分泌更加旺盛，局部血管及组织便快速增生，形成绒毛即胎盘，建立起母婴之间的血液供应联系，以保障母体向胎宝宝提供足够的营养。此时的受精卵就称为胚胎了。最初的胚胎的重量仅1毫克，直径仅为135微米～140微米。

　　妊娠第一个月的4周称为"胎芽期"，着床后的胚芽慢慢长大，大脑开始发育，有3条血管的脐带也在此时出现。球形的心脏开始分裂成心房、心室，并且将血液送到已经形成的大血管中。头部开始出现几个浅窝，以后会形成双眼及双耳。到这个月的月末，胎芽身长0.5厘米～1厘米，状如小海马。

● 胚胎期（5～8周）

受精卵的每一个细胞都具有多功能性，都可以分化、发育成人体的各种组织和器官。这是在严格的基因调控下进行的，它们按照生命的规律精确地分裂、发育，完成各自的使命。一个受精卵对周围环境的物理及化学因素十分敏感，如果受到外界影响较大，随时都可以停止发育、畸形发育和基因突变。由于胚胎的发育是在基因调控下完成的，所以在基因表达和调控过程中也会受到环境因素的干扰，一旦表达不精确或出现错误就可能造成胚胎的先天异常。例如心脏的先天畸形和唇腭裂的发生都是此时期细胞受伤害的结果，所以整个胚胎期是胎宝宝发育过程中畸形发生率最高的时期。把握住这个时期的安全，一般来说胎儿大的畸形就不会发生了。当胚胎发育到第8周时，实际就已经初步具备人形了，各组织和器官结构从无到有，明显可见。头大，占整个身体的一半。四肢已具雏形。面部的基本器官已经开始成形，能分辨出眼、耳、鼻、口。神经管逐渐形成，头段将分化为脑，尾段将分化为脊髓。甲状腺开始发育。心脏已经开始划分心室，并进行有规律的跳动（每分钟大约跳150次），心脏血管已具有运送全身血液的能力。肝脏、胃等内脏雏形已产生。生殖器也已形成，但不易识别性别。

在怀孕第7周的时候，胚胎开始在子宫中移动，但是他太小了，准妈妈这时还察觉不到。到怀孕第8周时，胚胎大约有20毫米长，看上去大小像颗葡萄。

小贴士　在胚胎发育第4～5周，心脏、血管系统最敏感，最容易受到损伤。这个阶段禁止接触X光及其他射线。

● 胎儿期（9～40周）

从妊娠第9周到宝宝出生为胎儿期。在此时期，胎宝宝的各个器官的发育都已初步成形，只是细胞的增殖、细胞的长大和细胞间质的增多。在这一阶段，胎儿的脂肪猛增,体重增长迅速,致畸因素对胎儿的影响是功能性的,一般不引起大的形态畸形,如孕中晚期病毒感染可以造成胎儿出生后肺炎。

★ 第9~12周

这个月,胎儿的骨骼细胞发育加快,身长会增长2倍左右,到这个月的月末就有9厘米长了,如同一颗草莓般大小,体重可达到14克。手臂逐渐变长,并可以随意弯曲。手指及指纹形成,还会做出握拳及手打开的动作。腿部开始区分为大腿、小腿和脚,同时形成脚趾。

眼睛的位置从头部两侧移到面部前方,眼皮逐渐覆盖眼睛,直到2周以后才能完全睁开。耳从胎头下部上移至眼鼻平面,并生出耳轮与耳垂外耳的形状清晰可见。由于脸部肌肉已发育,能够皱眉和张合嘴巴。

外生殖器官出现了明显的性别分化,可通过超声扫描辨认出性别。已能够清晰地看到脊柱的轮廓,脊神经开始生长。妊娠11~14周时,肾已有排尿功能。妊娠12周时已能合成甲状腺激素。细微之处已经开始发育,手指甲和绒毛状的头发已经开始出现。

胎儿已有了反射活动,并能引起肌肉收缩,出现各种协调性动作,可以通过B超观察到,但准妈妈还感觉不到。

★ 第13~16周

胎盘发育成熟,开始为胎儿提供保护,形成胎儿与母体联系及生长发育的稳固基础。羊水已经达到200毫升,并开始急速增加。胎膜坚韧,易造成流产的危险期基本结束,本月至怀孕7个月为最安定的时期。

胎儿的发育速度加快,尤其是身长的增长迅速,胳膊和腿也赶上了身体其他部位的发育速度,比例变得相对协调。到胎儿满16周时身长约16厘米,差不多有妈妈手掌那么大。但体重增长还比较缓慢,到16周时体重约110克。骨骼钙化明显,已经能够让自己的头竖起来,而不再是耷拉在胸前。皮肤菲薄,呈深红色,无皮下脂肪。头上已经长出毛发。从外生殖器可以确定胎儿的性别。

心脏的搏动更加活跃;已开始出现能使羊水进出呼吸道的呼吸运动,每分钟30次~70次,可以帮助肺泡扩张及生长;胃肠功能基本建立,胎儿能吞咽羊水,吸收水分、氨基酸、葡萄糖及其他可溶性营养物质,同时能排出尿液控制羊水量。神经系统也在不断发育，大脑已经能够控制肢体运动。胎儿在子宫里开始做许多动作，可以握紧拳头、眯着眼睛斜视、皱眉头、做鬼脸，会吸吮自己的大拇指。研究者认为，这些动作会促进胎儿大脑的发育。但准妈妈仍感觉不到胎动，尤其是第一次怀孕的准妈妈。

★ 第17～20周

胎儿现在看上去像一只梨子，头已经占到全身长度的1/3。在今后3周内，他将经历一个飞速增长的过程，重量和身长都将增加2倍以上。到这个月月末的时候，胎儿大约有25厘米长、320克重。皮肤暗红，出现胎脂。胎脂是皮脂腺分泌的皮脂和脱落的皮肤上皮的混合物，以提供胎儿皮肤所需要的营养，并保护皮肤及分娩时润滑胎儿。全身覆盖毳毛，眼睛、眼睑和眉毛都已发育成形，并可见一些头发。

骨骼和肌肉开始发育，肢体的活动能力增强，可有明显的胎动，更容易被准妈妈感觉到。运动神经和感觉神经已开始发育，出现肌肉的细微活动。

感觉器官开始按区域迅速发育，神经元分成各个不同的感官，味觉、嗅觉、听觉、视觉和触觉都从现在开始，在大脑里的专门区域里发育，神经元数量的增长开始减慢，但是神经元之间的相互连通开始增多。

心脏活动活跃，用一般听诊器即可在准妈妈的腹部听到强而有力的胎心音。肝脏开始造血。循环系统和泌尿系统完全进入正常的工作状态。肺也开始工作，胎儿已经能够不断地吸入和吐出羊水了。味蕾也在逐渐形成，声带也开始发育。如果胎宝宝是个小公主，那么她的子宫在这个时候形成了；如果是个小男孩，那么他已经开始产生睾丸激素。

★ 第21～24周

从21周开始胎儿的体重开始明显增加，到这个月的月末体重可达630克，身长约30厘米。嘴唇、眉毛和眼睫毛已各就各位，清晰可见，耳朵和眼皮都长好了。皮下脂肪开始蓄积，但量不多，皮肤仍呈皱缩状，像个小老头。胎动更为明显，手脚活动开始变得比较频繁，经常在羊水中变换姿势，而其睡眠姿势已与出生后的相似。

大脑继续发育，大脑皮层已有6层结构，沟回增多。孕24周时胎儿的听觉快速发育，能听到子宫外传进来的音乐和声音，并且做出反应，甚至可以识别妈妈的声音。在今后的日子里，他会对亲人的声音越来越熟悉。一些噪声胎儿也能听到，比如吸尘器发出的声音、开得很大的音响声、邻家装修时的电钻声，这些声音都会使胎儿躁动不安。很多研究发现，胎儿更喜欢优美抒情的古典音乐。除了听力有所发展外，视网膜也已形成，具备了微弱的视觉。肺部已有一定的功能，如此时早产可有浅呼吸，能够存活数个小时。在牙龈下面，恒牙的牙胚也开始发育了，为此准妈妈要多补充些钙质，为宝宝将来能长出一口好牙打下基础。

给胎儿播放胎教音乐，宜选择在胎儿觉醒有胎动时进行。每天1~2次，每次15~20分钟。选择的音乐节奏宜平缓、流畅、没有歌词，曲调优美、抒情。音乐强度也最好不要超过60分贝，频率不要超过2000Hz。

★ 第25~28周

此时的胎儿体重约为1000克，身长约为35厘米。胎儿的体重和羊水量明显增加，皮下脂肪继续增多，皮肤由暗红色变为粉红色，皮下有胎脂，头发已长出一定的长度。骨骼关节及肌肉继续不断发育生长，动作能够自控，手脚可自由地伸展、摆动，孕27周时胎儿可以在子宫内自由活动。此时的胎动更加频繁，并且动作有力。

大脑细胞迅速增殖分化，体积增大，这标志着胎儿的大脑发育将进入一个高峰期。准妈妈可以多吃一些核桃、芝麻、花生之类的健脑食品，为胎儿大脑发育提供充足的营养。大脑知觉开始发达，脸部有表情，听觉反应能力充分，不过，听觉要到第8个月时才能发育完成。孕26周时，胎儿的眼睛开始睁开，透过准妈妈肚皮穿透进来的一些光线照亮了胎儿黑暗的小世界，胎儿的眼睛对光的明暗开始敏感。特别让你意想不到的是，他有喜怒哀乐的表情和动作，也开始有小脾气，会做梦，会哭泣，也能喝水了。这个时候，小家伙对外界刺激更容易接受，出现记忆、意识萌芽。

心、肝、肾和肺等内脏器官相继发育成熟，并运转有力。胎心率是每分钟

120次～140次，相当于准妈妈的2倍。男宝宝睾丸未降，但女宝宝小阴唇、阴核已明显突起。

★ 第29～32周

这个月，胎儿的身长增长减慢而体重迅速增加。到这个月的月末时，他的体重可达到1700克。皮下脂肪更加丰富，皱纹减少，看起来更像一个婴儿了。他的身体和四肢还在继续长大，最终要长得与头部比例协调。到这个月的月末时，身长约40厘米。

胎儿越长越大，他在母体内的活动空间相对会越来越小，胎动也会逐渐减弱，但现在胎儿还是比较好动的。可能在妈妈想睡觉的时候胎儿醒来了，在那里动个不停，搞得妈妈无法入睡，等妈妈醒来时他却睡着不动了。

有的准妈妈因胎儿现在还是头朝上而担心临产时胎位不正，其实，这时的胎儿可以自己在妈妈的肚子里变换体位，有时头朝上，有时头朝下，还没有固定下来。大多数胎儿最后都会因头部较重，而自然头朝下就位的。如果需要纠正的话，产前体检时医生会给予适当指导。

大脑发育非常迅速。几乎大多数胎儿此时对声音都有了反应。胎儿的眼睛时开时闭，他大概已经能够看到子宫里的景象，也能辨别明暗，甚至能跟踪光源。如果你用一个小手电照射腹部，胎儿会转过头来追随这个光亮，甚至可能会伸出小手来触摸。一些研究者认为，准妈妈在明亮的光线下袒露腹部，可以刺激胎儿的视觉发育。但这并不意味着宝宝一生下来眼睛就可以看清东西，新生儿最远只能看清距离20厘米～30厘米处的人和物。除了听觉和视觉，胎宝宝还具有味觉、嗅觉和触觉。

此时期各个器官继续发育完善，肺和胃肠功能已接近成熟，已具备呼吸能力，能分泌消化液。胎儿喝进的羊水经膀胱排泄在羊水中，这是在为他出生以后的小便功能进行锻炼呢。

★ 第33～36周

从这个月开始，一直到宝宝出生，体重的增长特别明显。宝宝出生时的体重，有近半数都是在这两个月增加的。到这个月月末时，胎宝宝体重大约已有

2500克了，身长约为45厘米。胎儿的头骨现在还很柔软，而且每块头骨之间还留有空间，这是为了在分娩时使胎儿的头部能够顺利通过狭窄的产道。但是现在身体其他部分的骨骼已经变得结实起来，皮肤也不再那么又红又皱了，皮下脂肪明显增加，身体开始变得圆润。有的胎儿已长出了一头胎发，也有的头发稀少，前者并不意味着将来宝宝头发就一定浓密，后者也不意味着将来宝宝头发就一定稀疏，所以不必太在意。胎儿的指甲已长到指尖，但一般不会超过指尖。

胎儿的呼吸系统、消化系统发育已近成熟，已经为分娩做好了准备。大多数胎宝宝已将身体转为头位，即头朝下的姿势，有的胎儿头部已经进入骨盆。

如果是个男孩，他的睾丸很可能已经从腹腔降入了阴囊，但是也有的胎儿的一个或两个睾丸在出生后当天才降入阴囊。别担心，绝大多数的男孩都会是正常的。如果是个女孩，她的大阴唇已明显隆起，左右紧贴。这说明胎儿的生殖器官发育也已近成熟。

子宫里的空间已显得很拥挤，胎儿的活动余地小多了。这时每当胎儿在你腹中活动时，他的手肘、小脚丫和头部可能会清楚地在你的腹部突现出来，这是因为此时的子宫壁和腹壁已变得很薄了，会有更多的光亮透射进子宫，这会使胎儿逐步建立起自己每日的活动周期。

★ 第37～40周

到这个月月末时，胎儿身长约50厘米，体重约3400克，已发育成熟。皮肤呈粉红色，下脂肪多，体形丰满。男宝宝睾丸已降入阴囊内，女宝宝大小阴唇发育良好。

到第9周正式进入胎儿期，胎宝宝每个月的发育特征见本节末表格。

整个妊娠期历经280天，胎宝宝在母亲的子宫内的发育逐步成熟。

到妊娠满37周时，胎儿基本发育成熟，胎宝宝此时就可以出生了。在妊娠第38～42周出生的宝宝都是正常的，母亲也就完成孕育的使命了。

不同胎龄胎儿的外形特征					
胎龄（月）	周	外形特征	体重（克）	坐高（厘米）	立高（厘米）
第3个月	9～12	眼睑闭合，胎头大，有颈，性别可识别	14	5.6	7.3
第4个月	13～16	颜面具人形，母体感觉到胎动	110	11.2	15.7
第5个月	17～20	出现胎毛，有胎心音，有吞咽活动	320	16.0	23.9
第6个月	21～24	有指甲、眉毛、胎瘦无脂肪，呼吸功能开始发育	630	20.3	29.6
第7个月	25～28	眼睑张开，头发明显，早产可存活	1000	24.2	35.5
第8个月	29～32	皮下脂肪增加，皮肤浅红，睾丸下降	1700	27.7	40.9
第9个月	33～36	胎毛脱落，指甲可见，四肢屈曲	2500	31.3	45.8
第10个月	37～40	四肢圆润，乳房略隆起，头发长约2厘米	3400	35.0	50.0

● 胎儿大脑发育的关键期

大脑是人类智慧的发源地，所以，大脑细胞的旺盛发育就为良好的神经传递和敏捷的思维活动提供了物质基础。大脑神经的发育贯穿于胚胎发育的全过程，换句话说，人类脑神经细胞的发育从胚胎期就开始了，经过了妊娠10个月，直到宝宝出生后的半年，大脑细胞一直处在不断的分裂和增殖中。胎儿的大脑在整个发育期都需要充足的营养物质。

胎宝宝大脑细胞的发育可以分为3个不同阶段，也可以说是发育的3个关键期。

★ 脑细胞增殖期

即妊娠的3~6个月。在这个时期，脑神经细胞以每分钟25万个的速度增长。我们知道，一个正常人的大脑神经细胞是1000亿个左右，在脑细胞增殖期，母体需要提供充足的营养来保证胎宝宝脑神经细胞的快速分裂和增殖。另外，由于大脑神经细胞的快速增殖，脑神经对外界环境的致畸因子是非常敏感的。

★ 脑细胞增殖成熟期

即妊娠的7~9个月。这个阶段的脑神经细胞依然不停地分裂增殖，同时神经细胞本身开始进一步成熟，表现为神经细胞的突触增加，各个神经细胞的突触开始结合，有人将其称为神经细胞的增肥期。此时的脑神经细胞就好像一只稚嫩的小鸟，在不断丰满着自己的羽翼。

★ 脑细胞成熟期

即新生儿出生后的3~6个月内。在这个阶段，尽管宝宝已经出生，但大脑神经细胞发育并没有停止，在进行着最后的完善与成熟。

大脑神经细胞既有不可再生性，又有不可修复性。一旦错过了脑神经细胞生长发育的最佳时期，大脑的神经细胞就再也不可能发育了。另外大脑的神经细胞一旦受到损害，也是不能修复的。

为了保证胎宝宝大脑神经细胞的正常发育，母体要为其发育提供充足的营养，准妈妈的食谱应该科学、合理，除主食米面外，应多食鱼、动物内脏、豆制品、鸡蛋、牛奶等富含蛋白质的食品以及富含维生素的新鲜蔬菜水果，以帮助促进胎宝宝脑细胞的发育。同时，还要防止外界不良因素的影响，例如环境污染、母体病毒感染性疾病和不恰当用药等，均能影响胎宝宝脑细胞的正常发育。

第02节
准妈妈的身体变化

● 怀孕第1个月（0～4周）

虽然准妈妈的身体内已经发生了巨大的变化，但绝大多数准妈妈在这个月不会有什么明显的感觉。一些非常敏感的准妈妈可能会在月末左右感觉总是懒懒的，甚至整天都昏昏欲睡。如果出现这种情况，最好的办法就是听从身体的召唤，想睡就睡，想吃什么就吃什么。趁着还没有明显的早孕反应多多补充营养，因为胎宝宝虽然现在还很小，但他的大脑和心脏已经开始发育了。如果你是计划怀孕，这一时期一定要注意远离有毒有害物质，特别是不要随便用药，生病需要吃药时一定要想一想自己是否已经怀孕了。

● 怀孕第2个月（5～8周）

这个月的月初，准妈妈会发现月经过期没来，之后怀孕症状变得明显，早起恶心，甚至呕吐。嗅觉变得敏感，怕闻油腻味；挑食，食欲不佳。疲乏无力，头晕，嗜睡。早孕反应的个人差异性非常大，有的准妈妈喝口水都要吐，而有的没有一点不适的感觉。无论怎样都要把心情放轻松，焦虑、烦躁不仅会使自己感觉更糟糕，而且对胎宝宝非常不利。怀孕6～10周是胚胎腭部发育的关键时期，如果准妈妈的情绪过分不安，会影响胚胎的发育并导致腭裂或唇裂。现在最好不要外出旅行，过量的运动有可能引起流产。

到这个月的月末时，子宫如拳头般大小，但腹部还看不出什么明显变化。增大的子宫压迫膀胱，有人可能出现尿频，有的准妈妈伴有下腹部及腰部的不适感。外阴湿润，有白色黏稠的分泌物。乳房开始发育，部分准妈妈有胀痛或刺痛感。乳头和乳晕颜色加深，乳头变大并且敏感，周围出现小结节。有的人偶尔可挤出少量乳汁。

● 怀孕第3个月（9～12周）

这个月，早孕反应可能更加剧烈，恶心、呕吐等症状加重，情绪波动很大。在体内大量雌激素的影响下，从怀孕第3个月起，准妈妈的口腔会出现一些变化，如牙龈出血、牙齿松动及龋齿。要坚持早、晚认真刷牙、饭后漱口，防止细菌在口腔内繁殖。

子宫继续增大，看起来像个柚子。如果按压子宫周围的腹部，可以感觉到子宫的存在。虽然腹部的变化仍然不明显，但也许你已经注意到腰围开始变大，有些裤子已经不能再穿了。增大的子宫继续压迫膀胱底部，可引起尿频。怀孕第3个月月末时，子宫底约在耻骨联合上缘2横指～3横指。

乳房发育更加明显，乳房迅速膨胀，皮肤下的浅静脉明显可见；乳头和乳晕色素沉着明显，甚至发黑。

早孕反应是由于怀孕后准妈妈体内的绒毛膜促性腺激素（hCG）增多、胃酸分泌减少及胃排空时间延长，导致的头晕、乏力、食欲不振、喜酸食物或厌油腻、恶心、晨起呕吐等一系列反应。一般不需特殊处理，妊娠12周后随着体内hCG水平下降，症状多自然消失，食欲恢复正常。因此，对于出现早孕反应的准妈妈不要过度担心，要相信这一切很快就要结束了。

● 怀孕第4个月（13～16周）

早孕反应停止，感觉开始好转，恶心、呕吐基本消失，精力恢复一些。基础体温开始下降，逐渐呈低温状态并持续到分娩结束。

子宫已经明显增大，如同婴儿头部大小。这个月月末的时候，宫底达脐和耻骨联合上缘之间。腹部稍有变化，下腹部逐渐隆起，但还不是很明显，不久准妈妈就需要穿准妈妈装了。因子宫已经进入盆腔，尿频现象消失。

乳房的发育还在继续，乳头和乳晕呈深褐色，但相比前几个月表现并不明显。尽管现在离分娩的时间还很久，但是你的乳头已经可以挤出一些乳汁了，看上去就像刚分娩后分泌出的初乳。

阴道分泌物增多，它是阴道和宫颈的分泌物，正常的分泌物应是白色、稀薄、无异味的。如果分泌物量多而且颜色、性状有异常，应请医生检查。这时应注意保持外阴部的清洁，内裤应选用纯棉制品，并坚持每天清洗，避免使用刺激性强的皂液。

为了将来顺利地分娩及产后尽快恢复，现在准妈妈需要做一些适当的运动，比如可以有目的地做一些准妈妈操，每天还可以让丈夫陪你一起散散步，这是最安全的运动。

● 怀孕第5个月（17～20周）

子宫继续增大，在第5个月的月末，宫底在脐下2横指，下腹部的隆起开始明显。因宫底达到腹部，使心脏上抬而引起心悸、气短的症状，为正常现象，不必恐慌。心脏被子宫上抬而出现胃部的饱胀感，可能导致腹部下坠、心悸、气短、便秘等。皮下脂肪蓄积，体形丰满，腰部完全失去腹部会出现妊娠纹。

乳房继续发育，乳房变大，乳腺发达，乳头坚挺，可出现泌乳现象。

在16～20孕周内会感到胎动。如果你有过怀孕史，你会感到胎动的时间比以前提前了。现在胎动时准妈妈会有喝了饮料后胃肠蠕动的感觉，注意记录下第一次胎动的时间，下次去医院做检查时告诉医生。这时的胎动不很活跃，而且不一定每天都能感觉到，不必由于有一天没有感到胎动就惊慌失措。

有些准妈妈会出现鼻塞、鼻黏膜充血和出血，这种情况与孕期内分泌变化有关，切忌自己滥用滴鼻液和抗过敏药物。这种现象会逐渐减轻。如果发生严重的鼻出血，应考虑是否发生妊娠期高血压疾病，最好请教医生。

有些准妈妈在怀孕4个月以后，在鼻梁、双颊、前额部出现茶色色斑，呈蝴蝶形，医学上称为"妊娠黄褐斑"，俗称为"蝴蝶斑"。这种色素沉着是由于孕期内分泌改变，致使皮肤中的黑色素细胞功能增强造成的，属于妊娠中的生理性变化，待到分娩之后会自然消失，不必担心，也不需要治疗。不过，如果在这期间长时间地受到强烈阳光的照射，蝴蝶斑便会固定下来。因此，准妈妈如果长了蝴蝶斑，应该避免阳光长时间地直射面部，并可口服维生素C或多吃含维生素C的新鲜蔬菜和水果。

此阶段容易缺钙，血钙含量降低使小腿抽搐，及时进行补钙后会好转。

● 怀孕第6个月（21～24周）

子宫迅速增大，宫底高22厘米～25厘米。下腹明显隆起，腹围的增长速度为整个怀孕期间最快的阶段，孕22周的子宫顶端和肚子的底端平行，怀孕至第6个月的月末宫底平脐。增大的子宫适应了快速生长的胎儿的需要，但不可避免地会压迫周围的组织和器官，准妈妈会出现心悸、气短、胃部胀满感、腹部下坠、尿频、便秘等症状，下半身也由于血液循环不畅而极易疲劳，并且难以缓解。

这个月准妈妈的体形凸显，行动开始有点儿迟缓和笨重，这很正常。随着子宫的增大，身体的重心发生了变化，突出的腹部使重心前移，为了保持平衡，准妈妈不得不挺起肚子走路。这时可不能再穿高跟鞋了，它不仅会使准妈妈的背部肌肉紧张程度加重而导致疼痛，而且还会使重心不稳，这很危险。另外，由于孕激素的作用，准妈妈的手指、脚趾和全身关节韧带变得松弛，从而觉得有些不舒服。

乳房继续发育，乳腺发达，可出现泌乳现象；乳房的周围有时会出现一些褐色的小斑点，形成第二乳晕。这个阶段准妈妈的体重在稳定增加，大约每周增重250克。

● 怀孕第7个月（25～28周）

妊娠第7个月的月末时，宫底在脐上3横指处。增大的子宫压迫下半身的静脉，使下半身出现静脉曲张。下肢承担体重并被子宫压迫而影响回流，容易出现水肿。子宫压迫骨盆底部，容易发生便秘和痔疮。

腹部越来越沉重，腰腿痛因而更加明显，准妈妈可能会感到有些疲惫。另外，随着腹部的不断增大，这时你会发现肚子上、乳房上会出现一些暗红色的妊娠纹，脸上的妊娠斑也明显起来。有的准妈妈还会觉得眼睛发干、发涩、怕光，这些都是正常现象，不必过于担心。

乳房的乳腺管和腺泡增生，脂肪沉积，乳头增大变黑、易勃起，乳晕变黑。孕28周前后，乳房可能分泌初乳，是真正乳汁产生之前的分泌物。

这时的准妈妈可能会觉得心神不安，睡眠不好，经常做一些记忆清晰的噩梦，这是在怀孕阶段对即将承担的妈妈的重任感到忧虑不安的反应。这是正常的，不必为此自责。准妈妈应该为了胎儿的健康发育保持良好的心境，可以向丈夫或亲友诉说内心感受，他们也许能够帮助准妈妈放松下来。

● 怀孕第8个月（29～32周）

准妈妈这时会感到身体越发沉重，肚子大得看不到自己的脚，行动越来越吃力，如果长时间走动会感到下腹部或脚跟疼痛。随着胎宝宝的生长，子宫位置上移压迫腹部和心脏，会产生胸闷，也会有类似于因食物堵噎而引起的心口胀闷。大约34周时，胎儿的头部将开始下降，进入骨盆，到达子宫颈，这是在为即将到来的分娩做准备。这时准妈妈会觉得呼吸和进食舒畅多了。由于子宫压迫血管，会伴有腰痛、水肿、痔疮等现象。阴道分泌物增多，排尿次数也增多了。

子宫每天收缩4～5次，超过5次则有早产的危险。这个时期要保持绝对的安定，一旦发生不规则宫缩，应立刻停下来休息，最好中午睡个午觉。

这个月准妈妈的体重增加1300克～1800克。最后这个时期，准妈妈的体重每周增加500克是很正常的，因为现在胎儿的生长发育相当快，他正在为出生做最后的冲刺。

● 怀孕第9个月（33～36周）

妊娠第9个月时，子宫上升至心口附近，压迫胃、心脏、肺，胸口疼痛、呼吸困难现象加重。这时肚子已相当沉重，准妈妈会发现自己的肚脐变得又大又突出。上下楼梯和洗澡时一定要注意安全，防止滑倒。做家务时也一定要注意动作轻缓，不要过猛，更不能做有危险的动作。变大的子宫压迫膀胱，出现尿频，打喷嚏、咳嗽时会有小便漏出。肚子更大，躺着时变换姿势会很困难，睡觉时翻身也会不便。

体重大约以每周250克的速度增长，主要是因为胎儿在出生前的最后几周内体重猛增，这段时间胎儿增长的体重比此前一共增加体重的一半还要多。

也许这时准妈妈会发现自己的腿脚肿得更厉害了，但不要限制水分的摄入量，因为母体和胎儿都需要大量的水分。如果发现自己的手或脸突然肿起来，那就一定要去看医生了。

由于胎儿增大，并且逐渐下降，相当多的准妈妈此时会觉得腹坠腰酸，骨盆后部附近的肌肉和韧带变得麻木，甚至有一种牵拉式的疼痛，使行动变得更为艰难。准妈妈还会感到骨盆和耻骨联合处酸疼不适，不规则宫缩的次数增多，这些都标志着胎儿在逐渐下降。沉重的腹部会使准妈妈更加懒于行动，更易疲惫，但还是要适当活动。日益临近的分娩会使准妈妈感到忐忑不安甚至有些紧张，和丈夫、朋友或自己的妈妈聊一聊，也许可以稍稍缓解一下自己内心的压力。

● 怀孕第10个月（37～40周）

接近预产期，子宫下移，胃肠感到舒适，但膀胱会受到压迫，要经常去厕所。胎宝宝进入骨盆中央，准妈妈的脚踝或耻骨会有疼痛感。准妈妈的身体整体进入分娩准备状态，产道变软，分泌物增多，经常有腹坠现象。阵痛每间隔10分钟1次，最后开始产前阵痛，初产妇在规则的阵痛后约12小时就会分娩。

准妈妈现在可能会既紧张又焦急，既盼望宝宝早日降生，又对分娩的痛苦有些恐惧。现在应该适当活动，充分休息，密切关注自己身体的变化，即临产征兆的出现，随时做好入院准备。准妈妈可能会觉得这等待的日子格外漫长，准爸爸也会整天心神不宁，不知道妻子何时临产，一切处于"备战"状态，气氛显得有些紧张。不妨两个人再一起享受一下二人世界，在家里听听音乐、看看影碟，好好珍惜这难得的时光。

第03节
孕期营养保健

● 孕期营养总原则

★ 保证每日膳食平衡

怀孕后吃什么好？吃什么最有营养？大多数人以为，准妈妈多吃最有营养的食物就可以获得最好的营养。因此，很多准妈妈常吃海参、鲍鱼、燕窝、鱼翅之类的"大补"食品。其实，这种认识是错误的，根本就不存在什么"最有营养的食物"。每种食物在营养方面都不完美，既有优点也有缺陷。营养学专家一直强调，要获得良好的营养不能依靠某种或某几种食物，而是应该依靠不同种类食物的合理搭配。营养的好坏不取决于某一单品种的食物，而取决于整体的膳食结构，或者说首先取决于膳食结构。因此，在营养学中有一句著名的话："没有不好的食物，只有不合理的膳食结构。"孕期饮食安排也必须首先注重膳食结构的合理性。但与普通人不同的是，孕期对平衡膳食结构的要求更高。

对普通人而言，平衡膳食的要求是比较宽松的，只要在一段时间（比如1～2周）内各种食物搭配合理，平均摄入符合上述膳食指南中的推荐量就可以了，并非每天都要吃这些食物才行。假如今天吃肉多了一点儿，那明天就少吃或不吃肉。昨晚有应酬，吃了较多高蛋白的美食，那么今天的早餐就别吃鸡蛋和牛奶了，只吃一些粮食和蔬菜。

然而，孕期的情况有所不同。准妈妈膳食平衡的要求更为严格。因为胎儿的发育速度是非常快的，日新月异。胎儿每天都需要全面的营养，这些营养都必须通过母亲的血液提供。尽管母亲体内或血液中有一定的营养储备，以供胎儿不时之需，但我们仍希望母亲的饮食每天都能提供胎儿所需全部的营养。所以，准妈妈每天的饮食都应达到平衡膳食的要求。换言之，孕期的膳食平衡应该按"一日"来建立，而不是按"一段时间"来建立。尤其是怀孕中期和晚期，更要如此。

　　每天都达到平衡膳食的要求，各类食物都完成膳食指南推荐的数量，这并非易事。尤其是很多女性在未怀孕时饮食习惯与平衡膳食的原则相去甚远，在孕期必须对原有的饮食进行大幅度的修正，这无疑增加了孕期实现膳食结构平衡的难度。比如，有些女性平时几乎是不喝奶的，怀孕后每天要喝奶2次，这是很难做到的。而有些女性平时就有天天喝奶的习惯，怀孕后每天再多喝1次，这就比较容易做到了。说到底，孕期饮食不过是平时饮食的继续和提升。所以，平时即有良好的饮食习惯始终是非常重要的。不论怀孕之前的饮食习惯如何，在怀孕之后，为了自身及胎儿的健康，都应该达到膳食结构平衡，而且是按日建立的膳食平衡。

　　★　让体重合理增长

　　体形变化、体重增加是怀孕带给女性最显著的外观改变之一。准妈妈增加的体重包括胎儿、胎盘、羊水、增加的血容量、增大的乳腺和子宫、储备的脂肪等。它们显然都是为胎儿准备的。除了储备的脂肪之外，其他部分的增长都是胎儿发育所必需的。所以，孕期体重增长是正常的，应该达到标准值；但并不是增长越多越好，过多的脂肪堆积对准妈妈和胎宝宝都有不利影响。孕期体重增长是否适宜是判定营养不良或营养过剩的重要指标，控制孕期体重适宜增长是非常重要的。

　　1.孕期体重增长标准

　　衡量准妈妈体重增长有两方面的参数：一个是增长总量，即到妊娠末体重增长的总重量。另一个是增长速度，即在孕期中每周体重增长的数量。显然，在整个妊娠过程中，不但体重增长的总量要合理，而且体重增长的速度也要合适。

　　一般认为，孕前体重正常的准妈妈，整个孕期体重增长11.5千克～16千克（平均为12.5千克）是比较合理的。孕前体重超标的准妈妈体重增长应少一些，5千克～11.5千克（取决于体重偏胖的程度）较为适宜。孕前偏瘦的准妈妈体重增长应多一些，12.5千克～18千克（取决于体重偏瘦的程度）较为适宜。

一般认为，孕前体重正常的准妈妈在怀孕的前10周体重增长不明显，10周内共增加0.65千克左右；10～20周，体重增长加快，每周增长0.335千克；20～30周，每周增长0.45千克；30～40周，每周增长0.335千克。或可简化为，怀孕第10周时增长0.65千克，怀孕第20周时增长4千克，怀孕第30周时增长8.5千克，怀孕第40周时增长12.5千克。

上述增长速度数值仅适用于孕前体重正常的准妈妈，孕前体重超标或不足的准妈妈，其体重增长速度更为复杂。每位准妈妈可根据自己的具体情况（主要是对孕前体重的评价），制订按周计算的体重增长计划，并通过饮食和身体活动进行调整，使合理的体重增长计划得以落实。

准妈妈应从孕中期开始每周称量和记录体重，关注并管理体重的增长。

2.妈妈长得胖≠宝宝长得好

有人认为，母亲吃得胖胖的，胎儿的营养才充足。这是一种误解。因为胎儿所需要的全部营养物质都是通过胎盘从母体血液中摄取的，也就是说，胎儿发育依赖的是母亲的血液，而不是母亲皮下脂肪、内脏脂肪或其他部位无处不在的脂肪组织。准妈妈身上储备的脂肪与胎儿的发育并无关系，准妈妈胖不胖与胎儿发育得好不好没有直接必然的关系。母亲储备再多的脂肪也不会被胎儿利用。在生活中我们经常会看到一些准妈妈自己很胖，但胎儿并不大（较轻）。这种现象随着生活水平的提高已经越来越常见了。

卫生部于2010年8月在孕期健康教育项目启动会上发布的数据表明，我国73%的准妈妈体重增长超过了世界卫生组织（WHO）的标准。27.3%的准妈妈认为，为满足胎儿的营养，孕期体重可以无节制地增长。还有87.1%的准妈妈认为营养好就是要吃得多、吃得贵、吃得精、吃得细。还有相当部分的准妈妈受"孕期不宜锻炼"观念的影响，产前产后（月子）都不出门活动。

这些准妈妈储备了太多的脂肪，使自身的代谢负担加重，增加了患病风险。报道称体重增加超过平均值50%的准妈妈易诱发妊娠高血压、妊娠期糖尿病、生殖和泌尿系统感染。孕期体重增加过多还会影响产后体形恢复，产后体重潴留（肥胖）已经成为重要的公共卫生问题。

准妈妈体重增长过多过快，所怀的宝宝往往过大，容易出现宫内缺氧、胎位不正、早破水、难产等问题，导致准妈妈产道损伤、伤口愈合不良、新生儿产伤等情况，胎宝宝和新生儿的死亡率也明显增加。有调查表明，孕期体重过重会使早产发生风险增加60%，难产率增加110%，新生儿畸形发生率增加35%～80%。

在临床上，新生儿出生体重超过4千克即可诊断为"巨大儿"，不但增加难产和剖宫产的机会，还会影响孩子长大后的健康状况。一般认为，常见慢性病如2型糖尿病、高血压、冠心病、动脉粥样硬化等都具有胎儿起源的特征。有研究表明，体重过大的胎儿已经有胰岛素抵抗的表现，而胰岛素抵抗是上述慢性病共同的病理基础。也就是说，胎儿并不是越大越健康，体重过大的胎儿长大后更容易患上述常见慢性病。

3.体重增长过少影响胎儿发育

孕期体重增长不足或过多都是有害的。准妈妈的体重与血液中营养物质的多寡是有联系的。如果准妈妈体重增长不足，那通常意味着进食不良。进食不良会导致血液中某些营养物质，如铁、锌、维生素A、维生素C等缺乏，这当然会影响胎儿发育，所以准妈妈应避免体重增长不足。

● 孕早期营养要点

孕早期胚胎生长速度较缓慢，所需营养与孕前没有太大的差别。比如蛋白质需要量，孕早期每天仅比孕前增加5克，这大概相当于1个鸡蛋所含的蛋白质。其他的重要营养素如钙、铁、锌、维生素C、维生素A、B族维生素等的需要量与孕前基本相同。然而，这并不意味着孕早期不必对原来的膳食结构进行调整，因为相当多的女性孕前的膳食结构不够合理。

★ 继续补充叶酸和碘

孕早期，胎儿从一个受精卵细胞开始发育成一个初具人形的胎儿，四肢、五官俱全，主要内脏器官都各就各位，胚胎发育每时每刻都在变化着。如果遇到问题，胚胎发育就会出现阻碍，导致畸形。实践表明，绝大部分胎儿畸形都是在孕早期形成的。孕早期发生的畸形与很多因素有关，如染色体遗传病、电磁辐射、吸烟或被动吸烟、酒精、农药污染、某些药物、某些病毒感染、弓形虫感染等。其中，与饮食营养有密切关系的致畸因素是叶酸缺乏和碘缺乏。所以，孕早期要注意补充或有针对性地摄入这些营养素。

1.叶酸

叶酸是与胎儿大脑发育息息相关的营养素之一，胎儿发育需要大量叶酸以保障细胞的快速增殖。叶酸缺乏是导致胎儿神经管畸形（"无脑儿"和"脊柱裂"等）、先天性心脏病和唇腭裂等出生缺陷发生的主要原因。孕期缺乏叶酸，还可引起先兆子痫、胎盘早剥、胎儿宫内发育迟缓、早产、出生低体重儿、巨幼红细胞性贫血等。近年有很多研究表明，孕早期缺乏叶酸，哪怕是轻度缺乏，可能不会造成"无脑儿"或"脊柱裂"那样严重的畸形，但仍会损害胎儿的大脑发育，影响胎儿出生后的智力水平。因此，叶酸对于孕早期的重要性怎样强调都不过分。

近些年，随着人们生活水平的提高及孕期保健意识的增强，神经管畸形的发病率有所下降，但仍居于胎儿畸形首位。孕早期摄入充足的叶酸是最重要的保健措施之一，不但能有效预防神经管畸形，还可以降低其他畸形发生率，并促进胎儿大脑发育。

根据中国营养学会《中国居民膳食营养素参考摄入量》，孕期叶酸摄入量只要不超过每天1000微克就是安全的。每天服用400微克叶酸补充剂，再加上从食物中获得少量叶酸，极少会超过1000微克。所以，每天服用400微克叶酸补充剂是安全、有效的做法。

2.碘

碘是一种重要的微量元素，是甲状腺合成甲状腺激素的关键原料。甲状腺激素是人体内主管代谢的主要激素之一。甲状腺激素合成减少，降低母体的新陈代谢，并因此减少对胎儿的营养素供应。

在孕20周之前，胎儿需要的甲状腺激素是由母体提供的。20周之后则由胎儿自己的甲状腺合成。不论如何，碘都是必需的。碘缺乏导致胎儿体格发育障碍和智力发育障碍，会造成严重后果，如侏儒、智力低下、聋哑等。即便轻度碘缺乏不至于造成这些可怕后果，研究发现，也会降低胎儿出生后的智力评分，因为碘也是一种与胎儿大脑发育息息相关的营养素。

孕期所需的碘可以通过现在普遍食用的加碘盐来提供。孕早期每天应摄入碘200微克，这相当于六七克加碘盐中的碘含量。必须指出，在食用加碘盐的前提下，准妈妈碘摄入是非常充足的。所以，准妈妈没有必要再特意多吃海带、紫菜、裙带菜等含大量碘的食物。近年，有研究指出，过多的碘摄入会给健康带来负面影响。

★ 补碘美食

海带炖肉

原料：猪肋条肉（五花肉）500克，海带（鲜）250克

调料：酱油40克，白砂糖5克，大葱15克，姜10克，花椒5克，八角2克，盐5克，味精3克，花生油30克

做法：

1.将五花肉刮洗干净，切成块。海带切成与肉块大小相同的片。葱切段，姜切片。

2.锅内加油少许烧热，放入肉块煸至变色，然后放入调料和鲜汤烧沸，撇去浮沫。

3.转用小火炖至八成熟时，再放入海带片，炖20分钟左右，拣去葱、姜、花椒、八角即可。

紫菜饭卷

原料：米饭100克，紫菜50克，黄瓜、胡萝卜各30克

调料：白醋和糖各适量

做法：

1.米饭熟后凉凉，放一点白醋和糖搅拌均匀。

2.将黄瓜、胡萝卜分别洗净，切条，备用。

3.紫菜剪成6厘米见方的块，放上米饭，铺平，把黄瓜条、胡萝卜条平放在米饭上，卷成条形，压紧，吃时切适口大小。

★ 不要忽视蛋白质的摄入

蛋白质是保证准妈妈乳腺发育和胎宝宝健康最重要的原材料，还是脑细胞的主要成分之一，占脑比重的30%～35%，在促进语言中枢发育方面起着极其重要的作用。如果准妈妈蛋白质摄入不足，不仅会使胎宝宝脑发育出现障碍，还会影响到乳汁蛋白质含量及氨基酸组成，导致乳汁减少。

虽然孕早期胎宝宝还很小，但大脑和神经系统已经开始发育。而且早期胚胎自己不能合成氨基酸，全部需由准妈妈供给。这时如果某些氨基酸摄入不足，可引起胎宝宝生长缓慢，有的甚至会引起胚胎畸变。因此，从孕早期开始就应注意增加蛋白质的摄入。未孕前女性每天每千克体重大约需要0.8克蛋白质，如果体重是60千克，每天应该摄入蛋白质48克，孕早期应在原有基础上多摄入5克。

蛋白质不必一次摄入过多，因为人体没有为蛋白质设立储存仓库，如果一次食用过量无法吸收利用，势必造成浪费。应该把一天所需的蛋白质平均分配在三餐中，每餐中都有一定质和量的蛋白质。而且，食用蛋白质要以足够的热量供应为前提。因为如果热量供应不足，机体就会消耗食物中的蛋白质来做能源，影响蛋白质的其他功能。

小贴士　妊娠期间，胎宝宝、胎盘、羊水、血容量增加及母体子宫、乳房等组织的生长发育共需925克蛋白质。

★ 维生素A摄入要充足

维生素A是一种很重要的脂溶性维生素，能维护胎宝宝视觉、皮肤、胃肠道和肺部的健康发育，胎宝宝发育的整个过程都需要维生素A。孕期母体缺乏维生素A可致胎宝宝上呼吸道上皮细胞形成不良，出生后易患呼吸道感染。另外，维生素A还能促进胎宝宝骨骼及牙齿釉质的发育。怀孕的头3个月，胎宝宝自己并不储存维生素A，因此一定要供应充足。

维生素A的吸收需要脂肪的帮助，因此，富含维生素A的食物应同含油脂的食物同时进食，以利于维生素A的吸收。

锌是体内100多种酶的组成成分之一，机体一旦缺锌，很多酶都不能发挥作用，易造成生命代谢障碍。大脑中的神经细胞是决定智力高低的主要物质，而锌在促进脑神经细胞核酸的复制与蛋白质的合成中扮演着重要角色，因此，锌对促进智力发育也有非常重要的作用。大脑神经细胞从孕10～18周开始快速发育，到怀孕8个月时神经细胞增殖基本结束，宝宝出生时脑神经细胞的数目已与成人大致相等。孕期缺锌不仅会影响胎宝宝脑细胞的分裂与数量，还会对胎宝宝的视觉、性器官的发育产生不利影响。孕早期缺锌会影响胎宝宝四肢的发育，增加胎宝宝发生畸形的概率。如果补锌不及时还会使胎宝宝在宫内生长迟缓，严重缺锌时甚至会引起缺锌性侏儒症。所以，准妈妈特别是孕吐严重的准妈妈，要注意补锌。孕早期每天应该摄入11.5毫克锌。

本阶段准妈妈补锌以食补为佳。多吃含锌丰富的食物，如贝壳类海产品（如牡蛎、蛏子、扇贝、海螺、海蚌）、红肉、动物内脏等，带皮壳的坚果类食物栗子、核桃、花生、瓜子、蛋类、乳类等也是锌的良好来源。精细的粮食加工过程可导致锌的大量丢失，故准妈妈应少吃经过精细加工的米、面。

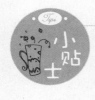

铁剂补充量每日超过30毫克时可能会干扰锌的吸收，所以，如果准妈妈贫血，正在进行药物治疗，每日应该增加锌的摄入量（每日摄入15毫克）。如果严重缺锌则应在医生指导下以药剂补充。

★ 理性选择营养补充剂

1.有没有必要服用营养补充剂

所谓"营养补充剂"，是指那些以补充营养素如各种维生素、微量元素、蛋白质等为主要目的的保健食品。有时候，以各种维生素和矿物质为主要成分的OTC药物（"药准字"产品）也可以作为营养补充剂应用。它们都不是天然食物，而是各种营养素的配方。

理论上，只要准妈妈把日常饮食搭配平衡，就可以获得全面的营养素，满足胎儿生长发育的一切营养需要。然而，在现实中，受到种种条件的制约，准妈妈饮食常常难以达到较好的平衡，比如：工作节奏太快，饮食不规律。孕前饮食习惯不佳，怀孕后也没有改进。早孕反应影响进食。地域性风俗习惯影响进食等。在这种情况下，积极采取措施，无论这种措施是吃特定的食物（如猪肝补铁、牛奶补钙等），还是口服营养补充剂（如维生素C促进铁吸收、维生素D促进钙吸收等），都是有益的，只要能保证安全、有效就没必要厚此薄彼。

2.怎样选择营养补充剂

市面上营养补充剂种类很多。其中有单一配方的，比如维生素C，更常见的是复合配方的，比如某种声称"从A到Z补充营养"的产品。有的是专门为准妈妈补充营养设计的，有的适用于所有成年人，也可以用于准妈妈。

准妈妈在选用此类产品时，首先要确保其品质真实、可信，其批准文号应该是保健食品或OTC药物。如果某种产品既没有保健食品批准文号，也不是OTC药物，那只能算作普通食品。按照国家有关规定，普通食品不能宣称保健功能或作为营养补充。这些以营养补充剂名义出现的"普通食品"，因为缺乏监管，其整体质量不及带有保健食品或OTC药物批准文号的产品。

其次，要确保营养补充剂的剂量安全可靠。服用营养补充剂时，某种营养素如果剂量太低，则是无效的。但如果剂量太高，则容易因过量而有害。所以，营养补充剂中的各种营养素剂量一定要合适，以恰好满足准妈妈营养需要为最佳。

● 孕早期饮食宜忌

★ 每日各类食物推荐量

处于孕早期的准妈妈大多受妊娠反应困扰，胃口不佳，日常饮食要注意清淡、易消化，可少食多餐。不用刻意强迫自己吃鸡鸭鱼肉，选择自己喜欢的食物，想吃多少就吃多少。在维持体重正常（略有增长）的前提下，孕早期每日各类食物推荐量见下表。

食物类别	推荐数量（克）	相关说明
谷类	200~300	粗粮应占20%以上，包括薯类和杂豆类
蔬菜	300~500	其中绿叶菜不少于150克
水果	100~200	相当于1个苹果的重量
鱼类和海鲜	75	摄入不足时可用畜禽肉类或蛋类代替
畜禽肉类	50	选择脂肪较少的品种，如瘦肉
蛋类	50	相当于1个鸡蛋的重量
大豆和坚果	40	大豆主要指黄豆，不包括绿豆、红豆等杂豆
奶类	300	
油脂	25	选择包括亚麻油、橄榄油或茶子油在内的多种植物油
食盐	6	包括酱油、咸菜、酱等调味品中的盐

　　有些准妈妈在怀孕前就有睡懒觉的习惯，很多时候都是早餐、午餐合为一餐。怀孕以后这种习惯必须改掉，因为早餐对准妈妈及胎宝宝来说都十分重要。早餐摄取的营养素及能量对血糖的调控有重要的意义，如果不吃早餐极易产生血糖波动。准妈妈的血糖产生波动同时也会影响胎宝宝的血糖值，进而影响胎宝宝的生长速度。而且，如果准妈妈不吃早餐，午餐就会吃得比较多，也会给胃造成很大的负担。所以，专家建议有这一习惯的准妈妈，从此时起就要改变生活习惯，做到早睡早起，早、中、晚三餐按时进食。

　　　　　孕吐不是疾病，是一种人体能够忍受的生理状况。为了自己，也为了胎宝宝，准妈妈要尽量多补充营养，能吃多少尽量吃多少，不要因为孕吐就什么都不吃。

　　★ 主食是营养的主力军
　　主食顾名思义是我们的主要食物，当然对我们的营养和健康也会有主要影响。吃好主食，无论是对准妈妈还是对普通人都是非常重要的。

1.主食应该粗细搭配

常见的主食有米饭、馒头、花卷、烙饼、面条等。这些谷类食物的共同特点是碾磨加工比较精细，可称为"细粮"。精细碾磨加工造成谷粒原有营养素的大量损失，所以细粮的营养价值普遍不及粗粮。粗粮主要指没有经过精细碾磨的谷类，有三层含义：首先是小米、玉米、高粱、黑米、荞麦、燕麦等所谓粗杂粮，是中国人餐桌上最常见的粗粮；其次是没有经过精细碾磨的面粉和大米，即全麦粉和糙米，以及用它们制作的全麦馒头、全麦面包、全麦饼干、全麦面条、糙米粥等；最后是绿豆、红豆、芸豆、饭豆等杂豆类，虽然不是谷类，但其营养特点与谷类相似，也可以归入粗粮的范畴。

与普通人一样，准妈妈的食谱中应该有一定比例的粗粮，粗细搭配。按照《中国居民膳食指南》的建议，每天要吃粗粮50克～100克。按照美国农业部《美国居民膳食指南》的建议，粗粮要占谷类的一半。

建议孕期食谱中粗粮占主食的30%以上。对于血糖异常、体重增长过快或便秘的准妈妈，粗粮的比例还要更多，可占全天主食的50%或更多。

要想每天都达到100克～200克的粗粮推荐量，仅仅靠喝小米粥、麦片粥或吃玉米饼等，是远远不够的。首先要改造白米饭，在米饭中加入小米、糯米、黑米、玉米、糙米（需提前浸泡）、大麦等做成"二米饭""三米饭""黑米饭"等。还可以在米饭中加入红豆、扁豆、绿豆、芸豆等各种杂豆类，做成各色豆饭。其次，在制作馒头、面条、饺子和包子等面食的时候都可以掺入一定比例的全麦粉、荞麦粉、大麦粉等粗粮。最后，在购买馒头、花卷、面包、面条、饼干等面食时，尽量选择黑面馒头（全麦粉）、全麦面包、全麦饼干、全麦面条、玉米饼等。总之，关键是在餐桌上尽量少地见到纯白米饭、纯白面食等。

2.选择强化谷类

强化谷类主要指强化面粉或强化大米。所谓强化面粉或强化大米，是指在面粉和大米的生产过程中，有目的地、有针对性地加入一种或多种维生素和矿物质，以提高面粉或大米中这些营养素的含量。

目前最常见的是强化面粉，即在面粉中加入铁、钙、锌、维生素B$_1$、维生素B$_2$、叶酸、烟酸以及维生素A等营养素，在很多超市均可买到。在强化面粉、强化大米以及其他强化食品包装上，印有专门的标志。消费者只要在包装上找到这个专用标志，就可以购买强化面粉（或其他强化食品）了。强化面粉的外观、味道与食用方法，与普通面粉完全相同。

3.多样化不是"花样化"

粗杂粮也好，杂豆类也好，根本上讲都是为了食物多样化，这是平衡膳食的关键所在。食物越多样，就越符合健康原则。每天主食都是"白米、白面当家"，不是白米饭就是白馒头，这显然是有违营养原则的，应下力气使主食品种多起来。而且，这里所说的多样化不是"花样化"。比如馒头、花卷、挂面、切面、烙饼、面包、饼干等，看起来花样很多，但其实是一种食物——它们基本都是用精白面粉加工制作的。

要真正做到主食多样化，除了前面讲的3类粗粮外，一些富含淀粉的坚果和种子，如莲子、薏米、栗子、芡实等，也应当纳入主食的总量当中。此外，薯类（如马铃薯、甘薯、木薯、芋头、山药等）的营养特点与谷类比较相似，所以也可作为主食食用。

常见谷类、杂豆类食物中主要营养素含量（以100克可食部计）

名称	水分（克）	能量（千卡）	蛋白质（克）	脂肪（克）	糖类（克）	膳食纤维（克）	维生素B$_1$（毫克）	钠（毫克）
面粉（标准粉）	12.7	344	11.2	1.5	73.6	2.1	0.28	3.1
面粉（富强粉）	12.7	350	10.3	1.1	75.2	0.6	0.17	2.7
稻米（平均）	13.3	346	7.4	0.8	77.9	0.7	0.11	3.8
粳米（特等）	16.2	334	7.3	0.4	75.5	0.4	0.08	6.2

续表

名称	水分（克）	能量（千卡）	蛋白质（克）	脂肪（克）	糖类（克）	膳食纤维（克）	维生素B_1（毫克）	钠（毫克）
挂面（平均）	12.3	346	10.3	0.6	75.6	0.7	0.19	184.5
馒头（平均）	43.9	221	7.0	1.1	47.0	1.3	0.04	165.1
面包（平均）	27.4	312	8.3	5.1	58.6	0.5	0.03	230.4
饼干（平均）	5.7	433	9.0	12.7	71.7	1.1	0.08	204.1
玉米面（黄）	12.1	341	8.1	3.3	75.2	5.6	0.26	2.3
小米	11.6	358	9.0	3.1	75.1	1.6	0.33	4.3
荞麦	13.0	324	9.3	2.3	73.0	6.5	0.28	4.7
燕麦片	9.2	367	15.0	6.7	66.9	5.3	0.30	3.7
绿豆	12.3	316	21.6	0.8	62.0	6.4	0.25	3.2
赤豆	12.6	309	20.2	0.6	63.4	7.7	0.16	2.2
蚕豆	13.2	335	21.6	1.0	61.5	1.7	0.09	86.0

★ 吃肉宜选低脂肪肉类

广义地讲，肉类包括畜肉类（如猪肉、牛肉、羊肉等）、禽肉类（如鸡肉、鸭肉等）、鱼类、海鲜以及动物内脏。肉类是优质蛋白质、脂类、维生素A、维生素D、维生素E、维生素B_1、维生素B_2、维生素B_6、维生素B_{12}、铁、锌、钾、磷、镁等营养素的良好来源，因而也是准妈妈平衡膳食的重要组成部分。

但肉类，尤其是人们平时喜欢的牛排、猪排骨、肥牛、肥羊、嫩猪肉等，普遍含有比较多的饱和脂肪酸和胆固醇。例如人们爱吃排骨，它看起来是瘦肉，但脂肪含量高达25%。人们爱吃烤鸭，因为它不是普通的低脂肪的鸭子，而是肥鸭的肉，脂肪含量高达40%。人们爱吃鸡翅，口感嫩嫩的，脂肪含量高达

20%。吃涮肉，人们很难接受低脂肪的纯瘦牛肉或瘦羊肉，而是喜欢高脂肪的肥牛和肥羊。这就难怪吃肉往往会造成脂肪，特别是饱和脂肪摄入量超标，继而导致肥胖、心脏或血管疾病、某些癌症等。

　　孕期肉类的推荐摄入量是比较大的，为了避免摄入过多的脂肪，应注意选择低脂肪的肉类。低脂肪肉类主要指精瘦肉、里脊肉、瘦牛肉、瘦羊肉、鸡胸肉、兔子肉等。此外，在烹调肉类的时候，把肉眼可见的脂肪剔除掉，如肥肉、肉皮、鸡皮、鱼子等，也是减少脂肪摄入的有效方法。

常见畜禽肉类主要营养素含量（以100克可食部计）								
名称	水分（克）	能量（千卡）	蛋白质（克）	脂肪（克）	胆固醇（毫克）	维生素A（微克）	铁（毫克）	锌（毫克）
猪肉（肥瘦）	46.8	395	13.2	37.0	80	18	1.6	2.06
猪肉（肥）	8.8	807	2.4	88.6	109	29	1.0	0.69
猪肉（瘦）	71.0	143	20.3	6.2	81	44	3.0	2.99
猪小排	58.1	278	16.7	23.1	146	5	1.4	3.36
猪肝	70.7	129	19.3	3.5	288	4972	22.6	5.78
牛肉（肥瘦）	72.8	125	19.9	4.2	84	7	3.3	4.73
羊肉（肥瘦）	65.7	203	19.0	14.1	92	22	2.3	3.22
鸡翅	65.4	194	17.4	11.8	113	68	1.3	1.12
鸡腿	70.2	181	16.0	13.0	162	44	1.5	1.12
鸭（平均）	63.9	240	15.5	19.7	94	52	2.2	1.33
鹅	61.4	251	17.9	19.9	74	42	3.8	1.36

★ 每天吃鸡蛋宜适量

1.蛋类营养价值极高

蛋类是优质蛋白质、磷脂、B族维生素、维生素A、维生素D、维生素E、维生素K、铁、锌、硒等营养素的重要来源，不仅营养素含量齐全、丰富，而且易于消化吸收，具有极高的营养价值。尤为难得的是，蛋类（主要是蛋黄）中含有较多的磷脂，主要是卵磷脂和脑磷脂，这两种磷脂是胎儿大脑发育所需要的重要物质。蛋黄中还含有少量的DHA和EPA，这两种特殊的多不饱和脂肪酸对胎儿大脑发育亦非常重要。蛋黄还是维生素D的良好来源，维生素D促进钙的吸收和利用，而且在其他食物中含量甚微。总而言之，蛋类是孕期膳食结构中必要的组成部分。推荐准妈妈每天吃1个鸡蛋（大约50克），或重量大致相当的其他蛋类，鸭蛋、鹅蛋、鹌鹑蛋等均可。当膳食结构中鱼类、肉类或奶类不足时，还可以增加蛋类（如每天2个～3个鸡蛋）来弥补。

2.蛋黄营养价值更高

可能很多人并不知道，虽然同在一个蛋壳中，但蛋清和蛋黄几乎是两种完全不同的食物，营养价值亦有很大不同。以鸡蛋为例，鸡蛋清中除了水（占84.4%）之外，主要就是蛋白质（占11.6%），脂类极少（占0.1%），矿物质也较少（占0.8%），其余为碳水化合物（占3.1%）。而鸡蛋黄中水分占51.5%，蛋白质占15.2%，脂类占28.2%，矿物质占1.7%，其余3.4%为碳水化合物。蛋黄还含有叶黄素和玉米黄素等植物化学物质，具有一定的保健作用，这些物质在蛋清中是没有的。可见，整体而言，蛋黄的营养价值要超过蛋清。虽然蛋黄含有不少胆固醇，但瑕不掩瑜，它仍然是不可多得的营养佳品。

3.蛋类虽好，也要适量

当然，任何食物都不是完美的，蛋类也不例外。蛋黄中含较多胆固醇和饱和脂肪酸，胆固醇和饱和脂肪酸对心脑血管系统的害处是众所周知的。为了防止膳食胆固醇过多引起的不良作用，《中国居民膳食指南》建议，每日膳食摄入的胆固醇不宜超过300毫克。这一数字与美国心脏病协会（AHA）和世界卫生组织（WHO）的建议完全相同。

那么，蛋类含多少胆固醇呢？鸡蛋黄每100克含1510毫克胆固醇，一个蛋黄（按18克估算）含272毫克胆固醇。这一数值已经很接近胆固醇摄入限量了。所以，除非是在肉类、鱼类和奶类缺乏的情况下，否则准妈妈不应盲目增加蛋类摄入量。在平衡膳食结构中，没有哪一种食物是多多益善的。

4.鸡蛋宜煮不宜煎

吃鸡蛋的方法有很多，煮鸡蛋、蒸蛋羹、炒鸡蛋、煎鸡蛋、荷包蛋、茶蛋等都可以。鸡蛋还可以和面、做馅、做蛋花汤等。偶尔也有生吃鸡蛋的。这些吃法中煎鸡蛋最不可取，破坏营养，增加脂肪。生吃鸡蛋也不科学，既不卫生，又不利于营养素吸收。煮鸡蛋是较好的吃法，但煮的时间不要太长，最佳状态是蛋清已经凝固而蛋黄半凝固的状态，此时营养吸收最好。一般用专门的煮蛋器很容易做到这一点。

常见蛋类主要营养素含量（以100克可食部计）						
名称	水分（克）	能量（千卡）	蛋白质（克）	脂肪（克）	碳水化合物（克）	胆固醇（毫克）	维生素A（毫克）
鸡蛋（白皮）	75.8	138	12.7	9.0	1.5	585	310
鸡蛋（红皮）	73.8	156	12.8	11.1	1.3	585	194
鸭蛋	70.3	180	12.6	13.0	3.1	565	261
鹌鹑蛋	73.0	160	12.8	11.1	2.1	515	337
鹅蛋	69.3	196	11.1	15.6	2.8	704	192
鸡蛋黄	51.5	328	15.2	28.2	3.4	1510	438
鸭蛋黄	44.9	378	14.5	33.8	4.0	1576	1980
松花蛋	68.4	171	14.2	10.7	4.5	608	215

★ 选择适合自己的奶制品

怀胎十月，营养为先。奶类是热量、优质蛋白质（包括免疫球蛋白）、脂肪、钙、磷、镁、维生素B_2等营养素的重要来源。其中，乳钙是最佳钙源，乳糖可改善肠道菌群、缓解便秘，部分特殊脂肪还可预防乳腺癌、卵巢癌和直肠癌。

1.鲜奶VS孕妇奶粉，哪个更有营养

孕妇奶粉中强化添加了钙、铁、锌、碘、维生素A、维生素D、维生素E、维生素K、维生素C、叶酸等B族维生素、胆碱、牛磺酸、DHA、EPA和膳食纤维等，甚至加入了益生菌成分，可谓营养全面。其含钙量是鲜牛奶的3.5倍左右，更利于补钙。而市售鲜奶大多只强化了维生素A和维生素D，一部分品种添加了钙、铁、锌，但其他微量营养素无论质与量都明显不敌孕妇奶粉。

但孕妇奶粉也有不足之处，比如加工程度复杂、添加剂较多。添加了蔗糖、葡萄糖等精制糖类，易造成热量超标并影响血糖水平。在正常均衡饮食的前提下过量饮用易导致某些营养素过量，影响母子健康。口味不如鲜奶香浓，味道偏甜，并非人人都能接受。

鲜奶虽然营养相对简单，但有特别的优势：最接近原奶，富含包括免疫球蛋白、细胞因子在内的生物活性物质，添加剂少。各种营养成分（如脂肪、维生素B_2）等受破坏程度低。由于不必担心某些营养素（如脂溶性维生素和一些矿物质）摄入过量，饮用量可多于孕妇奶粉，可摄入更多的热量和蛋白质。口味香浓，更易接受。不含精制糖类，对体重和血糖的影响相对较小。

2.孕妇奶粉和鲜奶，适合怎样的准妈妈

（1）有以下情况的准妈妈适合喝孕妇奶粉

妊娠反应明显，因恶心、呕吐、偏食、厌食等问题而造成饮食失调，使得包括热量在内的营养素摄入不足或不均衡。

怀孕前体重较轻，总体营养状况不理想或某些营养素不足或缺乏。

孕期体重增加不足。

因为工作等原因无法保证营养均衡的三餐或体能消耗过大。

（2）有以下情况的准妈妈不适合喝孕妇奶粉

妊娠糖尿病或糖耐量异常，或体重超重，或体重增加过快。

饮食合理、食欲很好的准妈妈不宜大量饮用，最好控制在每日300毫升左右，再搭配适量鲜奶、酸奶等其他奶制品。

（3）有以下情况的准妈妈适合喝鲜奶

饮食全面均衡、种类丰富，营养状况好。

孕前体质好、体重达标，孕期体重增加量正常且已经补充了多种营养素制剂。

不习惯偏甜口味。

存在妊娠糖尿病或糖耐量异常等问题。

★ 每天都应吃些豆制品

大豆是优质蛋白质、磷脂、多不饱和脂肪酸、钙、锌、B族维生素、维生素E、膳食纤维等营养素的重要来源。大豆还含有低聚糖、异黄酮、皂苷、甾醇等具有保健作用的成分。正是因为大豆及其制品具有良好的营养价值和保健作用，它才在世界范围内受到广泛的推荐。

《中国居民膳食指南》建议，每人每天摄入30克～50克大豆或相当量的豆制品。准妈妈每天宜摄入40克～60克大豆或相当量的豆制品。当鱼类、肉类、蛋类或奶类等高蛋白食物摄入不足时，应该增加大豆制品的摄入量，以满足孕期的蛋白质需要。相当于40克大豆的大豆制品有豆腐200克、豆腐干80克、腐竹30克、豆腐脑700克、豆浆800克等。这些食物数量都较大，很难在一餐内吃完（因为还要搭配其他食物）。所以，准妈妈每天吃两次，或者两天吃三次大豆制品，才能达到推荐量。

素鸡、豆汁、豆酱、腐乳等大豆制品亦可选用。黄豆芽虽然也属于大豆制品，但其主要营养成分与大豆相比已经发生很大改变。黄豆芽营养价值属于蔬菜的范畴，是维生素C的良好来源之一。

大豆包括最常见的黄大豆（黄豆），以及不太常见的黑大豆和青大豆，并不包括绿豆、红豆、扁豆、芸豆等杂豆类。杂豆类的营养特点与谷类接近，可以作为粗粮食用。

大豆中含有胰蛋白酶抑制剂、植物红细胞凝集素等有毒物质，必须在彻底加热后才能被消灭。比较容易引起食物中毒的大豆制品是豆浆，豆浆必须经过彻底加热（100℃，8分钟）后方可食用。

常见大豆制品主要营养素含量（以100克可食部计）						
名称	水分（克）	能量（千卡）	蛋白质（克）	脂肪（克）	糖类（克）	膳食纤维（克）	钙（毫克）
黄豆	10.2	359	35.0	16.0	34.2	15.5	191
豆浆	96.4	14	1.8	0.7	1.1	1.1	10
豆腐（均值）	82.8	81	8.1	3.7	4.2	0.4	164
豆腐（北）	80.0	98	12.2	4.8	2	0.5	138
豆腐（南）	87.9	57	6.2	2.5	2.6	0.2	116
豆腐（内酯）	89.2	49	5.0	1.9	3.3	0.4	17
豆腐干（均值）	65.2	140	16.2	3.6	11.5	0.8	308
素鸡	64.3	192	16.5	12.5	4.2	0.9	319
豆腐丝	58.4	201	21.5	10.5	6.2	1.1	204
腐竹	7.9	459	44.6	21.7	22.3	1.0	77
烤麸	68.6	121	20.4	0.3	9.3	0.2	30

★ 烹调用油要多样化

1.烹调用油不要太单一

调查显示，我国大部分家庭不但烹调油用量太大，而且品种过于单一，不是大豆油，就是花生油，要不就是菜籽油。这种做法很不科学，因为不同来源的植物油各种脂肪酸含量不同，任何单一品种的植物油都满足不了人体对各种脂肪酸的均衡需要，必须靠多种植物油搭配食用，才能做到脂肪酸平衡。

因此，《中国居民膳食指南》建议，应经常更换烹调油的种类，食用多种植物油。目前超市里售卖的植物油种类繁多，根据营养特点，它们大致可分为四类：

第一类：大豆油、花生油、菜籽油、玉米油、葵花子油等产量较大的烹调油。它们以含亚油酸（ω-6型多不饱和脂肪酸）为主，亚油酸占50%~70%，油酸和亚麻酸含量较少。

第二类：油茶子油（山茶油）和橄榄油。它们以含油酸（单不饱和脂肪酸）为主，油酸含量为70%~80%，亚油酸和亚麻酸含量很少。

第三类：亚麻子油（亚麻油）和紫苏油。它们以含亚麻酸（ω-3型多不饱和脂肪酸）为主，亚麻酸含量占50%~60%，亚油酸和油酸含量很少。

第四类：不怎么常见的芝麻油、核桃油、南瓜子油、红花油、月见草油等。它们在脂肪酸构成方面并无特殊，多与第一类植物油相仿，但突出特点是维生素、矿物质或植物化学物质含量丰富，营养价值很高。

孕期膳食结构中应包括以上四类烹调油，以实现烹调油多样化。在烹调油多样化的基础上，适当增加橄榄油、油茶子油（山茶油）、亚麻子油（亚麻油）、紫苏油、芝麻油和核桃油的摄入比例。

2.交替使用与混合使用

在日常生活中，烹调油多样化可以通过两种途径实现：一是交替食用各种烹调油，即用完一瓶A种植物油后，换用B种植物油，之后再换为C种植物油，也可以早餐用A种植物油，午餐用B种植物油，晚餐用C种植物油。二是混合食用各种烹调油，即在大瓶（或塑料桶）装的A、B、C种植物油中各取少量（其比例可以根据各种植物油的脂肪酸构成、价格、口感等自行拟订），混合在一个小油壶中，摇匀后烹调使用。

动物油脂如猪肉、奶油等含有较多饱和脂肪和胆固醇，营养价值远不及植物油，所以孕期不要用动物油烹调食物。有人主张"素油（植物油）和荤油（如猪油）搭配食用"，不论其搭配比例是多少，其实都是错误的，都不符合《中国居民膳食指南》的推荐。

市场上有所谓"食用调和油"，是把多种植物油混合在一起制造的。但因为这种调和油目前还没有出台国家标准，因此各厂家的产品质量参差不齐。例如某种产品名为"橄榄调和油"，但橄榄油比例很低，大部分是菜籽油，还有相当比例的棕榈油。所以，我们建议孕期自行"调和"多种高品质的烹调油。

★ 控制食盐的摄入量

1.每天摄入量不要超过6克

食盐是人体所需钠的最主要来源。成年人每天钠的适宜摄入量为2200毫克。但调查表明，中国居民钠摄入量过高，每天平均摄入量在7000毫克～7200毫克。换言之，我们日常饮食中食盐的摄入量都超出需要。过多摄入食盐对血压有害，高盐饮食是高血压病最重要的发病诱因之一。

控制食盐摄入量具有重要的健康意义。为此，《中国居民膳食指南》建议，成年人每天食盐摄入量不超过6克。孕期食盐摄入限量与此相同。对那些血压偏高或患有妊娠高血压疾病的准妈妈，食盐摄入量还要更少一些。

2.控制用盐量的好方法

因为我国大部分地区尤其是北方地区，居民食盐摄入量远不止6克，平均在10克以上。所以，控制食盐摄入说起来容易做起来难。我们推荐家庭烹调时使用专门的盐勺，一盐勺大致是2克食盐。现在很多超市都有售这样的盐勺。

烹调菜肴时不是根据咸淡口味，而是根据每餐的就餐人数决定盐的总使用量。如两口之家晚餐的用盐量大约是4克（平均每人每餐2克盐），也就是2勺盐。这些盐要制作晚餐所有的菜肴，所以要统筹安排，合理使用。用这种方法控制食盐摄入最为可靠。如果仅仅根据咸淡口味来控制食盐，即使每个菜品都比较"淡"（食盐的浓度较低），只要菜品的个数或总量比较多，那么食盐摄入量仍然是比较多的。

控制食盐摄入量的另一个好办法是选用低钠盐，即用一部分氯化钾代替氯化钠的盐。这是中国疾病预防控制中心（CDC）在2009年全国高血压日发出的倡议。

3.用盐量太少也不行

千万不要误认为清淡饮食就是不吃盐，这样对人体健康也没有好处。因为盐进入人体即分离成钠离子和氯离子，氯离子保持细胞及周围水的平衡，这对生命至关重要。钠离子帮助控制血的含量及血压，对于心脏和肌肉的收缩是非常重要的。如果准妈妈体内缺盐，甚至几乎没有盐，准妈妈就会发生肌肉痉挛、恶心、抵抗力降低等情况，腹中的胎宝宝也将深受其害。对准妈妈来说，只要饮食稍淡些，每日食盐不超过6克即可。

食盐（加碘盐）是碘的主要来源。十余年来，中国实行食盐强制加碘的政策，这是因为中国大部分地区都属于缺碘地区。加碘盐的普及使全国绝大部分地区都基本消除了碘缺乏病。准妈妈每天食用五六克加碘盐足以满足碘需要。

★ 喝水要讲究方法

水也是人体中含量最多的成分。对生命生存而言，水比食物更重要。断水比断食对生命的威胁更为严重，如果断食只饮水，人尚可生存数周；但如果断水，则只能生存数日。

1.不要感到口渴再喝水

水对身体健康亦有重要影响。水摄入不足或水丢失过多，可引起体内缺水，亦称"脱水"。缺水将危害胎儿健康。脱水最早出现的症状是口渴，口渴也是人们喝水的主要驱动力。不过，要是非等到口渴再喝水，却已经迟了。因为口渴的感觉一出现，说明身体内已经有一定程度的缺水，而且还有其他因素影响口渴感的正常出现。所以，要主动喝水，不要等口渴再喝。《中国居民膳食指南》明确指出："切莫感到口渴时再喝水。"

2.每天应该喝多少水

这个问题讨论很多，但只有大致的结论。《中国居民膳食指南》建议，普通成年人每天最少饮水1200毫升（6杯）。1200毫升水只是一个最低下限，实际饮水量可以比这个数值多。孕妇就要适当多喝一些水，尤其是在天气比较热、出汗、户外工作、户外活动时间长、运动量大等情况下，更应加大饮水量，每天2000毫升或更多都是可以的。当然，如果孕中期或孕晚期有水肿出现时，就要限制饮水量，每天1000毫升或者更少。严重时，要遵从医嘱。此外，孕妇饮用的牛奶、豆浆等液体食物中的水，也可以算作饮水量。

3.喝水的时间和方法

除每日喝水总量外，喝水的时间和方法也很重要。《中国居民膳食指南》建议："饮水时间应分配在一天中的任何时刻，喝水应该少量多次，每次200毫升左右（1杯）。"少量多次喝水的具体做法是：早晨起床一大杯（200毫升～400毫升，以不影响早餐为前提），晚上睡前1～2小时一杯水（200毫升），其余的水（4～6杯）在一天内尽可能均匀地或适时地饮用。

清晨（晨起）的第一杯水尤为重要。经过数小时的睡眠，未进食也未饮水之后，血液处于比较黏稠的状态，此时喝一大杯水，有助于稀释血液。

4.喝什么水更好

对于这个问题众说纷纭，但大多数说辞只是广告或变相广告而已，不用太当真。实际上，简单的就是最好的。《中国居民膳食指南》明确指出："白开水是最符合人体需要的饮用水""白开水是满足人体健康、最经济实用的首选饮用水。"

当然，好水不止白开水，可以延伸为"白水"，即瓶装或桶装的矿泉水、纯净水、矿物质水等，没有颜色也没有味道。说到底，饮水就是为了安全、方便地补充水分，只要安全、卫生就是好水。至于纯净水、矿泉水、矿物质水之间，以及各种品牌之间的健康差别，没有夸大的必要。消费者可以根据自己的喜好、是否方便和性价比灵活地选择。

现在有很多家庭用净水设备，至少在理论上，它们可以使自来水水质进一步提升，比较可取。有条件的家庭可以使用净水设备。但在购买具体产品时，需要考虑它的实际效果，以及是否会带来新的安全隐患，比如滤芯不能按期更换、藏污纳垢等，当然，性价比也要考量。

有些水产品可能本身水质并不差，但广告宣传过了头，什么"磁化水""六角水""碱性水""还原水""小分子团水""活性水""电解水"等，每种水产品都声称可以带来莫大的健康益处，这就有点儿言过其实了，完全不用当真。

5.不要用饮料代替水

饮料的种类非常多，不同品种的饮料成分不同，即使同一种饮料，不同厂商的产品也有差异。但饮料的基本成分还是比较相似的，主要有水（80%以上）、糖（0～15%）和各种食品添加剂（主要是防腐剂、甜味剂、色素、香料、稳定剂、增稠剂等）。有些还含有很少量的营养成分，如蛋白质、维生素和矿物质等。总体而言，饮料营养价值很低，是典型的高能量低营养食品。孕期应该少喝饮料，尤其不能用饮料代替喝水。

碳酸饮料不但毫无营养价值可言，还含有大量的糖、磷以及多种食品添加剂。1听（335毫升）可乐含有38克白糖、150千卡的能量、30毫克～55毫克咖啡因、30毫克～40毫克磷，还有焦糖色素、防腐剂等。所有这些不但对健康都是毫无益处的，而且还会抑制肠道吸收钙、铁、锌、铜等营养元素。而且咖啡因还容易让人上瘾，欲罢不能，建议准妈妈不要喝。

有些茶饮料是用茶叶提取物或茶多酚加上糖、焦糖色素、香精、磷酸盐等配制而成。

有些饮料如果汁饮料、蔬菜汁饮料和乳饮料等，容易让人误以为它们富有营养，其实它们的营养价值与水果、蔬菜和奶类完全不可同日而语，还常常含有多种食品添加剂。属于此类的还有所谓"植物蛋白饮料"，即豆奶、椰子汁、杏仁露、花生乳等。

有些配方较为特殊的饮料，如运动饮料、功能性饮料等，适合特定的人群饮用，不太适合普通准妈妈饮用。

6.准妈妈应少喝或不喝茶

茶通常被视为健康的饮品，但对准妈妈而言，情况有所不同。一般不提倡准妈妈喝茶。当然，也没有迹象表明，准妈妈每天喝一杯茶会带来危害。但至少在理论上，准妈妈喝茶的确不如不喝。

首先，喝茶不能给准妈妈提供营养素。茶水中必需的营养物质如蛋白质、维生素、矿物质等都微乎其微。茶的好处主要含有茶多酚。茶多酚有很多保健作用，如抗衰老、降血脂、抗动脉硬化、抗癌等，但它并不是母体或胎儿必需的营养物质。

其次，喝茶对准妈妈和胎儿有不利影响。一方面，茶多酚、茶碱等物质会抑制人体对铁和蛋白质的吸收。另一方面，茶叶含有咖啡因，咖啡因对母体和胎儿均有兴奋作用。母亲可能会因长期喝茶已经耐受咖啡因的刺激性，但胎儿对咖啡因的刺激性非常敏感，直接能观察到的反应是胎动增加，人们由此担心咖啡因会危害胎儿的生长发育。因此，准妈妈最好不要喝茶。如果喝茶的话，也要喝淡淡的绿茶，且要在餐后数小时饮用，把上述不良作用降至最低。

7.咖啡应少喝或不喝

咖啡因是咖啡主要的功效成分，它的最大益处是提神，使人精力旺盛。这种提神作用既与大脑兴奋有关，也与心理依赖有关。

与茶相似，准妈妈喝咖啡有可能对胎儿造成不利影响。咖啡因可以通过胎盘，有收缩血管的作用，可使胎盘绒毛膜血流显著减少，影响胎儿发育。据研究，咖啡因可降低胎儿出生体重，且咖啡因摄入量越多，胎儿出生体重减少克数越多。美国食品药物管理局（FDA）曾发表声明，建议已经怀孕或可能怀孕的女性减少咖啡因的摄取。

这是因为：首先，咖啡因在肠道内会干扰钙、铁、锌等矿物质的吸收。其次，咖啡因通过胎盘进入胎儿体内，也会出现胎儿兴奋现象。最后，现在十分流行的速溶咖啡含有植脂末（或称"咖啡伴侣"），植脂末中含有较多反式脂肪酸及较多食品添加剂。

总之，准妈妈应尽量少喝或不喝咖啡。除咖啡和茶外，可可、巧克力、可乐饮料和某些功能饮料中也含有少量的咖啡因。当然，与香烟和酒精不同，咖啡或含咖啡因的饮料（如可乐等）对妊娠的不良作用要轻微得多，每天一杯咖啡或者偶尔来一瓶可乐应该没什么影响。

★ 吃对水果更健康

水果主要提供维生素C、β-胡萝卜素、B族维生素、钾、钙、镁、膳食纤维和植物化学成分，多吃水果对准妈妈和胎宝宝都有好处。但你可知道，准妈妈吃水果是很有讲究的，有些水果可以多吃，有些水果尽量不要吃。虽然没有某种水果是绝对禁忌的，但如果吃得不当也有造成不良反应的可能。

1.不能用水果代替正餐

孕早期，很多准妈妈都会有不同程度的早孕反应，吃不下什么东西，想用水果代替正餐。这种做法是不正确的。水果虽然含有丰富的维生素和矿物质，但是它所含的蛋白质和脂肪却远远不能满足准妈妈子宫、胎盘及乳房发育的需要。长期以水果代替正餐，会导致能量和蛋白质摄入不足，影响胎宝宝的生长发育和准妈妈的身体健康。

2.水果要吃，蔬菜也要吃

尽管水果和蔬菜在营养成分和健康效应方面有很多相似之处，但它们是两种不同的食物，其营养价值有所不同，故《中国居民膳食指南》指出，水果与蔬菜不能替换。孕妇每日膳食中既要有蔬菜，也要有水果，不可偏废。

3.吃水果不可贪多

同等重量或者体积时，水果中糖类含量要低于主食，其能量含量也明显低于主食、肉、蛋、奶和豆制品。所以，多吃水果（通常意味着摄入其他食物减少）尤其是餐前吃水果，有助于减少总能量摄入，从而有利于防止体重增长过快。但是，如果水果摄入量太大，特别是其他食物摄入量并没有明显减少，那么，总能量摄入只增不减，结果会使体重增长过快。

有些准妈妈迷信"多吃水果对孩子皮肤好"，或者其他没有根据的说法，因吃水果太多而导致能量摄入过多的现象并不少见。水果再好也不可一味贪多，以每天200克～400克较为合适。毕竟水果只是膳食结构的一部分，大量食用势必会影响其他食物摄入，破坏膳食平衡。

妊娠期糖代谢异常或是患有妊娠糖尿病的准妈妈水果摄入量应减半，最好等血糖控制平稳后再吃水果。吃水果的时间最好选在两餐之间，这样既不会使血糖太高，又能防止低血糖的发生。

4.水果选择范围要广

吃水果的一个基本原则是多样化，不必拘泥于所谓高营养的水果。有些水果如柑橘、苹果、猕猴桃因其有机酸（比如柠檬酸、苹果酸和酒石酸等）含量较多之故，酸味较重，能刺激人体消化腺分泌，增进食欲，有助于食物消化，保护并促进维生素C、铁等营养素的吸收。

对于体重增长正常、血糖正常的准妈妈来说，吃水果并不存在"最佳"时间和"不宜"时间。空腹吃，餐后吃，餐中途吃，早上吃，中午吃，晚上吃，其实都是可以的。只要胃肠没什么不适，任何时间吃水果都可以。

5.果汁不能代替新鲜水果

值得注意的是各种果汁。果汁往往给人"更有营养"的错觉。市售的果汁产品，在压榨、捣碎和加热消毒过程中使部分维生素（如维生素C）被破坏。过滤则使几乎全部膳食纤维流失。还要添加甜味剂、防腐剂、色素和香料等。因此，即使是纯果汁，其营养价值也与新鲜水果有很大差距。何况市场上大量的果汁类产品并不是纯果汁，只是果汁饮料而已！

果汁是不能代替新鲜水果的。当然，在不方便吃水果时，如旅行途中或者工作中，喝果汁可作为权宜之计。除果汁外，水果罐头、果脯、果干等水果制品也同样不能代替新鲜水果。《中国居民膳食指南》建议，不要用加工的水果制品代替新鲜水果。

6.吃完水果最好漱漱口

准妈妈在吃水果后要记得漱口，因为水果一般都含有发酵类能量物质，对牙齿有较强的腐蚀作用。因此吃完水果后最好漱口，不然残留在口腔中的水果残渣会造成龋齿。

7.有些水果准妈妈最好少吃

山楂可活血、化瘀、通经，对子宫有一定的收缩作用，所以在怀孕早期应该少吃。有流产史或者有流产征兆的准妈妈更应该忌吃，即使是山楂制品也不例外。

从中医角度来说，女性怀孕之后体质一般偏热，阴血往往不足，此时一些热性的水果，比如荔枝、桂圆等应该适量食用，否则容易出现便秘、口舌生疮等上火症状。尤其是有先兆性流产的准妈妈更要谨慎，因为热性水果容易引起胎动不安。

适量吃西瓜可以利尿，但吃太多容易造成脱水等症状，特别是胎动不安和胎漏下血（有早产症状者）的准妈妈更要忌吃。

过量食用柑橘容易引起燥热、上火，发生口腔炎、牙周炎、咽喉炎等。准妈妈每天吃柑橘不宜超过3个，总重量应该控制在250克以内。

柿子有涩味，吃多了会感到口涩舌麻，收敛作用很强，容易引起大便干燥。遇酸则容易凝集成块，与蛋白质结合后产生沉淀。因此，吃柿子应该适可而止，最好一次只吃1个，不可以多吃。

猕猴桃性寒，所以脾胃虚寒的准妈妈要慎食，经常性腹泻和尿频的准妈妈也不宜吃。饭后1～3小时吃较为合适，不宜空腹吃。有先兆性流产现象的准妈妈千万别吃猕猴桃。

常见水果主要营养素含量（以100克可食部计）

名称	水分（克）	蛋白质（克）	糖类（克）	膳食纤维（克）	维生素（毫克）	β–胡萝卜素（微克）	钾（毫克）
柑橘（平均）	86.9	0.7	11.9	0.4	28	890	154
苹果（平均）	85.5	0.2	13.5	1.2	4	20	119
梨（平均）	85.5	0.4	13.3	3.1	6	33	92
桃（平均）	86.4	0.9	12.2	1.3	7	20	166
杏	89.4	0.9	9.1	1.3	4	450	226
枣（鲜）	67.4	1.1	30.5	1.9	243	240	375
樱桃	88.0	1.1	10.2	0.3	10	210	232
葡萄（平均）	88.7	0.5	10.3	0.4	25	50	104
草莓	91.3	1.0	7.1	1.1	47	30	131
猕猴桃	83.3	0.8	14.5	2.6	67	130	144
香蕉	75.8	1.4	22.0	1.2	8	60	256
杧果	90.6	0.6	8.3	1.3	23	897	138
西瓜（平均）	93.3	0.6	5.8	0.3	6	450	87
香瓜	92.9	0.4	6.2	0.4	15	30	139

★ 坚果类食物不可少

坚果种类较多，大致可分成两类：一类是高脂肪、高蛋白、很少碳水化合物的坚果，如花生、西瓜子、葵花子、南瓜子、腰果、松子、杏仁、核桃、开心果、松仁、榛子等。另一类是高碳水化合物、低蛋白、很少脂肪的坚果，如板栗、莲子、白果等。

坚果风味独特，深受人们的喜爱，是最常见的零食之一。坚果的营养价值较高，含丰富的蛋白质、维生素E、B族维生素、叶酸、钾、镁、锌、铜和膳食纤维。对准妈妈而言，坚果也是值得推荐的零食。

　　然而，坚果也绝非多多益善，因为多数坚果含有大量脂肪。比如，100克炒花生仁含有44.4克脂肪，相当于45克花生油或豆油。葵花子、杏仁、榛子、西瓜子、南瓜子、松子、核桃、腰果等坚果中的脂肪含量与花生相比，也有过之而无不及。其中，葵花子含50%的脂肪，核桃含60%的脂肪，松子则含70%的脂肪。过多摄入高脂肪的坚果易致肥胖。

　　因此，《中国居民膳食指南》建议，每周吃50克坚果是适宜的。50克坚果（以可食部计）相当于大小适中花生仁66粒，或大杏仁37粒，或开心果76粒，或葵花子5把，或西瓜子5把（成年女性手掌）。

　　孕期坚果食用量可适当增加，如每天10克～20克（每周75克～150克）。不过，此时要减少同等重量的大豆（或与之相当的大豆制品）。尤其是那些孕前即肥胖或者体重增长过快的准妈妈，更应如此。

常见坚果主要营养素含量（以100克可食部计）

名称	水分	蛋白质（克）	脂肪（克）	糖类（克）	膳食纤维（克）	维生素E（毫克）	维生素B₁（毫克）	锌（毫克）
花生仁（炒）	1.8	23.9	44.4	25.1	4.3	14.97	0.12	2.82
西瓜子（炒）	4.3	32.7	44.8	14.2	4.5	1.23	0.04	6.76
葵花子（炒）	2.0	22.6	52.8	17.3	4.8	26.46	0.43	5.91
核桃（干）	5.2	14.9	58.8	19.1	9.5	43.21	0.15	2.17
腰果	2.4	17.3	36.7	41.6	3.6	3.17	0.27	4.3
松子（炒）	3.6	14.1	58.6	21.4	12.4	25.20	—	5.49
杏仁（大）	6.2	19.9	42.9	27.8	18.5	—	0.02	4.06
板栗（鲜）	46.6	4.8	1.5	46.0	1.2	4.56	0.14	0.57
莲子（干）	9.5	17.2	2.0	67.2	3.0	2.71	0.16	2.78

★ 准妈妈挑食要不得

有些准妈妈在孕前就有偏食的习惯，怀孕后变本加厉，往往只吃自己喜欢的食物，认为只要多吃就有营养。殊不知，偏食往往导致营养摄入单调，体内长期缺乏某些营养素，会造成营养不良，使妊娠并发症发生率增高，如贫血或骨质软化症等，也会影响胎宝宝正常的生长发育。

1.主食不能不吃

一些准妈妈在孕前就为了保持体形而很少摄入主食，认为主食是体形发胖的主要原因。大米、面粉等主食是人体热能的主要来源，放弃或减少主食将使母体严重缺乏能量而使胎宝宝发育缓慢。而且，怀孕后准妈妈对热能的需要大大增加，如果热量摄入不足，为了满足胎宝宝的需要，就会动员体内的脂肪大量氧化释放热量，而把节约下来的葡萄糖优先供给胎宝宝，这个过程会产生过多的酮体，酮体能够进入胎宝宝体内，影响胎宝宝的大脑和智力发育。

2.动物性食物要限量

有些准妈妈为了保障宝宝的营养而拼命摄入大量的动物性食物，每天每餐都有超量的鸡鸭鱼肉，同时炒菜用很多油脂，大大超过身体的需要而转化为脂肪积存于体内，结果自己体重猛长，宝宝却营养不良。

3.完全吃素危害多

有些准妈妈日日与蔬菜、水果为伴，不吃其他食物。这些素食虽然含有丰富的维生素及矿物质，但蛋白质与脂肪的含量较低，热能摄入量严重不足，使得胎宝宝生长缓慢。而且，素食中普遍缺少一种被称为牛磺酸的营养成分，牛磺酸对儿童的智力发育有着至关重要的影响。因此吃素的准妈妈应该注意饮食搭配合理，多食用含有蛋白质、脂肪的食物，如奶类、蛋类、豆类、坚果、海藻等。

4.坚果类食物要适量

有些准妈妈每天吃大量的坚果类食物，希望补充必需脂肪酸和优质蛋白质，有助于胎宝宝大脑的发育。甚至说核桃的形状像大脑，多吃些能够补脑。其实，孕期对必需脂肪酸的需要只比正常人略高，而普通的烹调用植物油就能满足这一需要。坚果类食物含有极高的热能和较多的脂肪，摄入过多将影响其他营养素的吸收。

● 孕早期特色食谱

★ 富含叶酸的营养食谱

软炸鸭肝

原料：鸭肝250克，鸡蛋清2个，面包渣100克
调料：植物油、盐、水淀粉各适量

做法：

1.将腰子剔去筋膜，横切数刀、竖切数刀成花状，再切成3厘米长、1.5厘米宽的条，洗净。

2.鱼肉洗净，如前切成花状，分别放在碗内，加入蛋清、盐、菱粉，拌和上浆待用。

3.锅中放油少许，烧至八成热。

4.放姜、葱炒出香味，再放菜花快炒。

5.放盐少许，待菜花八成熟时放入鸡汤烧开，再放入鱼、腰花，用勺划开。

6.烧开后撇去浮沫，倒入汤碗中即可。

特点：

此道菜清淡可口，营养丰富。特别是腰子中含有较丰富的叶酸和锌，孕早期可经常食用。

什锦蛋羹

原料：鸡蛋2个，莴笋叶末50克，海米5克
调料：盐、西红柿酱（或鲜西红柿丁）、淀粉各适量，香油少许

做法：

1.鸡蛋打碎加盐，加上多半杯凉开水搅匀，蒸8分钟左右。

2.炒锅上火，加油少许烧热，锅内放一杯清水，水开后放海米、莴笋叶末、盐、番茄酱或西红柿丁，再勾芡成什锦汁。

3.将什锦汁倒在蛋羹上即可。

特点：

此菜做法简单，色彩鲜艳，味道鲜美，营养丰富。鸡蛋和绿色蔬菜的叶酸含量均较丰富。

三花汤

原料： 腰子100克，净鱼片100克，菜花200克，鸡蛋1个
调料： 盐、姜、葱、鸡汤、菱粉各适量

做法：

　　1.将鸭肝洗净，切成薄片，放在碗里，加盐腌渍15分钟。

　　2.蛋清打碎成蛋糊，将鸭肝一片片地挂匀蛋糊，底部沾上一层面包渣。

　　3.炒锅上火，放油烧至六七成熟。

　　4.将挂糊沾面包渣的鸭肝下入油锅（面包渣一面朝下），用小火炸3分钟。

　　5.炸至底部发黄变脆、上部嫩熟乳白时捞出沥油，放在盘内即可。

特点：

　　此菜香脆软嫩，清鲜不腻，也可将鸭肝换成其他动物肝脏调剂食用。

炒木须肉

原料： 猪肉250克，鸡蛋2个，木耳25克，黄花菜25克，油菜150克
调料： 酱油、白糖、葱花、盐各适量，淀粉10克

做法：

　　1.将猪肉切成细丝，用淀粉、酱油拌匀，锅上火，放油少许烧热，放入肉丝炒熟，出锅备用。

　　2.热油锅内鸡蛋加盐炒熟，出锅备用。

　　3.将发好的木耳和黄花菜切小块，用热油锅炒片刻后，加酱油、白糖、油菜和炒好的肉、蛋共同煸炒，最后加葱花，勾薄芡，搅匀即可出锅。

特点：

　　这是道家常菜，做法简单，但有肉、有蔬菜。特别是木耳含铁丰富，鸡蛋和绿叶蔬菜含叶酸丰富。

★ 增进食欲的开胃美食

怀孕初期最难过的就是早孕反应，消化系统总是不舒服，不想吃东西。有时胃里翻江倒海，吃进去的东西都被吐了出来……这一阶段不少准妈妈体重不仅没增长，反而减轻了。以下几款酸甜适口、操作简单的佳肴既能让你躲开油烟的侵扰，又能让你享受清新爽口的开胃美食！

西红柿牛腩

原料：牛腩300克，土豆200克，西红柿200克，洋葱50克
调料：花生油10克，精盐5克，白砂糖5克，姜10克，葱10克，八角3克，桂皮3克，香叶3克

做法：

1.牛腩洗净后切成3厘米左右的块。

2.将牛腩块放入热水锅中，烧沸后去除浮沫，再用清水洗净。

3.牛腩块放入砂锅，加葱、姜、八角、桂皮、香叶，待大火烧开后再用小火慢炖。

4.土豆削皮后切块，洋葱切片，西红柿切成小块。

5.向炒锅中倒入油，烧至六七成热，放入西红柿块不断煸炒，直至熟烂呈西红柿酱状。

6.牛腩块慢炖1.5小时左右，然后放入煸好的西红柿块，加入土豆块、洋葱片、盐、白糖，中火烧至牛肉软烂入味。

特点：

西红柿富含维生素C、维生素A和烟酸，其特有的番茄红素是强抗氧化剂，可以减少自由基对机体的损害、提高免疫力。牛肉蛋白质含量丰富，脂肪含量较低，能够提供丰富的钙、铁、锌等微量元素。色泽鲜艳、味道酸甜的西红柿汤汁搭配美味可口的牛腩肉不仅能为准妈妈提供丰富的营养，还可以有效促进准妈妈的食欲。

凉拌菠菜

原料：嫩菠菜250克，花生仁50克

调料：香油10克，姜5克，醋5克，盐3克，白砂糖3克

做法：

1.将菠菜择洗干净，放入滚水中氽烫。捞出后用清水过一遍，沥干水分。

2.姜切末，花生仁用小火炒熟。

3.将菠菜放入盘中，倒上姜末，调入、白砂糖、醋、香油，撒上花生仁，拌匀即可。

特点：

菠菜中的蛋白质含量较高，200克菠菜中的蛋白质含量与1个鸡蛋相等。菠菜中还含有丰富的叶酸、花生蛋白质、不饱和脂肪酸、维生素E、烟酸等准妈妈必需的营养物质，并因此被誉为"长生果"。

鱼香小滑肉

原料：瘦猪肉200克，青笋100克，水发木耳50克，泡辣椒末40克

调料：酱油10克，白糖10克，醋10克，盐3克，料酒15克，味精1克，姜末10克，葱花15克，蒜末10克，水淀粉50克，清汤、清油各适量

做法：

1.将瘦猪肉切成大小厚薄均匀的薄片，装碗用料酒、盐腌至入味，用水淀粉拌匀（要掌握好水量，做到不干不稀）。

2.碗内倒入酱油、白糖、醋、味精、清汤、水淀粉，调成鱼香汁。

3.将青笋去皮，切成薄片；水发木耳择洗干净，也切成大小相当的片。

4.锅内油烧到六成热，放肉片炒散，下泡辣椒末炒出红色，下姜末、蒜末、葱花炒香，放青笋片、木耳片炒匀，烹入鱼香汁翻炒，起锅装盘即成。炒的过程中要掌握好火候，翻炒要快，烹汁后起锅也要快，才能做到肉质松软、嫩滑。

特点：

成菜色泽红亮、肉片细嫩，味甜酸辣，营养丰富。此菜属民间的一种"小锅小炒"。

出水芙蓉

原料：黄瓜1根，西红柿2个
调料：白糖、水淀粉、桂花等各适量

做法：

1.将黄瓜洗净，切下蒂部，再纵向剖开，切成扁形(20片左右)，余下的黄瓜去皮，切成长条在盘内沿码成花边。

2.将西红柿洗净，挖去蒂部，一个切成8瓣码在盘中，围成一圈。另一个西红柿从顶部交叉切3刀，不要切断，分成6瓣，呈荷花形，放在盘中间。将切的黄瓜蒂切面朝上，镶在荷衣的中间，做成花中的小莲蓬。

3.将少量白糖放入锅内加水，加桂花少许，待煮开后，用水淀粉勾成薄芡，凉凉后将汁浇在小莲蓬周围做花心，即能食用。

特点：

此菜是凉菜，形态美观，色泽鲜艳，酸甜爽口，清淡不腻，含有多种维生素。孕妇出现早孕反应时食用较好。此菜味道酸甜、嫩滑可口。酸味能增加胃液分泌，且助消化，增加食欲，孕早期孕妇经常调剂食用可补充各种营养。

红枣烧兔肉

原料：鲜兔肉200克，胡萝卜50克
调料：红枣10克，生姜5克，清汤300克，盐8克，味精3克，绍酒5克，胡椒粉少许

做法：

1.将兔肉斩成小块，胡萝卜去皮切块，红枣泡洗干净，生姜去皮切片。

2.烧锅加水，待水开时，投入兔肉块、胡萝卜块，用中火煮去血水及腥味，倒出洗净。

3.将兔肉块、胡萝卜块、红枣、生姜片投入炖盅，放入味精、胡椒粉、绍酒，注入清汤、加上盖，隔水炖约2小时即可食用。

特点：

此菜含多种维生素及人体所需的微量元素和胡萝卜素。对初孕妇女烦躁不安、胸部胀痛有较好的疗效。

珍珠三鲜

原料：生鸡脯肉50克，鸡蛋清1个，豌豆25克，西红柿50克，牛奶25克

调料：盐、鸡油、淀粉、肉汤等各适量

做法：

1.将鸡蛋清、淀粉、牛奶调成白汁，鸡肉剁成泥，与白汁混合在一起调匀成鸡肉细泥，放在碗里待用。

2.将西红柿洗净，去皮去子，切成小丁。

3.在锅里放肉汤煮开，放豌豆煮熟，再加入西红柿丁，等汤再开时，锅离开火，用一支筷子把鸡肉细泥从碗边一点一点地撇进锅里，撇出的鸡泥疙瘩同豌豆大小。

4.等把鸡泥都撇完之后，再放锅上火烧开，放入食盐、鸡油煮开即可。

特点：

此菜细嫩色美，味香清淡，维生素含量丰富。此菜软嫩香醇，味美不腻。鸡肉营养丰富，含有多种营养素，尤其是蛋白质含量很高。

什锦粥

原料：鸡腿肉100克，火腿20克，胡萝卜20克，香菇5克，黄瓜10克，米饭200克

调料：葱花、盐各适量

做法：

1.将香菇用温水泡开，洗净去蒂，对切成两块。鸡肥肉洗净、切成小块，火腿切成小片，胡萝卜洗净切成小片，黄瓜洗净切成小片。

2.锅内放水烧开，放入鸡肉、火腿片、香菇块、胡萝卜片煮熟成汤。

3.将米饭加入汤内，用勺子将饭粒搅拌开，煮开后加入黄瓜片、葱花和盐，即可食用。

特点：

此粥色泽鲜艳，口味清淡，风味独特，操作简单，营养丰富，含有蛋白质、脂肪、碳水化合物、无机盐、维生素等营养素，主副食俱全。

糖醋排骨

原料：猪排骨400克，鸡蛋黄2个
调料：盐、淀粉、白砂糖、酱油、醋、葱段、姜片各适量

做法：

1.将排骨洗净，去皮膘，切成条块放入容器中，加盐、酱油拌匀腌渍5分钟。

2.排骨腌好后，放入蛋黄、干淀粉，加水少许，拌至每块排骨上均匀地粘牢厚糊。

3.炒锅上火，放油烧至八成热，将粘上厚糊的排骨散放下锅，用漏勺翻炸至排骨浮起，熟后捞出。

4.将锅里的油再烧至八成热，再把捞出的排骨放入，用漏勺翻炸至金黄色，外表松脆，捞出待用。

5.炒锅底留油上火，放葱段、姜片煸锅，放水、酱油、盐、醋、白砂糖烧开，水淀粉调成半厚芡，加入八成热的热油，用手勺推拌均匀，即放入炸好的排骨稍拌，让汁包裹上排骨，再放入少量熟油，推拌至排骨色泽光亮即可装盘食用。

特点：

此菜色泽油亮，酸甜可口。操作时要掌握好火候，不要炸过火，糖不要太多。孕妇不宜多吃糖，但孕早期孕妇有呕吐症状，食用酸甜食品可防治呕吐，增进食欲，可适量调剂食用。

姜醋焖蚶

原料：花蛤300克
调料：生姜10克，葱10克，花生油10克，盐5克，白砂糖1克，胡椒粉少许，水淀粉、清汤各适量，麻油1克，红醋2克

做法：

1.将花蛤杀洗干净，生姜去皮、切条，葱洗净、切段。

2.待油热时，下入姜条、花蛤，用旺火爆炒片刻，注入清汤，用中火焖。

3.待焖至花蛤出味时，调入盐、白砂糖、胡椒粉、红醋、葱段，加盖再焖1分钟，然后用水淀粉勾芡，淋入麻油即成。

特点：

花蛤含丰富的蛋白质，清淡开胃，营养丰富，可增进食欲，对强烈的妊娠反应有较好的抑制作用。

● 孕中期营养要点

孕中期，胎儿生长比较迅速，需要更多的营养物质才能保障其正常生长。与此同时，母体的子宫、胎盘、乳房等也逐渐增大。早孕反应导致的营养摄入不足也要在孕中期弥补，所以孕妇必须增加营养物质摄入，使体重有较快增长。在保证体重正常增长的前提下，孕中期应格外重视下列几种重要营养素的摄取。

★ 适当增加能量的摄入

孕中期，每日对能量的需求比孕前增加5%～10%，约增加200千卡，即一天需要摄入2300千卡能量。

影响能量需要的因素很多，如孕前体重、孕期体重增加的情况和准妈妈的活动量等。一般可根据准妈妈体重的增长来评价和判断能量的摄入是否适宜，孕中、晚期每周增重应不少于0.3千克，不多于0.5千克。

碳水化合物、脂类和蛋白质经体内代谢可释放能量，统称为"三大产能营养素"。其中，碳水化合物是人体最重要的能量来源，人体所需的能量50%是由食物中的碳水化合物提供的。粮谷类食物是碳水化合物的主要来源，中国营养学会建议孕中期每日应摄入350克～450克粮谷类食物。

脂类是人类膳食能量最经济的来源，1克脂肪在体内分解成二氧化碳和水并产生9千卡能量，比1克蛋白质或1克碳水化合物高1倍多。《中国居民膳食营养素参考摄入量》推荐准妈妈膳食脂肪供能比为20%～30%，即一天需要从脂类食物中摄入460千卡～690千卡能量（合51克～76克脂肪）。

在一般情况下，人体主要依靠碳水化合物和脂肪供应能量，但如果这两者供能不足，如长期不能进食或消耗量太大时，体内的糖原和储存脂肪已大量消耗之后，将依靠组织蛋白质分解产生氨基酸来获得能量，以维持必要的生理功能。

★ 保证优质蛋白质的摄入

怀孕期间，胎宝宝、胎盘、羊水、血容量的增加及准妈妈子宫、乳房等组织的生长发育约需925克蛋白质，其中胎宝宝体内约440克，胎盘100克，羊水3克，子宫166克，乳腺81克，血液135克。胎宝宝早期肝脏尚未发育成熟，缺乏合成氨基酸的酶，所有的氨基酸都是必需氨基酸，需要由母体提供。

孕中期要注意摄入足量的蛋白质，特别是优质蛋白质。《中国居民膳食营养素参考摄入量》建议，孕中期准妈妈每日应摄入15克蛋白质。绝大多数孕妇膳食蛋白质的摄入量应达到80克以上。

鱼、禽类、畜肉、蛋类、奶类、海鲜、内脏等动物性食物以及大豆制品含较多的蛋白质，谷类（主食）中的蛋白质也不少，而蔬菜和水果中的蛋白质通常很少。动物性食物以及大豆制品是优质蛋白质的良好来源。另外，坚果类如花生、瓜子、核桃、腰果、杏仁等也还有较多蛋白质。

因此，孕中期膳食结构中要增加动物性食物以及大豆制品的摄入量。其中，奶类每天至少250克（或毫升），鸡蛋每天1个，肉类（包括禽类、畜肉、鱼和海鲜等）每天150克，大豆每天40克（相当于豆腐200克、豆腐干80克、腐竹30克、豆浆800克、豆腐脑700克）。

★ 要特别注意补铁

铁是人体需要量最大的微量元素。孕中期和孕晚期，铁的需要量大增，孕中期每天应摄入25毫克，孕晚期每天应摄入35毫克，孕早期每天摄入15毫克铁即可。孕中期和孕晚期对铁的需要量较大，而与此同时，大多数日常饮食铁含量不高，吸收率也低，所以，铁缺乏导致的缺铁性贫血是孕妇最常见的营养缺乏病之一。中国孕妇贫血率为30%左右，平均每3个孕妇中至少有1个患有贫血。

孕妇血液中的铁同时被母体骨髓和胎儿利用，两者之间是互相竞争关系。在竞争中，胎儿占有优势。铁一旦通过胎盘由母体运至胎儿，就不可能逆转回母体血液中。而母体骨髓中的铁却没那么"自私"，如有必要，还可以回到血液中供母体及胎儿双方利用。所以，孕妇膳食轻度缺铁时，首先危及母体而不是胎儿。如果孕妇膳食缺铁严重，胎儿发育亦会受累。

饮食补铁是防治缺铁性贫血的有效方法。防治孕期缺铁性贫血首先要多选择富含铁的食物。含铁丰富的动物性食物有猪肝、猪血、瘦肉、牛肉、羊肉、鱼类等；含铁丰富的蔬菜有菠菜、芹菜、小白菜、鲜豆角、荠菜、芋头、豆芽、紫菜、海带、蘑菇、黑木耳等；含铁丰富的水果有大枣、葡萄、山楂、杏、桃等。蔬菜、水果还含有促进铁吸收的维生素C。粗粮和豆类的含铁量也较高。

　　不过，仅仅关注食物铁含量是远远不够的，食物中铁的吸收率更为关键。不同食物中铁的吸收率有很大差别。肉类（如瘦猪肉、牛羊肉等）、动物血液（如血豆腐等）和动物肝脏（如猪肝、羊肝等）铁吸收率最高，为20%～25%；鱼类铁吸收率尚可，为11%；其他类别的食物铁吸收率就较低了，蛋类（蛋黄）为3%，谷类和蔬菜中铁的吸收率一般低于5%，如大米仅为1%，菠菜仅为1.3%，豆类铁吸收率多在7%以下。奶类不仅铁含量低，而且铁的吸收率也不高，为10%。

　　由此可见，要保证铁的有效供给，肉类、动物血液、动物肝脏和鱼类是最佳的选择。这些食物含铁多，吸收率高，而且很少被其他膳食因素干扰，是铁的良好来源。尤为难得的是，肉类和鱼类与蔬菜和谷类搭配食用时，还可以提高这些食物中铁的吸收率。因此，孕妇膳食结构中保有一定数量的肉类和鱼类是非常重要的，它们对防治缺铁性贫血的作用几乎是无可替代的。素食者更容易出现较为严重的贫血现象，要积极尽早补充铁剂。

　　除了摄入富含铁的食物外，选择添加了铁的强化食品（如加铁酱油、加铁牛奶或奶粉、强化面粉等），也是防治孕期缺铁性贫血的重要手段。此外，大部分复合型营养补充剂中也含有铁。

　　孕中期起还可以通过补铁剂来改善准妈妈的贫血症状，常见的补铁剂有硫酸亚铁（剂量为150毫克/日）、富马酸亚铁（剂量为100毫克/日）等。

　　鉴于准妈妈贫血发生率较高，中国营养学会将孕妇铁的推荐摄入量定为正常成年人的1.25（孕中期）～1.75（孕晚期）倍。不要在饭后喝茶，更不要喝浓茶，因为茶叶中的鞣酸可妨碍铁的吸收。

★ 继续补充钙和维生素D

　　钙是人体内含量最大的矿物质。成年人体内钙总量约为1.2千克，占体重的2%。钙是构成人体骨骼和牙齿的主要成分之一，人体内绝大部分（超过99%）钙都在骨骼和牙齿中。

　　孕期对钙的需要量大增，显然是与胎儿骨骼发育直接有关的。在孕早期，因为胎儿的骨骼发育尚未开始，准妈妈需要钙的量与孕前相比，并没有增加，大致是每天800毫克。进入孕中期后，胎儿骨骼系统快速发育，钙的适宜摄入量增加至每天1000毫克，孕晚期则为1200毫克，与未孕时相比增加了50%。

　　孕中期和孕晚期对钙的需要量增加，主要是为了满足胎儿的骨骼发育。然而，如果此时准妈妈膳食中钙供应不足，首先受害的却不是胎儿，而是准妈妈自己。胎盘对钙的转运是主动式的，它像吸盘一样"吸"走准妈妈身体里的钙。当膳食缺钙时，准妈妈骨骼中"储存"的钙将被胎儿优先使用。这种"牺牲"准妈妈"保护"胎儿的现象，在孕期营养中十分普遍。有研究表明，孕期摄入钙较少的女性，骨密度降至同龄未孕女性的85%。因此，孕期摄入充足的钙，与其说是为了胎儿的正常发育，不如说是对准妈妈健康更重要。孕期钙摄入不足，不但会影响产后恢复，还是导致女性骨量减少、体质下降的重要原因之一。当然，在缺钙更为严重时，胎儿的发育也会受影响。

　　奶类是钙的最好食物来源，不仅钙的含量高，而且吸收率也较其他食物高。所以，准妈妈膳食结构中一定要有奶类。一般的液态奶，其钙的含量大致是100毫克/100毫升（或克），或可简单地记为1毫升（或1克）液态奶含有1毫克钙。如果准妈妈每天喝奶300毫升（300克）或相当的其他奶制品，即可摄入300毫克的钙，这一数值约占准妈妈每天钙适宜摄入量的30%（孕中期）和25%（孕晚期）。如果准妈妈每天喝奶500毫升（500克），则可摄入500毫克的钙，这一数值占准妈妈每天钙适宜摄入量的40%（孕晚期）～50%（孕中期）。

　　我们希望准妈妈能通过奶类摄入较多的钙，主张准妈妈特别是孕中期和孕晚期的准妈妈，每天至少喝奶300毫升，最好喝奶500毫升。如果准妈妈根本不喝奶的话，那么她的钙需要很难通过其他食物得以全部满足。

　　除奶类外，大豆和大豆食品如豆腐、豆腐干、豆腐皮、素鸡、豆腐花等含钙量也比较高，是膳食钙的较好来源。豆浆中的钙含量仅为牛奶的1/20，这也是豆浆无法代替牛奶的主要原因。因此，一般建议准妈妈每天摄入相当于40克大豆的豆制品，且选择含量较高的品种，如豆腐（200克）、豆腐干（80克）、腐竹（30克）、豆腐脑（700克）等。这些大豆制品可提供200毫克～300毫克的钙。如果准妈妈膳食中奶类摄入量不足的话，应增加大豆制品的摄入量，以补充钙。

　　除奶制品和大豆制品外，虾皮、芝麻酱、紫菜、某些蔬菜等也还有较多的钙，亦可作为孕期膳食钙的来源。不过，需要指出的是，奶类和大豆制品是膳食钙的主要提供者，其他食物很难替代。如果准妈妈膳食结构中奶类和大豆制品摄入量都不足的话，其他食物是很难满足每日钙需要的。此时，服用钙补充剂（如碳酸钙片剂）每天补充600毫克钙是非常必要的，而且不必担心补钙过量造成副作用。

常见食物钙含量（以100克可食部计）					
食物名称	含钙量（毫克）	食物名称	含钙量（毫克）	食物名称	含钙量（毫克）
芝麻酱	1170	虾皮	991	奶酪（干酪）	799
全脂牛奶粉	676	素鸡	319	豆腐干	308
紫菜（干）	264	甜炼乳	242	海带（水浸）	241
海蟹	208	豆腐丝	204	黄豆	191
苋菜（红）	178	豆腐（平均）	164	豆腐卷	156
芸豆（虎皮）	156	海虾	146	豆腐（北）	138
扁豆	137	酸奶	118	豆腐皮	116
豆腐（南）	116	油菜	108	牛奶	104
豆浆粉	101	空心菜	99	豌豆	97
香菇（干）	83	鲜羊奶	82	绿豆	81
芹菜茎	80	腐竹	77	红小豆	74

对于钙而言，还有一点是非常重要的，那就是维生素D。维生素D能提高食物中钙的吸收率，并促进钙在体内的利用和代谢。实际上，维生素D是调节钙代谢的关键所在。在维生素D缺乏的情况下，膳食摄入的钙将不会被好好地吸收、正确地利用。

维生素D主要来源于自身皮肤的合成。皮肤在阳光中紫外线的照射下，以7-脱氢胆固醇为原料，自动合成维生素D。所以，对准妈妈而言，多晒太阳或多进行户外活动是非常必要的。绝大多数食物中维生素D含量都很少，不能满足人体需要。只有鱼肝油中含有大量的维生素D，常被加工成营养补充剂应用，每日补充400IU维生素D。

★ 维生素C帮助铁吸收

维生素C是人体需要最多的维生素，孕中期每天应摄入130毫克维生素C。维生素C促进铁吸收的作用对孕妇尤其重要。人体肠道只能吸收二价铁（Fe^{2+}），而维生素C可以促使三价铁（Fe^{3+}）还原为二价铁而利于吸收。研究表明，在膳食中添加维生素C可使铁的吸收率提高5~10倍。临床实践表明，轻度到中度的缺铁性贫血仅靠口服维生素C即可治愈。

一般而言，蔬菜中维生素含量一般比水果更高一些，但蔬菜通常需加热烹调后食用，有相当一部分维生素C会被破坏。而水果一般都是生吃，无须加热，所含维生素C不会被破坏。两者各有所长，都是孕妇膳食结构中重要的组成部分。一般建议，孕妇每天应摄入蔬菜500克（其中绿叶菜300克）、水果200克。

在吃蔬菜和水果较少的情况下，或者出现缺铁性贫血时，在医生指导下额外服用维生素C制剂是比较可取的做法。

怀孕第3~6个月和第7~9个月是胎宝宝大脑增长发育特别快的时期，在这期间准妈妈的营养摄入非常重要。第二阶段是神经细胞的树突增加和形成突触的时期，对人的智力来说，要远比神经细胞数目的增加更为重要。

★ 为大脑发育提供营养

大脑在胎宝宝3个月时开始迅速发育，妊娠3~6个月是大脑细胞迅速增殖的第一阶段，这时脑细胞的体积和神经纤维的增长会使脑的重量不断增加；第二阶段是妊娠7~9个月，在这3个月中，主要是神经系统细胞的增殖及树突分支的增加，使已经建立起来的神经细胞发展成神经细胞与细胞之间的突触接合，以便传导神经细胞中的兴奋冲动。神经细胞的增殖与神经细胞树突分支的增加这两个发展阶段是重叠的，许多细胞一直生长到胎宝宝出生后1岁半~2岁才停止。

1. DHA：大脑发育的黄金营养素

胎儿大脑含60%脂肪，其中20%是 ω −3脂肪酸（主要是DHA和EPA），也就是说，DHA和EPA是构成胎儿脑组织的重要成分之一。在孕中期和孕晚期，胎儿脑细胞的分裂增殖速度是非常快的，每分钟达25万个。因此，DHA对胎儿的智能发育至关重要。

研究表明，孕期和哺乳期摄入充足的DHA对宝宝精神、视力和免疫系统发育以及长期的认知能力都有作用。还有研究表明，DHA可以减少产后抑郁的发生率。因此，孕中期开始即应注意摄入DHA。

根据世界卫生组织（WHO）和联合国粮农组织（FAO）联合脂肪专家委员会2008年提出的建议，孕妇每天DHA和EPA的摄入量为300毫克，其中DHA至少200毫克。一份来自中国疾病预防控制中心的调查显示，目前中国成年人的DHA和EPA的平均摄入量每天只有37.6毫克，远低于上述推荐量。

鱼类、海鲜、蛋黄、海藻等食物中含有DHA，其他食物几乎不含DHA。因此，孕中期膳食要有一定量的鱼类、海鲜、蛋黄和海藻等。一般建议，孕中期每天摄入100克鱼类和海鲜、1个蛋黄（1个鸡蛋）和适量的海藻类（如海带、紫菜、裙带菜等）。

在身体内，DHA还可以由亚麻酸经过复杂的代谢过程转化而来。亚麻酸也是一种 ω −3型多不饱和脂肪酸，人体不能合成它，必须由食物供应。在日常食用的油脂如菜籽油、花生油、大豆油、橄榄油等中，亚麻酸的含量都很低，为1%～8%。而在亚麻籽油、紫苏油中亚麻酸含量很高，可达50%以上。所以，孕中期膳食结构的油脂中，应该包括一部分亚麻油和（或）紫苏油。

正是因为DHA对胎儿发育具有巨大益处，现在市面上有多种专门补充DHA的保健食品或强化食品。前者有各色鱼油或海藻油等，后者有添加了DHA的孕妇奶粉或添加了DHA的食用油（烹调油）等。

2.营养不良的严重后果

胎儿期如果营养不良，胎宝宝大脑细胞的总数只有正常细胞数的82％。如果在出生前和出生后均有营养不良，则大脑细胞总数仅为正常细胞数的40％，并且脑的各部位的脱氧核糖核酸的数量与重量，在出生后也会相应地与月龄成比例地下降。如果胎宝宝长期营养不良，则脱氧核糖核酸的数量与重量，无论是大脑、小脑还是脑干都会远远落后于正常宝宝，相当于正常宝宝的1/2～3/4。早期营养不良能使脑细胞分裂期缩短，晚期营养不良能使每个脑细胞的体积减小，但不影响细胞的数量。

如果宝宝出生后早期营养良好，只是稍长大后或断奶后营养状况不良，只要继续补充营养，智力仍可以恢复。如果早期特别是胎儿期营养不良，虽然出生以后营养得到改善，智力恢复仍会较慢或难以恢复。所以，准妈妈应特别注意胎宝宝生长发育时期的营养供给。在妊娠3～6个月，根据准妈妈的工作条件所决定的体力消耗、准妈妈本人的体重所决定的热量供给，注意增加蛋白质、俗称脑黄金的二十二碳六烯酸（DHA）和铁、铜、碘、锌等微量元素，及多种维生素的及时补给。

● 孕中期饮食宜忌

★ 每日各类食物推荐量

孕中期每天大致的推荐摄入数量见下表。除了九大类食物外，食盐摄入量对孕妇的健康也有重要影响。一般建议，孕妇每天食盐摄入量为6克。

孕中期每日合理膳食结构的组成		
食物类别	推荐数量（克）	相关说明
谷类	250～450	粗粮应占30%以上，包括薯类和杂豆类
蔬菜	300～500	绿叶菜等深色蔬菜占50%以上
水果	200～400	相当于1～2个苹果的重量
鱼类和海鲜	100	摄入不足时，可用畜禽肉类或蛋类代替
畜禽肉类	50～100	选择脂肪较少的品种，如瘦肉
蛋类	50	相当于1个鸡蛋的重量

食物类别	推荐数量（克）	相关说明
大豆和坚果	40~60	大豆主要指黄豆，不包括绿豆、红豆、扁豆等杂豆
奶类	300~500	当摄入量为500克时，宜选用低脂牛奶
油脂	25	选择包括亚麻油、橄榄油或油茶籽油在内的多种植物油
食盐	6	包括酱油、咸菜、酱等调味品中的盐

表格中各类食物的推荐摄入量是针对体重增长正常的孕妇设计的。孕前肥胖或孕期体重增长过快时，应首先减少谷类、油脂类、大豆和坚果类的摄入，可减少1/3~1/2。效果不理想时，可继续减少肉类和蛋类摄入量（50克~100克）。而奶类、大豆、鱼类和海鲜、蔬菜和水果则尽量不减少。

当体重增长不足时，应首先增加谷类、奶类、蛋类、鱼类和肉类的摄入量。增加大豆和坚果的摄入量，亦能加快体重增长。而增加蔬菜和水果摄入量，则不利于加快体重增长。油脂类几乎是100%纯脂肪，像糖一样，营养价值不高，不宜用来增加体重。

对患有妊娠糖尿病、妊娠高血压疾病和妊娠贫血的孕妇，膳食结构也要做相应的调整。

有的孕妇基本按照上述平衡膳食的大原则来安排饮食，也还会出现一些与营养素缺乏有关的问题，如腰腿痛、腿抽筋、贫血、口腔溃疡等，这可能与食物品种选择和（或）烹调方法不当有关。此时，在医生指导下有针对性地服用营养补充剂是必要的。

★ 主食不要加油脂

孕期应尽量少吃添加了很多油脂的主食，如油条、麻花、油饼、葱油饼、抛饼、方便面、饼干、某些面包、蛋黄派及巧克力派等小零食。

加入油脂后，食物所含的能量大增。同样是100克面粉，若是制成馒头（160克），能提供360千卡能量；若是炸成油条（162克），提供的能量高达

626千卡。加上添加油脂后（有时还加糖），食物变得香甜可口，进食量随之增加，故而特别不利于体重控制。

添加油脂的谷类食品，如饼干、油条、麻花、面包、小零食等，为了降低成本、延长保质期或者达到起酥的目的，目前广泛使用氢化植物油，而不是普通的植物油。经过这般处理的油脂，性质更稳定，不容易被氧化（出哈喇味），具有起酥的特性，口感更好。但糟糕的是，氢化植物油中含有较多的（10%～30%）反式脂肪酸。每天摄入量只要超过2克就会损害健康，既危害孕妇的心脏、血管系统，也对胎儿发育不利。

当然，并非所有的加工谷类食品营养都这么糟糕，比如全麦面包、杂粮面包、全麦饼干、杂粮饼干、纯燕麦片（而不是所谓的"营养麦片"），还是可以选择的。不过，这些比较健康的加工食品在超市里属于"小众"，并不多见，需要认真查看食品配料表才能发现。

★ 鱼类和海鲜营养多

鱼类和海鲜中所含脂肪和胆固醇要少一些，饱和脂肪酸更少，主要是不饱和脂肪酸。而且，鱼类和海鲜中还含有在其他食物中难得一见的"ω-3型长链多不饱和脂肪酸"，即DHA和EPA。这些特别的脂肪酸不但对降血脂和防治心脑血管疾病有利，还会促进胎儿大脑和视神经的发育。很多权威机构给出的膳食指南，包括我国卫生部发布的《中国居民膳食指南》（2007），都建议人们"首选鱼类和海鲜"。普通成年人鱼类和海鲜的每日推荐量为75克～100克。考虑到孕期需要更多的营养，特别是DHA和EPA，一般建议孕中期和孕晚期鱼类和海鲜的每日摄入量为100克～150克。

鸡、鸭、鹅等禽肉类，其饱和脂肪酸和胆固醇的含量也要比畜肉类更低。但就国内目前的情况来看，滥用激素、抗生素等药物的问题在禽类养殖业尤其严重。因此，一般将禽肉类和畜肉类合并推荐，孕中期每天摄入50克～100克，孕晚期每天100克。当然，这一推荐量还要有较大的灵活性。假如准妈妈的膳食中缺少鱼类和海鲜，那么畜禽肉类的摄入量必须增加（增加的重量大致与鱼类和海鲜缺少的重量相当），才能满足孕期对优质蛋白质的需要。

其实，鱼类和海鲜也可能存在较大的安全隐患，如重金属污染、养殖用药残留等。甚至美国FDA和香港卫生署都曾经发出过"孕妇不要吃太多海鲜"的警告。

常见鱼类、海鲜主要营养素含量（以100克可食部计）							
食物名称	水分（克）	能量（千卡）	蛋白质（克）	脂肪（克）	胆固醇（毫克）	维生素A（微克）	铁（毫克）	锌（毫克）
草鱼	77.3	113	16.6	5.2	86	11	0.8	0.87
鲤鱼	76.6	109	17.6	4.1	84	25	1.0	2.08
鲫鱼	75.4	108	17.1	2.7	130	17	1.3	1.94
带鱼	73.3	127	17.7	4.9	76	29	1.2	0.70
黄鱼（小）	77.9	99	17.9	3.0	74	—	1.2	0.70
鲅鱼	72.5	121	21.2	3.1	75	19	0.8	1.39
比目鱼（片口）	75.9	112	20.8	3.2	81	—	1.0	0.53
海虾	79.3	79	16.8	0.6	117	—	3.0	1.44
海米	37.4	198	43.7	2.6	525	21	11	3.82
海蟹	77.1	95	13.8	2.3	125	30	1.6	3.32
鲍鱼（杂色鲍）	77.5	84	12.6	0.8	242	24	22.6	1.5
海参（水发）	93.5	25	6.0	0.1	50	11	0.6	0.27

★　增加奶类的摄入量

奶类是优质蛋白质、维生素A、维生素B_2和钙的重要来源。尤其奶类对人体所需的钙的贡献，几乎是其他食物无法替代的。

1.每天食用2次奶制品

调查表明，中国居民钙摄入量普遍偏低。所以《中国居民膳食指南》中加大了对奶类的推荐量，建议每人每天饮奶300克或食用相当的奶制品。孕中期和孕晚期钙的需要量远超过普通人，建议准妈妈每天摄入300克～500克牛奶或相当的奶制品，这意味着每天要食用2次奶制品。

奶类的营养缺点是含有较多的饱和脂肪酸。当准妈妈每日饮奶量达到500克时，为避免摄入过多的饱和脂肪，可全部或部分选择低脂牛奶或奶粉。尤其是那些孕前即肥胖或孕期体重增长过快的准妈妈，更应如此。

2.乳糖不耐受的人也可以喝奶

有相当一部分人喝奶之后出现腹胀、腹部不适、腹泻、排气增多等症状。此种现象称为"乳糖不耐受"，是因为这些人肠道中乳糖酶活力不足，无法消化牛奶中的乳糖所致。很多人因此放弃了喝奶，这是非常错误的。

其实，乳糖不耐受的人仍然可以喝奶，只要注意选择那些不含乳糖或乳糖含量极少的奶制品就可以了。最常见的是酸奶。鲜奶经乳酸菌发酵成酸奶后，大部分乳糖被转化成乳酸了，可以明显减轻或消除乳糖不耐受者的症状，而且酸奶的营养价值要高于鲜奶。

另一个选择是低乳糖牛奶。这种牛奶中的乳糖大部分（90%）已经被提前分解，基本可以避免乳糖不耐受问题。目前市场上有多种此类牛奶产品，如舒化奶等。此外，少量多次地饮奶，避免空腹喝奶，把牛奶或奶粉和其他食物混合烹调（如制作牛奶鸡蛋饼、牛奶花卷、牛奶小窝头、奶蛋羹等），也可以解决乳糖不耐受问题。

3.要牛奶不要"牛奶饮料"

除液态牛奶、酸奶外，奶粉、奶酪、淡炼乳（而不是甜炼乳）以及羊奶等奶制品都可以纳入孕期食谱。

不过，有两种"奶制品"的营养价值与牛奶不可同日而语。一种是牛奶饮料或酸奶饮料，它们的蛋白质含量通常只有1%左右，而牛奶的蛋白质含量

≥2.9%（调味酸牛奶蛋白质含量标准略低，为≥2.3%）；另一种是奶油，奶油也称"黄油"，其主要成分就是奶中的脂肪。这两种产品都不在膳食指南的推荐之列，不能用来代替奶制品。

★ 防止烹调油被氧化 .

植物油的主要成分是不饱和脂肪酸。在一定条件下，不饱和脂肪酸比较容易被氧化（酸败），而一旦被氧化破坏，不但营养价值受损，而且会产生不利于健康的物质。所以在购买、储存和使用植物油时要注意对不饱和脂肪酸加以保护，避免被氧化破坏。

1.购买技巧

在购买植物油产品时，普通家庭宜尽量选择小包装的，以便在较短时间内用完。当包装打开以后，植物油与空气中的氧接触，氧化进程会加快。此外，不要购买散装植物油。散装植物油普遍来讲氧化程度较高，而且散装油难以鉴别生产日期，产品质量难以保证。

2.储存技巧

储存植物油要注意密封、避光、干燥和阴凉。因为空气、阳光、水汽和高温都会加速不饱和脂肪酸氧化变质。

3.使用技巧

炒菜时油温不要太高。很多人的习惯做法是等油锅冒烟再加入原料煸炒，这是一个普遍的误区。现在市面上最常见的是各种植物油的一、二级产品，它们精炼程度很高，杂质很少，酸度很低，所以不容易发烟，发烟点多在200℃以上。如果真的加热到油发烟，200℃的高温对不饱和脂肪酸和维生素的破坏是很严重的，而且会生成大量有害成分，如过氧化物、苯并（a）芘、低级醛类以及反式脂肪酸等。

因此，炒菜时油温不要超过200℃，更不要等到植物油发烟再投入原料。一般认为，炒菜合适的油温是180℃左右。往油锅里扔一片葱皮，如果葱皮四周冒出大量泡泡，却不会很快变色，就是合适的炒菜温度（180℃）。如果葱皮很快变黄，说明温度过高。另外，当油面出现滚翻或呈波纹状态时，温度就超过190℃了。

控制炒菜油温的另一个窍门是"热锅凉油"，即先把锅烧到很热，再倒油，直接就可以炒菜了。这时油温升得快，但受热时间短，可以在一定程度上保护植物油。

如果干脆不放油炒菜，而是煮菜之后再加点儿凉油，也是可以的。尤其是初榨橄榄油、亚麻油、芝麻油、核桃油等，更适合这种吃法。

另外，对减少油烟而言，锅具也是非常重要的。近年兴起的"无油烟锅"导热性能和蓄热性能好，消除了局部过热现象，使烹调油受热均匀，油烟明显减少。

★ 最好选择铁强化酱油

酱油主要分为酿造酱油和配制酱油两大类。酿造酱油是以大豆或脱脂大豆、小麦或麸皮为原料，经微生物发酵制成的液体调味品。配制酱油是在酿造酱油的基础上，加入酸水解植物蛋白调味液、食品添加剂等配制而成的液态调味品。

无论营养价值还是安全性，酿造酱油都好于配制酱油。目前市场上较为多见的也是酿造酱油（在酱油标签上写有"酿造"两个字）。酿造酱油的鲜味主要来自微生物发酵产生的低分子含氮浸出物——氨基酸、核苷酸等，香味成分的主体是发酵产生的多种酯类物质。酿造酱油含少量氨基酸、B族维生素和矿物质，有一定的营养价值。比较而言，配制酱油营养价值要差一些，还含有来自"植物蛋白水解液"的可疑致癌物质——氯丙醇。

氨基酸态氮含量是衡量酱油品质的关键指标，且必须在酱油产品标签上注明。合格酱油最低不得低于0.4克/100毫升。氨基酸态氮含量越高，则酱油鲜味越浓，如"特级"酱油的氨基酸态氮能达到0.8克/100毫升，某些"一品鲜"酱油甚至达到1.2克/100毫升。选购酱油应选择氨基酸态氮含量高的。

有一种酱油很值得推荐给孕妇，那就是"加铁酱油"，即按照国家标准和相关管理部门的要求加入了"EDTA铁钠"（乙二胺四乙酸铁钠）的优质酱油。加铁酱油含铁丰富，有助于防治缺铁性贫血，特别适合孕妇食用。

　　绝大部分酱油含有较多食盐，一般15毫升~20毫升酱油中约含3克食盐。为控制食盐摄入量，酱油不宜多用。如果菜肴需要用酱油，应按比例减少其中的食盐用量。

★ 尽量少吃动物内脏

单就营养价值而言，动物肝脏如猪肝、羊肝等是非常高的。猪肝的营养价值比猪肉要高出一大截，其蛋白质、维生素A、B族维生素以及铁、锌、硒等微量元素的含量都超过猪肉。猪肝甚至还含有维生素C，且含量比苹果还多！

然而，猪肝的安全隐患足以让人忧心，生猪养殖时随饲料、饮水和空气摄入猪体内的污染物（如重金属、残留农药）、抗生素、激素、饲料添加剂、非法使用的物质（如"瘦肉精"——盐酸克伦特罗和莱克多巴胺等）等在肝脏（以及其他内脏）内积聚较多，远多于肌肉。

因此，吃猪肝（或其他动物内脏）现在是不安全的。这让营养师也很无奈。过去营养师会推荐准妈妈每周吃1~2次猪肝，以补充营养并预防缺铁性贫血。但现在看来，这个推荐应该放弃了。准妈妈最好不要吃猪肝，更不要定期吃猪肝。

事实上，只要保证肉类、鱼类、海鲜以及新鲜蔬菜和水果的摄入量，即使不吃猪肝，准妈妈也没那么容易发生缺铁性贫血。当然，如果有条件确保猪肝是安全的，猪肝完全是可以吃的。此外，在缺铁性贫血迟迟难以纠正的情况下，猪肝的确是有效的补血食物之一，这时，可以在确保安全的前提下吃一些猪肝。

★ 多吃纤维素缓解便秘

准妈妈由于胃酸减少，体力活动减少，胃肠蠕动缓慢，加之胎宝宝挤压肠部，肠肌肉乏力，常出现便秘，严重时可发生痔疮。如果准妈妈进食大量高蛋白、高脂肪的食物，而忽视蔬菜的摄入，就会使胃肠道内纤维素含量不够，不利于食糜和大便的下滑。而粗纤维有刺激消化液分泌、促进肠蠕动、缩短食物在消化道通过的时间等作用。粗纤维在肠道内吸收水分，使粪便松软、容易排出。

健康的膳食模式应该是谷类食物、水果和蔬菜兼顾。全谷类食物是获取膳食纤维的重要途径，但不是唯一途径，蔬菜、水果、坚果和植物种子中也含有丰富的纤维。膳食纤维在这些食物中的含量因食物种类不同而存在差异，比如豆类、梅子、李子、无花果中纤维含量较高，而莴苣、芹菜、菜花中的含量很低。

购买食物时应该选择成分标签上注明是全谷类的食物，标有"100%全谷类"的食物是最好的。需要提醒大家的是，不要被一些标签上的"多种谷类""6种谷类""用无漂白面粉制造"等字样所误导，这些食品大多是精制谷类食物。另外，没有标明"全谷类"字样的黑麦和小麦面包同样也是使用精制面粉为原料的。

准妈妈可在手边准备一些富含纤维素的小零食，既能解馋，又能随时随地补充纤维素。

★ 别让体重增长得太快

体重增长是反映准妈妈健康与营养状况的一项综合指标。虽然整个孕期和产后哺乳阶段准妈妈都需要加强营养，但并不是吃得越多越好。吃得太多会造成营养过剩，表现为体重增长过多、过快。

虽然准妈妈体重的增长不仅仅是脂肪储备增加造成的，但体重的过多或过快增长则主要是体内脂肪增加的结果。

除脂肪储备过多外，准妈妈体重过多或过快增长有时候还可能与异常情况或疾病有关。一个常见的问题是妊娠水肿。妊娠水肿可使体重显著增加。正常妊娠约60%的准妈妈会有不同程度的水肿，由于增大的子宫阻碍下肢血液循环而产生水肿，但一般不会太严重，且经过侧卧位休息后可逐渐减轻。如果体重突然显著增长（每周超过0.5千克）或出现下肢水肿、全身凹陷性水肿等，应及时就医诊治。

还有一个不太常见的问题——羊水过多，也会导致准妈妈体重增长异常。在子宫里，胎儿实际上是在羊膜囊的"水晶宫"内生长，有一定量的羊水保护着胎儿。如羊水量达到2000毫升或更多，则称为"羊水过多"。羊水过多的原因还没有完全搞清楚，但已经发现与血糖偏高、胎儿畸形、双胎、多胎等因素有关，亦应引起高度重视，需及时就医诊治。

体重超标的准妈妈不能通过药物减肥，可在医生的指导下通过调节饮食和增加运动量来减轻体重。调节饮食最主要的是减少高能量食物的摄入。

1.高能量食物和低能量食物

除纯水外，各种食物都含有一定的能量。那么，哪些食物中能量较多，哪些食物中能量较少呢？

日常食物的热量含量（以100克可食部计）						
食物类别	食物	能量（千卡）	食物	能量（千卡）	食物	能量（千卡）
主食类	燕麦片	367	大米	346	面粉	344
	面包	312	面条	284	馒头	221
	米饭	116				
禽肉类	肥猪肉	807	肥瘦猪肉	395	肥肉鸡	389
	炸鸡	279	鸭	240	猪小排	278
	叉烧肉	270	酱牛肉	246	肥瘦羊肉	203
	卤猪肝	203	猪里脊	155	瘦猪肉	143
	肥瘦牛肉	125	土鸡	124	瘦羊肉	118
	瘦牛肉	106	兔肉	84		
鱼及海鲜类	带鱼	127	草鱼	113	鲤鱼	109
	黄鱼	97	海虾	87	海蟹	95
	鲍鱼	84	海蜇皮	33		
蛋类	鸡蛋黄	328	鸡蛋	144	鸡蛋白	60
乳及乳制品	奶油	879	酸奶	72	牛奶	54
豆类及其制品	绿豆	316	油豆腐	244	豆腐卷	201
	豆腐	81	豆浆	14		
蔬菜类	马铃薯	76	洋葱	39	西蓝花	33
	荷兰豆	27	芸豆	25	菠菜	24
	青椒	22	南瓜	22	西红柿	19
	萝卜	21	茄子	21	大白菜	17
	芹菜	14				

食物类别	食物	能量（千卡）	食物	能量（千卡）	食物	能量（千卡）
水果类	枣	122	香蕉	91	苹果	52
	柑橘	51	桃	48	梨	44
	葡萄	43	西瓜	25		
坚果类	葵花子	616	榛子	594	花生	589
	西瓜子	556	腰果	552		
糕点类	饼干	433	蛋糕	347		
其他	植物油	900	芝麻酱	613	炸薯片	612
	方便面	472				

从上表中的数据可以看出，坚果类含油脂能量较高。在同一类别的食物中，有的能量高，有的能量低。如果想减少能量的摄入，可以在同类别的食物中寻找低能量的食物替代高能量的食物。

需要注意的是，食物所含能量的多少要在同等重量的前提下才能对比，但在实际生活中，我们摄入各种食物时往往并不是摄入同等重量。比如，我们每天也许会吃500克葡萄，但只吃150克黄鱼，此时能量孰多孰少呢？这就得通过简单的计算来找出答案了。

吃某种食物摄入的能量=该食物的重量×100克该食物所含能量÷100。

查上表可知，100克葡萄含有能量43千卡，100克黄鱼含有能量97千卡。那么，吃500克葡萄摄入能量215千卡（500×43÷100=215），吃150克黄鱼摄入能量145.5千卡（150×97÷100=145.5）。如此一来，吃葡萄（500克）摄入的能量反倒比吃黄鱼要多一些。

另外，食物所含能量的多少主要受水分含量、脂肪含量和膳食纤维含量等因素的影响。一般来说，在同等重量的前提下，水分含量多的食物能量少，如粥比米饭能量少，蔬菜、水果比粮食能量少。脂肪含量多的食物能量多，如面包比馒头能量多，肥肉比瘦肉能量多，普通牛奶比脱脂牛奶能量多，烹调油比糖能量多。

2.如何减少能量摄入

以下一些建议有助于减少能量摄入：

每餐只吃七八分饱。所谓七八分饱，是指胃口还留有一些余地，没吃饱，本来还可以再吃，远没有吃到"撑"的程度。

控制主食摄入量，减少富含脂肪的主食类食物，如面包、饼干、油条、油饼、麻花、方便面、蛋糕、点心等。此外，在同等重量或能量的前提下，吃粗粮比细粮更具有饱腹感，"顶饿"。

减少烹调油的摄入。烹调时少放油，避免任何油炸或过油食品。在饭店就餐时，不要吃油比较多（特别香或比较腻）的菜肴。

要注意隐藏在零食（如薯条、薯片、小点心、膨化食品、麦片、蛋黄派、饼干等）、坚果类、面条汤料、冰激凌、咖啡伴侣等食物中的脂肪。实际上，几乎所有"香喷喷"的食物都含有较多的脂肪和能量。这是因为在天然食物成分中，除酒类中的少量酯类略有香味外，几乎只有脂肪是有香味的。

选择脂肪含量少的肉类，如瘦猪肉、瘦牛肉、鸡翅、鱼肉等，尽量避免脂肪含量多的品种，如肥猪肉、五花肉、肥牛、肥羊等。在家庭烹调时，可以把肉品中白花花的脂肪剔除掉。

不要喝甜饮料。饮料中的糖含有较多能量，且摄入后人不会产生饱的感觉，很容易过量摄入。

不要大量吃水果。水果的含糖量比蔬菜高，是能量的重要来源之一。准妈妈大量摄入水果会导致能量摄入过多。所以，准妈妈每天摄入水果以200克~400克为宜，不要超过500克。每餐进食之前，先吃1个（或一些）水果，可以减少其他高能量食物的摄入，从而有助于控制能量摄入。

尽量使用容量较小的餐具、容器盛装食物，避免产生必须吃完的暗示。

巧克力是容易使人发胖的食物，准妈妈常吃会令体重快速增加，不利于分娩。另外，巧克力还会使人产生饱腹感，准妈妈常吃会阻碍对其他营养成分的摄取。

尽量避免去餐馆吃饭。如果一定要去的话，尽量点一些清淡、低脂肪的菜肴，如白灼、清蒸、凉拌蔬菜等。

★ 运动有利于控制体重

1.适度运动好处多

中国传统的观念是准妈妈不宜锻炼，不宜从事较多的身体活动。老辈人似乎认为准妈妈举手投足之间都得小心，否则就可能导致流产。其实根据现代医学的研究，流产大多时候与准妈妈的身体活动无关。怀孕初期流产的主要原因是胎儿不正常的缘故，如胎儿染色体异常等。

有少数准妈妈比较易于流产，这类准妈妈就必须格外小心，避免过多的身体活动。还有极少数子宫颈松弛的准妈妈，不仅不能过分活动，最后几个月可能还得完全卧床休息，才能保住胎儿不早产。但这些都是特殊情况，绝非普遍问题。

大多数正常的准妈妈不是那么容易就流产的。所以，西方妇产科医生会鼓励准妈妈继续游泳、跳舞、打网球等较为剧烈的运动。当然，西方人对身体活动（运动）的态度与中国人有明显的差别。即使不是准妈妈，西方女性（男性也一样）的身体活动量也要大得多。

欧美妇产科医师通常不会对准妈妈的身体活动做太多限制，只要不做危险、易于跌倒的动作，不尝试新的运动项目，不抬重东西、搬家具即可。实际上，欧美妇产科医师不仅不限制准妈妈的身体活动，还十分鼓励准妈妈运动，尤其是户外运动。

事实证明，准妈妈进行体育锻炼（或身体活动）不仅有利于自身的身体健康，而且有利于胎儿的生长发育：

☆身体活动或锻炼能增加能量消耗，有助于控制孕期体重的异常增长。

☆适度的身体活动能解除准妈妈的疲劳、改善睡眠、缓解紧张的情绪，减轻下肢水肿、静脉曲张、便秘等症状，有效地调节神经系统的平衡，保持精神饱满、心情舒畅。

☆适当的身体活动能够促进准妈妈的血液循环，增加氧的吸入量，提高血氧含量，加速羊水的循环，从而有助于胎儿大脑、感觉器官以及循环、呼吸系统的发育，增强胎儿的免疫功能，使腹中的胎儿处于最佳的状态。

☆身体活动能增进体力，增强耐力，训练分娩时要使用的肌肉，会使得生产过程快而顺利。

2.每天运动30分钟

在2010年8月举行的卫生部孕期健康教育项目启动会上，专家建议，除少数因为医学原因不能运动的准妈妈之外，准妈妈每天应进行30分钟或更长时间的中等强度运动。推荐的常见运动类型主要包括步行、游泳、固定自行车和有氧健身操等。对于出行不便的孕产妇而言，日常活动或简单家务也可以达到怀孕期间适量运动的目的。

所谓"中等强度"是指活动时会感到心跳和呼吸加快，用力，但不吃力，可以随着呼吸的节奏连续说话，但不能唱歌（《中国居民膳食指南》）。整体而言，孕期的运动方式可以遵循自己的习惯进行，只要不是太剧烈的运动都可以。尤其是那些孕前即有良好运动习惯的女性，更不必对运动多加限制，只要避免动作较剧烈的跑、跳、仰卧起坐之类的动作即可。

对于孕前没有养成规律运动习惯的女性，一般也不鼓励在孕期开展或尝试专门的、需要一定技巧并具有一定风险的运动项目。这时，日常活动和家务劳动也可以达到控制体重的目的，因为它们也是消耗能量的有效方式。日常活动和家务劳动虽然强度不大，但可以因地制宜、随时随地地进行，反倒容易消耗较多的能量。各种身体活动的能量消耗见下表。

一些日常活动的能量消耗数值		
日常活动项目	能量消耗（千卡/小时·千克体重）	60千克体重者活动30分钟的能量消耗（千卡）
打扫、整理房间	2.4	72
洗盘子	2.1	63
烹调食物	2.4	72
采购食品（不推车）	3.6	108
熨烫衣物	2.1	63
收拾整理衣服（有步行）	2.1	63
织毛衣、缝纫	1.5	45

续表

日常活动项目	能量消耗（千卡/小时·千克体重）	60千克体重者活动30分钟的能量消耗（千卡）
洗衣服（洗衣机）	1.9	57
在工作中走动（中速）	3.6	108
下楼	3.1	93
推拉童车	2.4	72
散步（3千米/小时）	2.4	72

一些运动项目的能量消耗数值

运动项目	能量消耗（千卡/小时·千克体重）	60千克体重者活动30分钟的能量消耗（千卡）
健身俱乐部运动（一般强度）	5.5	165
健身操（健身房，低强度）	4.7	141
蹬踏机（健身房，一般）	5.9	177
瑜伽	4.0	120
慢跑（一般速度）	6.9	207
高尔夫球（一般）	3.6	108
游泳（休闲，一般速度）	5.9	177
乒乓球	4.0	120
羽毛球（非比赛）	4.5	135
太极	4.0	120

● 孕中期特色食谱

★ 补血益气食谱

介绍以下几款益气补血的营养佳肴，给任重道远的准妈妈加油打气，为将来更好地照顾宝宝打下良好基础。

羊肉胡萝卜汤

原料：羊肉200克，胡萝卜150克
调料：葱15克，姜10克，料酒5克，盐5克，白砂糖2克

做法：

1.胡萝卜洗净、切块，葱、姜洗净，分别切成葱段和姜片。

2.羊肉洗净、切成小块，入热水锅中余煮约5分钟，捞出用温水洗净沥干。

3.将羊肉块、葱段、姜片放入沸水中，加入料酒和白砂糖，大火烧开后小火炖煮40分钟左右。

4.加入胡萝卜块继续炖煮约半小时。出锅前根据个人口味调入盐。

特点：

羊肉肉质细嫩，易消化，蛋白质含量高而胆固醇含量低，脂肪含量低而有益于宝宝大脑发育的磷脂高，微量元素如锌、硒、铁等含量均较丰富。中医认为羊肉性质温热，益气补虚、暖中滋阴，是冬令进补的首选。胡萝卜中富含脂溶性的维生素A，与羊肉搭配可促进维生素A的吸收。

鸭血粉丝汤

原料：鸭血100克，内酯豆腐100克，高汤100克，粉丝30克
调料：香菜5克，香葱5克，姜5克，盐3克，白胡椒粉3克，白醋3克

做法：

1.鸭血用清水反复冲洗后切成1厘米见方的小丁，焯水。姜切薄片，香葱、香菜切末，粉丝用温水泡软备用。

2.汤锅中加水、高汤和姜片，烧开后依次放入粉丝、豆腐、鸭血丁、盐，中火煮至再次沸腾。

3.关火加入白醋、白胡椒粉调味，出锅前撒一点香葱末和香菜末。

特点：

鸭血中铁含量非常高，每100克鸭血中含有高达30.5毫克的铁，而且吸收率很高，适合用于补血。此外，鸭血还有净化肠道、促进有毒物质排出的作用。

贫血尤其是缺铁性贫血是孕期高发病，对胎宝宝危害甚大，严重的贫血会导致胎宝宝缺氧，引起胎宝宝宫内发育迟缓、早产甚至死胎。因此，孕妇一定要提防贫血的发生。孕前就要开始补充叶酸，怀孕后定期检测血红蛋白含量，注意补充铁含量丰富的食物，如瘦肉、动物血、肝脏、芝麻酱、蛏子等，必要时可遵医嘱补充铁剂。

黄芪炖鸡

原料：乌鸡400克，干香菇30克，红枣20克
调料：葱15克，姜10克，枸杞10克，黄芪5克，料酒5克，盐5克

做法：

1.乌鸡去除内脏和头尾，洗净。干香菇用清水泡发，泡香菇的水留取备用。黄芪、红枣、枸杞用清水洗净。

2.将乌鸡放入砂锅中，一次性倒入足量清水，大火烧开后撇去浮沫。

3.锅中加入香菇、香菇水、黄芪、红枣、枸杞、姜、葱、料酒，大火煮开后，改小火慢炖1.5小时左右。

4.出锅前根据个人口味调入盐。

特点：

乌鸡不仅肉质较为细嫩，其蛋白质、烟酸、维生素E、磷、铁、钾、钠的含量均高于普通鸡肉，而胆固醇和脂肪含量则较少，富含多种人体必需的氨基酸和维生素，是药食两用佳品。中医认为乌鸡性平味甘，滋阴清热、益气补血，非常适合女性使用。黄芪素以"补气诸药之最"著称，性温味甘，有补气固表、利尿退肿之功效。

桂圆红枣鸡蛋糖水

原料：干桂圆50克，鸡蛋1个，红枣30克，银耳10克
调料：红糖10克

做法：

1.干桂圆去壳、去核，留取桂圆肉备用。红枣去核、洗净，银耳洗净、泡发。

2.桂圆肉、红枣、银耳、红糖入炖锅，煮沸后转小火炖煮约1个半小时。

3.熄火前将鸡蛋打入汤羹，待鸡蛋煮熟后即可食用。

特点：

桂圆性温味甘，具有补血安神、益气健脾的作用，是卫生部认定的药食两用食物，维生素C、烟酸、钙、铁、硒等含量均较丰富。红枣同样具有补中益气、养血安神的作用。鸡蛋可为机体提供丰富的蛋白质。红糖矿物质含量较高。本汤水非常适合作为准妈妈甜点。

★ 补钙食谱

豆腐吞拿鱼

原料：豆腐1盒，吞拿鱼1罐，圣女果5个

调料：白醋1匙，味噌2匙

做法：

1.豆腐切成小块放在盘中。将白醋和味噌充分拌匀，淋在切好的豆腐块上。

2.吞拿鱼沥去油，放在豆腐块上，盘边摆上切好的圣女果即可。

吞拿鱼饭团

原料：吞拿鱼1罐，米饭2碗

调料：沙拉酱2匙，豌豆、玉米粒各适量

做法：

1.豌豆、玉米粒焯熟并放凉，蒸好的米饭放凉备用。

2.将豌豆、玉米粒、吞拿鱼、沙拉酱与米饭拌匀，用保鲜膜包成小饭团即可。

蔬菜奶酪沙拉

原料：圣女果5个，生菜叶2片，黄瓜1/2根，樱桃萝卜5个，罐头玉米粒20克

调料：稀奶酪100克

做法：

1.将生菜叶、黄瓜切片，圣女果、樱桃萝卜切成适口的块，与玉米粒共同放入碗中备用。

2.将稀奶酪调入切好的原料中即可。

★ 美味奶制品DIY

中国营养学会2007年发布的《中国居民膳食指南》中指出，奶类营养成分齐全，组成比例适宜，除含有丰富的优质蛋白质和维生素外，含钙量也较高，容易消化吸收，建议各年龄段人群多喝奶，每人每天300毫升左右为宜。准妈妈对能量与营养素的需要高于一般个体，更需要增加奶制品的摄入。

奶油蘑菇浓汤

原料：牛奶250克，淡奶油20克，橄榄油50克，面粉20克，口蘑50克，洋葱10克

调料：白砂糖5克，盐5克，胡椒粉5克

做法：

1.将口蘑切片，洋葱切成细小的粒。少量橄榄油下锅，放洋葱粒炒到透明，放蘑菇片炒熟，盛出备用。

2.小火将橄榄油加至五分热，放适量面粉炒至发黄有香味，注意不能炒糊。

3.分次加入牛奶，边加边搅拌。加入炒好的蘑菇片、白砂糖、盐、胡椒粉，继续搅拌。

4.根据自己的口味加淡奶油，继续煮开即可出锅。

特点：

奶油含有较多的脂溶性维生素，如维生素A、维生素D以及人体必需的脂肪酸和卵磷脂。但奶油的脂肪含量较高，淡奶油含脂率为25%左右，比鲜牛奶的脂肪多5倍，因此不宜多吃，每日摄入量以不超过20克为宜。

意式奶酪面

原料：意大利面150克，火腿50克，洋葱10克
调料：奶酪50克，鲜奶油20克，橄榄油10克，蒜10克，盐5克，黑胡椒粉5克，黄油少许

做法：

1.将奶酪擦成细丝，洋葱切圈，蒜做成蒜蓉。将意大利面放入加少许盐的水中，煮熟备用。

2.在锅中放入橄榄油，将洋葱圈、蒜蓉和火腿炒香，备用。

3.炒锅加热，放入少许黄油融化，然后加入鲜奶油、奶酪，充分搅拌成黏稠状，再放入盐和黑胡椒粉，继续搅拌片刻后关火备用。

4.将意大利面捞出放入碗中，将酱汁和煸好的火腿丁倒入锅内，搅拌均匀，即可食用。

特点：

奶酪中含有丰富的蛋白质、钙、脂肪、磷和维生素等营养成分，很多营养物质数倍于牛奶。其中的乳酸菌和其代谢产物对人体有一定保健作用，有利于维持人体肠道内正常菌群的稳定与平衡，能够防治便秘和腹泻。

奶油主要可分为动物奶油和植物奶油。动物奶油是从牛奶脂肪中分离获得的，是天然食品，而植物奶油是植物油经过氢化反应制成的，是人工食品。经加工的人工奶油含有反式脂肪酸，可诱发多种疾病，不宜多吃。准妈妈购买时需小心识别，凡标注有"氢化植物油""植物奶油""起酥油""人工黄油（奶油）""麦淇淋""植物末"的食物均需谨慎购买。

牛奶麦片

原料：鲜牛奶300克，鸡蛋100克，麦片50克，膨化谷物50克，葡萄干20克

做法：

1.将鸡蛋打散、搅匀，摊成蛋饼。

2.将蛋饼、麦片和膨化谷物放入温的鲜牛奶中。

3.撒上葡萄干，拌匀即可。

特点：

牛奶含有8种人体必需氨基酸，可为机体提供生长发育所需的全部营养物质。牛奶是维生素A和B族维生素的良好来源，矿物质种类也非常丰富，还具有镇静安神的作用，对于准妈妈的营养补充和静养很有帮助。

● 孕晚期营养要点

孕晚期，胎宝宝的生长发育速度加快，表现为体重迅速增加，大脑增长达到高峰。同时，准妈妈子宫增大、乳腺发育增快，对蛋白质、能量以及维生素和矿物质的需要明显增加。这时，准妈妈的营养摄取非常重要。在保证体重正常增长的前提下，应加大营养素的供应量。

★ 铁的需求量达到高峰

胎宝宝的肝脏在孕晚期以每天5毫克的速度储存铁，直至出生时达到300毫克～400毫克的铁质。孕30～34周对铁的需求量达到高峰，准妈妈每日应保证摄入35毫克的铁。动物肝脏、动物血、瘦肉是铁的良好来源，含量丰富、吸收好。此外，蛋黄、豆类、某些蔬菜，如油菜、芥菜、雪里蕻、菠菜、莴笋叶等也提供部分铁。水果和蔬菜不仅能够补铁，所含的维生素C还可以促进铁在肠道的吸收。因此，在吃富含铁食物的同时，最好一同多吃一些水果和蔬菜，也有很好的补铁作用。例如，鸡蛋和肉同时食用，可提高鸡蛋中铁的利用率。鸡蛋和番茄同时食用，番茄中的维生素C可以提高铁的吸收率。

★ 注意补充水溶性维生素

孕晚期需要充足的水溶性维生素，尤其是维生素B_1，如果缺乏则容易引起呕吐、倦怠，并在分娩时子宫收缩乏力，导致产程延缓。

在妊娠后期，准妈妈应注意食用富含维生素K的食物，以预防产后新生宝宝因维生K素缺乏而引起颅内出血、消化道出血等症状。维生素K有"止血功臣"的美称，经肠道吸收，在肝脏能产生凝血酶原及一些凝血因子。若维生素K吸收不足，血液中凝血酶原减少，易引起凝血障碍，发生出血症。预产期前1个月左右的准妈妈，尤其应注意每天多摄入些富含维生素K的食物，如菜花、白菜等，必要时可每天口服维生素K1毫克。

★ 增加蛋白质摄入量

胎宝宝从怀孕28～40周，体重要从1000克增加到3000克左右，胎盘、子宫和乳房也要增大，需要增大蛋白质摄取量，特别是在孕期的最后10周，是蛋白质储存最多的时期。《中国居民膳食营养素参考摄入量》建议孕晚期每日应增加20克蛋白质。

★ 增加能量摄入

除了母体代谢加快、组织增大和胎宝宝快速生长发育外，胎宝宝开始在皮下和肝脏储存糖原和脂肪。因此，准妈妈需要增加热量的摄入，应该在日常基础上每日增加836千焦（200千卡）热量。

★ 对钙的需求量明显增加

虽然准妈妈在怀孕的整个过程中都需要补钙，但怀孕晚期的准妈妈对钙质的需求量明显增加。同时，胎宝宝的牙齿和骨骼的钙化速度也在加速。胎宝宝体内一半的钙质都是在怀孕的最后两个月储存的。这一时期，胎宝宝骨、牙齿的钙化速度明显加快，至出生时，全部乳牙均在牙床内形成，第一恒磨牙也已钙化。胎儿时期钙、磷的摄入量对其一生牙齿的整齐、坚固起着很大的决定作用。如果孕晚期钙、磷供给不足，胎宝宝就会从母体的骨、牙齿中争夺大量的钙、磷以满足自身的需要，很可能导致准妈妈产生骨质软化症。同时，胎宝宝也可能产生先天性佝偻病或缺钙抽搐。中国营养学会建议孕晚期准妈妈每日应该摄入钙1500毫克。而且，补充钙质有助于预防准妈妈发生妊娠期高血压疾病。

维生素D缺乏会引起血钙下降，不仅准妈妈发生骨质软化，胎宝宝也可发生骨骼钙化障碍和牙齿发育缺陷，甚至引起先天性佝偻病。

● 孕晚期饮食宜忌

★ 每日各类食物推荐量

实践表明，孕晚期是最容易发生体重增长过多过快的阶段，也是妊娠并发症容易发生或加重的时期。坚持合理的膳食结构，保证体重正常增速，并对高血压、高血糖、贫血等常见问题采取针对性措施，是非常重要的。

孕晚期每日合理膳食结构的组成		
食物类别	推荐数量（克）	相关说明
谷类	300～450	粗粮应占30%以上，包括薯类和杂豆类
蔬菜	300～500	绿叶菜等深色蔬菜占50%以上
水果	200～400	相当于1～2个苹果的重量
鱼类和海鲜	100～150	摄入不足时，可用畜禽肉类或蛋类代替
畜禽肉类	100	选择脂肪较少的品种，如瘦肉
蛋类	50	相当于1个鸡蛋的重量
大豆和坚果	40～60	大豆主要指黄豆，不包括绿豆、红豆、扁豆等杂豆
奶类	500	宜选用低脂或脱脂牛奶
油脂	30	选择包括亚麻油、橄榄油或油茶子油在内的多种植物油
食盐	6	包括酱油、咸菜、酱等调味品中的盐

★ 一日三餐都应有蔬菜

蔬菜是人体所需维生素C、β-胡萝卜素、叶酸、钾和膳食纤维的良好来源，是维生素B$_2$、铁、钙、镁等营养素的较好来源。研究表明，多吃蔬菜具有防癌作用，可以降低心血管疾病的发病风险，可以降低发生2型糖尿病的危险性，有助于控制体重，促进排便，缓解便秘。这些作用使蔬菜（还有水果）成为膳食结构中的佼佼者，备受推崇，孕期膳食也不例外。

1.蔬菜要吃够量

《中国居民膳食指南》建议，成年人每天吃蔬菜300克～500克（6两至1斤），孕妇的蔬菜推荐摄入量与此相同。孕妇一日三餐食谱都要有蔬菜。当孕妇出现体重增长过快或血糖异常时，控制谷类、油脂和肉类摄入的同时，要加大蔬菜摄入量，以每天500克～750克为宜。

2.增加绿叶蔬菜

不同种类的蔬菜，营养价值有差异。其中，深色蔬菜营养价值比浅色的更高，所以《中国居民膳食指南》建议，每天食用的蔬菜要有一半是深色蔬菜。深色蔬菜主要包括：绿色蔬菜如菠菜、油菜、绿苋菜、茼蒿、芹菜叶、空心菜、菜心、莴笋叶、芥菜、西蓝花、西洋菜、生菜、小葱、韭菜、萝卜缨、青椒、蒜薹、荷兰豆、四季豆、豇豆、苦瓜等；红黄色蔬菜如西红柿、胡萝卜、南瓜、红辣椒等；紫色蔬菜如茄子、紫甘蓝等。

在深色蔬菜中又以绿色叶菜营养价值最高。这是因为绿色叶菜富含叶绿素，叶绿素是植物进行光合作用的所在。光合作用是植物一切养分合成的基础。植物中绝大多数营养成分都在叶片中合成，叶片是植物生命中最具活力的部分。在孕期膳食结构中，绿色叶菜应该占50%，达到每天250克。

3.增加菌藻类和薯芋类

除深色蔬菜，尤其是绿色叶菜之外，菌藻类蔬菜（如蘑菇、香菇、木耳、银耳、海带、紫菜、裙带菜等）、十字花科蔬菜（如甘蓝、西蓝花、油菜、大白菜、萝卜等）也因营养价值较高和（或）有特殊保健价值而被《中国居民膳食指南》（2007）推荐。

还有一类蔬菜值得强调——薯芋类。薯芋类主要包括马铃薯（土豆、洋芋）、红薯（甘薯、地瓜）、芋头、山药、莲藕、荸荠等。它们具有蔬的一般特点，但又与其他类蔬菜明显不同——含较多淀粉，其含量在10%～25%。淀粉含量高，这是谷类食物的特点。所以薯芋类兼具蔬菜类和粮食类食物的特点，既是粮食，又是蔬菜。对那些面临体重增长过快压力的孕妇而言，薯芋类应该作为主食，代替谷类来食用。当然，对那些体重增长正常的孕妇，薯芋类完全可以作为蔬菜食用。此时，大致的推荐数量是每周250克～500克。

常见蔬菜主要营养素含量（以100克可食部计）								
食物名称	水分（克）	蛋白质（克）	碳水化合物（克）	膳食纤维（克）	β-胡萝卜素（毫克）	维生素C（毫克）	维生素B₂（毫克）	钾（毫克）
大白菜	94.6	1.5	3.3	0.8	120	31	0.05	—
菠菜	91.2	2.6	4.5	1.7	2992	32	0.11	311
芹菜茎	93.1	1.2	4.5	1.2	340	8	0.06	206
油菜	96.0	1.8	3.8	1.1	620	36	0.11	210
菜花	92.4	2.1	4.6	1.2	30	61	0.08	200
西蓝花	90.3	4.1	4.3	1.6	7210	51	0.13	17
苋菜（绿）	90.2	2.8	5.0	2.2	2110	47	0.12	207
胡萝卜	87.4	1.4	10.2	1.3	4010	16	0.04	193
白萝卜	93.4	0.9	5.0	1.0	20	21	0.03	173
黄瓜	95.8	0.8	2.9	0.5	90	9	0.03	102
冬瓜	96.6	0.4	2.6	0.7	80	18	0.01	78
南瓜	93.5	0.7	5.3	0.8	890	8	0.04	145
茄子	93.4	1.1	4.9	1.3	50	5	0.04	142

续表

食物名称	水分（克）	蛋白质（克）	碳水化合物（克）	膳食纤维（克）	β-胡萝卜素（毫克）	维生素C（毫克）	维生素B₂（毫克）	钾（毫克）
番茄	94.4	0.9	4.0	0.5	550	19	0.03	163
甜椒	93.0	1.0	5.4	1.4	340	72	0.03	142
四季豆	91.3	2.0	5.7	1.5	210	6	0.07	123
洋葱	89.2	1.1	9.0	0.9	20	8	0.03	147
韭菜	91.8	2.4	4.6	1.4	1410	24	0.09	247
马铃薯	79.8	2.0	17.2	0.7	30	27	0.04	342
木耳（水发）	91.8	1.5	6.0	2.6	20	1	0.05	52
香菇	91.7	2.2	5.2	3.3	—	1	0.08	20

★ 防止蔬菜营养的流失

选好蔬菜品种后，在烹调食用的过程中还要注意下列问题，以确保蔬菜安全、营养。

1.去除农药残留

烹调前蔬菜要用流水冲洗，以去除其表面可能存在的农药残留。所谓农药残留是指施用农药后，在食品表面及食品内部残存的农药及其代谢产物、降解物或衍生物。食入残留农药对准妈妈和胎儿有双重危害。

除流水冲洗外，去皮或去壳，简单清洗后再浸泡20分钟左右，烫或焯水，用专门的果蔬洗涤剂清洗等，也是去除农药残留的有效方法。

2.保护蔬菜中的营养成分

蔬菜所含维生素、矿物质大部分是水溶性的，有些还对热不稳定，很容易在烹调过程中流失或破坏。所以在烹调蔬菜的过程中，采取措施以保护它们是非常重要的。

蔬菜要先洗后切（改刀），以避免水溶性物质从"伤口"大量流失。

急火快炒，缩短加热时间，有助于减少维生素的破坏。勾芡，即在炒菜出锅前调入少量水淀粉，对营养素有保护作用。

加醋可以提高维生素C、维生素B的稳定性，减少其破坏。

不要加碱（小苏打），因为碱会破坏多种维生素。

现做现吃，少吃剩菜，剩菜随放置时间延长，营养破坏增加。在确保安全、卫生的前提下，生吃蔬菜能获得更多营养。

3.避免加入过多油脂和食盐

首先要尽量避免油炸。据测定，一个中等大小的不放油的烤土豆仅含约90千卡热量，而同一个土豆做成炸薯条后所含的热能达200千卡以上，增加的能量全部来自吸收的油脂。近年还确认，炸薯条、炸薯片中含有较多的致癌物质——丙烯酰胺。

即使不油炸或"过油"（也称为"划油"），在炒、炖、焖、做馅等烹调方法中也要注意控制油脂添加量。多吃蔬菜本来是有利于健康的普遍原则，但如果伴随蔬菜摄入大量的油脂和盐，就适得其反、得不偿失了。比如，蔬菜沙拉是人们通常认为的清淡菜品，但因为要加入较多沙拉酱（脂肪含量80%），结果就变成高脂肪食品了。

做一大碗紫甘蓝沙拉，大概需紫甘蓝100克，但通常要加入2大汤匙（30克～40克）的沙拉酱。这些沙拉酱大致含有25克～30克脂肪，基本相当于准妈妈全天油脂的推荐摄入量。这样的烹调方式，与其说是吃蔬菜，不如说是吃油脂。

4.蔬菜要保持新鲜

不新鲜的蔬菜主要包括：腌制的咸菜、酸菜、酱菜等，长时间储存的蔬菜，以及剩菜（指未吃完的蔬菜类菜肴）等。这些不新鲜的蔬菜不但营养价值降低，而且还有较多亚硝酸盐生成。亚硝酸盐是从天然含有的硝酸盐转化而来的。亚硝酸盐摄入较多时，具有一定的急性毒性和慢性毒性。因此，蔬菜贵在新鲜。准妈妈应该少吃或不吃不新鲜的蔬菜。

★ 少吃火腿肠和烤肉

各种各样的火腿肠类制品因其外形漂亮、口感好、食用方便深受人们的喜爱，但其营养价值实在不敢恭维。大部分火腿肠并不是用纯鲜肉加工的，肠衣里塞满了猪皮、内脏、下水、鸡皮、植物蛋白、动物脂肪等廉价原料，以及肉类本身并不含的淀粉。为了具有良好的弹性和鲜嫩口感，就加入"增稠剂"（如卡拉胶之类）和"水分保持剂"（如三聚磷酸钠）。为了保持鲜艳的红色，就添加发色剂亚硝酸钠、D-异抗坏血酸钠等。为了颜色更漂亮，就添加色素，如红曲红、苋菜红、诱惑红、辣椒红和胭脂虫红等。为了延长保质期，就加入防腐剂，如乳酸链球菌素、丙酸钠、山梨酸钾等。为了具有鲜美滋味，就添加盐、糖、香辛料以及"增味剂"（如味精、核苷酸等）。这样一来，火腿肠类肉制品不但营养素含量较低，还是食品添加剂之集大成者。准妈妈应该少吃此类食品，尤其是不要用火腿肠类肉制品代替鲜肉。其他肉类制品如肉罐头、肉松、肉干等也有类似问题，均不可代替鲜肉。

烧烤或熏烤肉类，如烤羊肉串、烤牛排、烤鸡翅、烤肠等，会产生多种有害物质，主要有多环芳香烃和杂环胺等。多环芳香烃是最早被认识的，至今也是最重要的、数量最多的化学致癌物，一共包括400多种具有致癌作用的化合物，其代表成分是苯并（a）芘。在动物实验中，苯并（a）芘不但会致癌，还会毒害胚胎，造成畸形。杂环胺也具有类似的致癌性和致畸作用。

烧烤肉类有时加热不均匀，内部没熟透，细菌或寄生虫没有全部杀死，有导致食源性疾病的可能。很多烧烤店不但卫生状况堪忧，而且用硝酸盐和亚硝酸盐浸泡肉类，以使肉色鲜艳、口感良好。因吃烤肉而发生亚硝酸盐中毒的事件时有发生。有些商家以次充好，大量添加所谓"羊肉香精""牛肉香精""牛肉膏""羊肉膏"之类的添加剂（调味料）。总之，吃烧烤会给准妈妈带来较大的食品安全隐患。

★ 控制烹调油的用量

食用油脂在日常生活中，多用于烹调食物，故又称"烹调油"。烹调油既是能量的主要来源之一，又对健康有重要影响，因而是一类完全不容忽视的食物。

调查表明，中国城市居民烹调油的用量太大，这是中国城市居民膳食结构失衡的主要原因之一。根据《2002年中国居民营养与健康状况调查报告》，城市居民膳食中脂肪供能比例高达35.0%（大城市更是高达38.4%），超出了世界卫生组织（WHO）建议的30%合理上限，其主要原因是烹调油摄入太多。该调查同时显示，城市居民平均每人每天摄入44克烹调油，远超出中国营养学会的推荐量（每天25克～30克）。

与普通人一样，准妈妈也要注意控制烹调油用量，避免摄入过多脂肪。尤其是孕前即肥胖或孕期体重增长过快的准妈妈，更要减少烹调油摄入。普通准妈妈每天宜摄入25克～30克烹调油，孕前即肥胖或孕期体重增长过快的准妈妈每天宜摄入20克烹调油。

为了改变食用烹调油太多的习惯，真正控制住烹调油的食用量，建议每个家庭都使用带刻度的油壶（各大超市有售），并按每人每日25克的标准简单计算一日烹调油用量，坚持家庭定量用油，严格控制烹调油总量。如两口之家，三餐全部在家就餐，每日用油量为50克，每周为350克。而如果仅在家吃早餐和晚餐，用油量就要减少1/3。如果有时晚餐还在外就餐，那家庭用油量还要进一步减少。

除使用刻度油壶外，尽量少吃或不吃油炸食品，烹调菜肴时尽量少放油，在外就餐时少点"过油"的菜肴，都是避免烹调油过量的有效措施。

★ 理性对待糖和甜食

人对甜味的偏好与生俱来。在天然食物中，有不少因含糖量高而具有甜甜的口感，如各种水果、蜂蜜、甘蔗、甜菜等。这些食物中的糖完全是健康的，准妈妈可以放心地选用。

随着食品加工业的发展，各种提纯或制取的糖如蔗糖（白糖）、果糖、麦芽糖、果葡糖浆、麦芽糖浆等大量涌现，并广泛用于包装食品，以制造出甜味。饼干、面包、糖包、豆沙包、汤圆、麻团、八宝粥、蛋卷、派、米饼、花糖、爆米花、果冻、果脯、蜜饯、果酱、麦片、芝麻糊、豆浆粉、核桃糊、早餐奶、风味奶以及各种饮料等，都含有添加的糖。在适量（例如每天不超过30克）食用的情况下，这些添加的糖并无害处。但对于孕前即肥胖或体重增长过快的准妈妈，这些加糖甜食需加以限制，尽量少吃。

糖的甜食对健康的不利影响还不限于糖本身。实践表明，那些特别喜欢吃甜□的人通常都有糟糕的膳食结构。所以，孕妇选择甜食并无不可，但一定要保□膳食结构平衡合理。

很多糖当然是不好的，但"吃糖有害"的说法却"别有用心"，这种流行观□的最大受益者不是消费者，而是各种人工甜味剂，如糖精、甜蜜素、安赛蜜□甜菊糖、阿斯巴甜等。这些人工合成的、带有强烈甜味的化学物质，效率高□成本低，深受食品加工业的欢迎，故而迅速普及推广，出现在上述所有种类□甜食中。最讽刺的是，各种"无糖食品""低糖食品"以健康的名义兜售这□比糖更不健康的食品添加剂。

□然，只要按照国家标准规定的范围和剂量使用，这些人工甜味剂都是"无□"的，但是，孕期膳食仅仅"无害"是不够的，还必须"有益"才行。所以□建议孕期尽量少吃或不吃含有人工甜味剂的各色甜食。

● 孕晚期特色食谱

★ 含铁食谱

胡萝卜牛肉饭

原料：胡萝卜2根，南瓜半个，牛肉250克，米饭1碗
调料：盐3克，高汤适量

做法：

1.胡萝卜洗净，切块。南瓜洗净，去皮，切块待用。牛肉洗净，切块，焯水。

2.倒入高汤，加入牛肉块，烧至牛肉块八分熟时，下胡萝卜块和南瓜块，加盐调味，至南瓜和胡萝卜酥烂即可。

3.米饭浇上炒好的菜即可。

特点：

牛肉含铁丰富，是准妈妈补铁的良好选择。

咖喱牛肉土豆丝

原料：牛肉250克，土豆2个
调料：葱、姜、淀粉、酱油、料酒、盐、咖喱粉各适量

做法：

1.将牛肉自横断面切成丝，将淀粉、酱油、料酒调汁浸泡牛肉丝。土豆洗净、去皮，切成丝。

2.将油热好，先干炒葱、姜，再将牛肉丝下锅干炒后，将土豆丝放入，再加入酱油、盐及咖喱粉，用旺火炒几下即成。

特点：

富含铁、维生素B$_2$、烟酸等，适合准妈妈食用。

木耳枣豆羹

原料：黑木耳50克，黄豆20克，红枣10颗
调料：盐3克

做法：

1.将黑木耳、黄豆、红枣分别洗净，加水泡胀。

2.一同置于锅内，加水适量，小火炖至熟烂，加盐调味即成。

特点：

木耳中铁的含量极为丰富，故常吃木耳能养血驻颜，令人肌肤红润、容光焕发，并可防治缺铁性贫血。枣中富含钙和铁，它们对防治贫血有重要作用，其效果通常是药物不能比拟的。此食谱可提供铁21毫克。

★ 抗水肿食谱

美味蔬菜卷

原料：胡萝卜1根，黄瓜1根，鸡蛋2个，生菜叶适量

调料：盐、蒸鱼豉油、辣根各适量

做法：

1.胡萝卜洗净，切丝，炒熟备用。

2.鸡蛋摊成蛋饼，切丝。黄瓜洗净、切丝，备用。

3.生菜叶在开水中焯过，卷入胡萝卜丝、黄瓜丝、鸡蛋丝，切成小段，码入盘中。

4.将蒸鱼豉油、辣根调汁，蘸汁食用即可。

奶汤冬瓜

原料：冬瓜100克，海米、面粉各适量

调料：盐、香菜末、姜丝各适量

做法：

1.冬瓜去皮、去瓤，洗净、切片备用。

2.海米用开水浸泡至软，洗净杂质备用。

3.锅内放少许油，加入面粉炒成金黄色，加入姜丝略炒。

4.加入适量水，放入冬瓜片和海米，开锅后，转小火，煮至汤汁黏，加入盐调味，出锅前撒入香菜末即可。

美味蔬菜卷

原料：黄瓜1根，腰果适量

调料：盐2克

做法：

1.将黄瓜洗净，去皮、切条备用。

2.锅内放少许油，将腰果炒至金黄色盛出。

3.重新起锅，油热后放入黄瓜条，加少许盐，略炒盛出，撒上腰果即可。

百合莲子绿豆粥

原料：大米、干百合、莲子、绿豆各适量

调料：冰糖适量

做法：

1.将大米用清水洗净，莲子去芯、洗净，备用。

2.百合洗净，放入清水，浸泡至软。

3.锅内放入大米、莲子、绿豆，加适量水煮开，转中火，煮至米烂，随后加入百合、冰糖煮开即可。

第04节
孕期生活保健

● 孕早期生活保健要点

★ 对胎儿有危害的西药

每一位爸爸妈妈都希望拥有一个健康、聪明、活泼、漂亮的小宝宝，而孕期用药不当会对胎儿的健康成长有影响。准妈妈如果用药不当，往往会引起流产或使胎儿患有功能性疾病，甚至造成先天性畸形。因此，准妈妈在整个妊娠期间应慎重用药。

由药物引起的胎儿损害或畸形，一般都发生在妊娠期的头3个月内。因为孕期前3个月是胎儿器官生长、发育和分化的关键阶段，此时胎儿处于最易致畸的时期，顺利度过这个时期是保证胎儿健康的关键一步。在这个重要阶段，如果准妈妈不小心使用了某些药物，一些组织和器官的细胞就会停止生长发育，从而导致胎儿身体残缺不全，出现畸形。药物导致胎儿畸形的原因主要有基因突变，染色体畸变，蛋白质合成障碍，干扰细胞的分裂、代谢等。药物对胎儿的影响程度主要取决于药物的性质、剂量、疗程长短、毒性强弱、胎盘的渗透性及胎儿个体对药物的敏感性等因素。

妊娠期用药，药物除部分被胎盘屏障隔离外，大多数经过胎盘进入胎儿体内，也有一些经羊膜进入羊水，被胎儿吞饮。此时胎儿的肝脏解毒功能低而有限，肾脏排泄药物的功能相对也差，这样就延长了药物在体内的停留时间，对胎儿的毒性危害可想而知。一般脂溶性化合物、药物离子等较易通过胎盘，扩散

孕早期保健–延展阅读

到循环系统。临床经验表明，准妈妈服用下列几种药物会影响胎儿发育：

◎ 抗生素类，如四环素，常规剂量就可导致胎儿牙齿、骨质发育不良、先天性白内障等，大剂量还可诱发致命的肝脂肪变性。链霉素及卡那霉素可导致胎儿先天性耳聋，对肾脏也有损害。氯霉素可使胎儿骨髓机能受抑制，磺胺可致新生儿黄疸。

◎ 解热镇痛药类，如阿司匹林和非那西丁，可能造成胎儿的骨骼畸形，神经系统或肾脏畸形，有的导致新生儿溶血，引起头部血肿等出血倾向。

◎ 镇静药，如安宁片可造成胎儿发育迟缓。巴比妥类可导致胎儿手指（脚趾）短小、鼻孔通连。而甲不仅导致胎儿发育迟缓，还可能致先天性心脏病。

◎ 激素类，如雌激素会造成胎儿上肢短缺（海豹样），女婴阴道腺病，男婴女性化。可的松可导致无脑儿、兔唇腭裂、低体重畸形等。

◎ 降糖类药，如优降糖、达美康、甲苯磺丁脲等可导致胎儿畸形或死亡。

◎ 维生素A可破坏胎儿软骨细胞，导致骨骼畸形、指趾畸形、腭裂、眼畸形、脑畸形。而孕期内大量服用维生素C、B族维生素也可导致畸胎。维生素D会使胎儿血钙增高，易导致胎儿智力发育低下。

有些准妈妈把维生素当成安全药、营养药来服用，其实维生素也能导致畸胎，这一点千万不要忽视。

★ 合理用药，躲避药物风险

目前，在对待妊娠期用药问题上人们普遍存在两个极端：一个对吃药满不在乎，毫无顾忌，这种情况现在越来越少；另一个是恐药症，视一切药物为毒药，得了病不管多难受，就是一个字——忍，错误地认为只要是药就一定致畸。尽管我们人体自有抵抗力，有些小毛病可以抵抗过去，但有些感染性疾病是抗不过去的，搞不好还会引起感染蔓延到全身，临床上曾有准妈妈妊娠后患了肺炎不治疗，最终导致全身感染，不治身亡，结果失去了母婴两条性命。

药物应该是为人类服务的，尽管服用药物会有一些不良反应，但只要使用合理，安全系数还是大于危险系数的，所以妊娠期完全没必要抗拒一切药物。

合理用药，躲避药物风险，应该做到以下几点：

林林总总的各类药品，相同作用的有很多种，总有一种适合的药物可供选择。例如治疗盆腔炎的药物很多，B类、C类、D类都能治疗，应该首选B类的甲硝唑，还可以选择作用温和的中成药。

根据药物安全等级选择药品。每种药物都会标明药物致畸风险等级，最好选择B类药首选，C类最好经医生同意后再用。一般头孢类消炎药、青霉素类药、退热药、清热解毒的中药都可以选用。大多数药物其实是较安全的。

使用药物的最小有效量，即达到治疗效果的最小用量；而且用药时间要尽量缩短，做到见好就收。

尽量使用外用药：如局部涂抹的外用药和滴眼药水等。大面积全身性的外用药除外。

使用药物要权衡利弊，关键时候以保护准妈妈为主。医生为准妈妈选择用药，其实就是一个权衡利弊的过程，建议准妈妈患病后一定要及时咨询医生。

安定是常用的抗焦虑药、镇静催眠药，用途比较广泛，但在怀孕早期是不能服用的。3个月以内的胎儿，各器官及系统尚未发育成熟，对安定的代谢能力很弱，再加上胎儿血浆蛋白含量少，游离型增多，安定对胎儿的选择性明显超过了母体血浆浓度，则更进一步加重肝脏的代谢能力，可引起胎儿畸形和女胎男性化。

怀孕后能注射疫苗吗

准妈妈到底能不能接种疫苗，临床医学始终保持十分慎重的态度，一般轻易不会做孕期接种。近年来疫苗制作的科技化水平越来越高，疫苗的安全性有了很大保证，经过大量临床观察，许多疫苗开始逐渐应用于准妈妈了。

准妈妈可以接种的疫苗

（1）乙型肝炎疫苗

对于孕前体内没有乙肝病毒抗体的女性，多采用基因工程制备的疫苗，这种疫苗安全性好，注射疫苗后不影响妊娠。

（2）甲型肝炎疫苗

由于甲型肝炎是消化道传染病，准妈妈感染甲型肝炎后一般不传染给胎儿。当妊娠后有甲型肝炎接触，并处于高危易感状态时，可以接种甲型肝炎疫苗。

（3）流行性感冒病毒疫苗

准妈妈是流行性感冒的高发人群，流感疫苗是一种经过灭活的疫苗，换句话说，病毒疫苗的毒性很低，但免疫性依然存在。大量数据表明，流感病毒疫苗安全性尚好，准妈妈注射疫苗后产生的抗体可以经过胎盘进入胎儿体内。

（4）狂犬病血清疫苗

由于人一旦感染狂犬病病毒后，死亡率可达100%，此时保护准妈妈是最重要的，因此准妈妈被狗咬伤后一定要注射狂犬病疫苗。接种疫苗的同时还需注射抗狂犬病的抗体，这样既保护准妈妈，也可以保护胎儿。

（5）抗艾滋病球蛋白

HIV通常是在妊娠期或分娩时由母亲的血液传播给胎儿的，通过注射高效价HIV抗体可以达到保护胎儿的目的。

（6）破伤风类毒素

准妈妈患了破伤风可严重威胁生命，新生儿的破伤风病死率达到60%。妊娠注射破伤风类毒素可使95%的胎儿得到保护。

2.孕期不宜注射的疫苗

孕期不宜接种的疫苗主要是风疹减毒活疫苗。由于孕期感染风疹病毒后对胎儿致畸性很强，可引起新生儿先天耳聋、失明等严重畸形，所以一般孕前女性都常规进行风疹病毒抗体检测，如抗体检测为阴性可以在孕前3个月注射风疹疫苗，刺激身体免疫系统产生抵抗力。但妊娠早期注射风疹疫苗，胎儿发生先天性风疹病毒综合征的机会近5%，故对孕期感染风疹病毒的准妈妈采取的处理措施是终止妊娠。孕期意外接种了风疹疫苗，可以继续观察，而不必立即终止妊娠。

目前孕期还缺乏种类齐全的防病疫苗，如巨细胞病毒疫苗、弓形虫疫苗及单纯疱疹病毒疫苗，我们只能采取孕前病毒检测的方法来防止孕期感染。

★ 注意日常生活细节

1.选择适宜的衣服与鞋子

准妈妈应选择舒适、宽松的衣服，面料透气、刺激性小、吸湿性好、轻柔、保暖，以棉织品为首选；避免紧身的衣物，以免腹部和乳房受到挤压。内衣能够在稳固承托乳房的同时，不压迫乳房和乳头。不要选择高跟和完全平跟的鞋子，要能够支撑体重，又感到舒适和方便。

2.尽量少用洗涤剂

日常用的洗涤剂含有直链烷基磺酸盐等化学成分，可破坏和导致受精卵变性和坏死，特别是在孕早期，若过多地接触各种洗涤剂，其中的化学成分就会被皮肤吸收，在体内积蓄，从而使受精卵外层细胞变性，导致流产。准妈妈在怀孕早期一定要少用洗涤剂，以免产生不良后果。

3.尽量远离微波炉

微波炉是日常生活中的重要家用小电器，但在产生微波的同时会产生较强的电磁波，是目前所有家用电器中产生电磁波最强的一种电器。建议准妈妈远离正在使用中的微波炉，注意防护。

4.不要睡电热毯

许多人在寒冷的冬季喜欢睡在电热毯上，但即使是绝缘电阻完全合格的电热毯，也会有感应电压产生并作用于人体。人体与电热毯之间的感应电压可达40伏特～70伏特，且有15微安的电流，可产生足以危害胎儿健康的电磁波，建议准妈妈不要睡在电热毯上。

5.少用电吹风吹头发

准妈妈少用电吹风吹头发，因为吹风机的某些部分是由石棉做的，使用时的热风中多含有石棉纤维微粒，可通过呼吸道和皮肤进入血液，经胎盘循环进入胎儿体内，诱发胎儿畸形。此外，电吹风工作时会形成电磁场，电磁场的微波辐射会使人出现头痛、头晕、精神不振等，对孕妇及胎儿都不利。因此，准妈妈最好少用电吹风。

6.养花要有所选择

在准妈妈的居室里不宜摆放新鲜的花草，因为有些花草可对孕妇产生不良反应，如茉莉花、丁香、水仙、木兰等花卉，其浓烈的香味会减退孕妇的食欲和嗅觉，甚至引起头痛、恶心和呕吐。又如万年青、仙人掌、五彩球、洋绣球、报春花等花卉，能引起皮肤过敏反应，不小心接触后会出现皮肤瘙痒、皮疹等过敏现象。此外，孕妇新陈代谢旺盛，居室需要充分的氧气，而有些花卉如夜来香、丁香等，吸进新鲜氧气，呼出二氧化碳，会夺走居室内的部分氧气，对孕妇及胎儿的健康十分不利。

7.不宜使用清凉油和风油精

清凉油在日常生活中应用广泛，具有爽神止痒和轻度消炎退肿作用，可用于防治头痛、头昏、蚊子叮咬、毒虫咬、皮肤瘙痒和轻度的烧伤、烫伤等。清凉油中含有樟脑、薄荷、桉叶油等，主要成分之一的樟脑可经皮肤吸收，对人体产生某些影响。樟脑可穿过孕妇的胎盘屏障，影响胎儿的正常发育。因此，准妈妈不宜涂用清凉油、风油精等，尤其是妊娠头3个月，应避免涂用清凉油、风油精。

8.早睡觉，多休息

妊娠使准妈妈的身体承受着额外的负担，准妈妈会变得特别容易疲倦，大白天就想睡觉，夜晚也要比平常睡得更长些，并经常感到头晕乏力，在孕早期和晚期更为明显。建议准妈妈想睡就睡，不要做太多事，尽可能多休息、早睡觉。并可通过一些方式来减轻疲倦，恢复精力，如心旷神怡的想象、轻松愉快的聊天、调节情绪的音乐、健脑养颜的按摩、自寻乐趣的手工等。

9.尽量远离公共场所

许多准妈妈怀孕后仍喜欢去热闹的公共场所，但公共场所人群的嘈杂声、高音喇叭声、各种车辆的启动声，甚至飞机场飞机起降时发出的轰鸣声等都对胎儿中枢神经系统发育很不利。许多公共场所，如车站、影院、码头，人多拥挤、空气浑浊，人群呼吸排泄出的二氧化碳较多，有抽烟者的场所更是烟雾缭绕，释放出大量有害气体，使空气中氧气少而有害气体多，准妈妈处于这种环境中，浑浊的空气、被动吸烟和缺氧对胎儿均有害处。公共场所中各种致病微生物密度远远高于其他场所，特别在传染病流行期间，准妈妈很容易被传染而导致病毒和细菌感染。因此，公共场所中存在许多对腹中胎儿不利的因素，准妈妈应尽量避免去人多、嘈杂、拥挤的公共场所。

★ 家庭环境应整洁、安全

环境的整洁与安全对准妈妈的心情、健康都会有影响，对胎儿身心的健康也会有影响。

1.注意室内化学污染

新家具、新地板、瓷砖、刷墙时必须使用的涂料和胶水中往往会含有苯。这是一种易使人得癌症、白血病等，易使胎儿畸形的有毒化学物质，一定要注意。最好装修完后将屋子空晾三五个月再住进去，怀孕前、怀孕期间最好不要装修屋子。另外，准妈妈的生活环境内千万不能堆放农药化肥、化纤和皮革制品、废电池、过多的塑料橡胶制品、油漆涂料、消毒剂等有一定污染性、会释放有害气体的物品。

2.注意室内光、电、磁污染

现在大彩电、大冰箱、大立体声音响设备、电脑、电饭锅、微波炉等电器在一般家庭都已一应俱全，人们往往毫不在意地过着早上一起便开电视听新闻，上班路上一路都在看手机，在办公室里一天都使用电脑，晚上回家便坐在沙发上看电视、听音乐，然后又是坐到电脑前上网，直至深夜。这样的一天，接受的光电磁波辐射量实在不少，对准父母身体会有不利影响，对胎儿的伤害就更不会少。所以，准妈妈一定要注意尽可能避开光电辐射，尽量少使用电器。微波炉前要少站，使用时人尽可能离远一点。看电视不要时间过长、距离过近，最好不超过1小时、保持1米以外的距离。电脑和手机尽可能少用。

3.居室整齐简洁

家庭环境不在于是否豪华漂亮，而在于是否洁净舒适、不易生长细菌，更在于准妈妈是否心情愉悦满足。房间小，只要整齐干净就行。适当放一瓶绢花或鲜花，贴一张好看的画，自做一个小装饰品，就可以使居室显得舒适宜人。如果光线不好，考虑一下是否有可能把窗户玻璃换新或擦亮？如门外有树或东西挡住光线，是否能去掉一些树的小枝或拿开东西使光线更多地照进屋来？窗户如果打不开，是否能改装一下或换个插销使它能开启？屋内杂物过多显得拥挤凌乱的，是否能整理掉或搬开一些，使屋子变得简洁明快？另外，能保持床单经常更换、沙发罩适时清洗、衣服找地方挂好或叠好了放整齐，杂乱无用的东西及时处理，同样能创造一个宜人的环境。

4.可多利用室外环境

居室条件实在太差，无法获得较好的通风透气条件，可多到户外活动。只要天气许可就出去晒晒太阳，呼吸新鲜空气，或到附近的树林、花园、田野散步，感受户外的美丽。

环境过于潮湿，容易滋长细菌病毒，人容易得病。南方有些地方梅雨季节家中的桌子也会长毛，雨季墙壁会滴水珠，最好买个抽湿器经常干燥一下屋子。另外，现在有不少公共场所采用完全密闭形式的窗户，比如商场、机场候机厅、图书馆、学校教室、阅览室、豪华写字楼内的会议厅、办公室等，这使室内容易积聚人排出的废气，新鲜空气却没法流进来，对准妈妈、胎宝宝的健康不利，所以最好避免去这样的场所。

5.避免噪声对胎儿的危害

科技的进步带来工业和交通事业的迅速发展，噪声污染由此也就变得广泛和严重了。对动物的实验已证实，严重的噪声会影响受精卵发育，造成畸形。

准妈妈在怀孕初期可能出现恶心、呕吐等反应，有些人反应特别剧烈，以至于影响进食，有的甚至需要输液治疗。有的准妈妈在妊娠后期还会患妊娠期高血压疾病，主要表现是血压高、水肿和蛋白尿。在接触强烈噪声的女性中，妊娠剧吐的发生率和妊娠期高血压疾病的发生率都比其他女性高。接触强烈噪声不仅会对孕妇的健康产生危害，也会对胎儿产生许多不良的影响。长时间的噪声引起子宫收缩，影响胎儿的血液供应，进而影响胎儿神经系统的发育。长期接触噪声的女性，其所生婴儿的体重比其他新生儿的体重低，说明强烈噪声很可能影响胎儿的发育。此外，准妈妈接触强烈噪声还可对胎儿的听觉发育产生不良后果。国外的一些研究表明，准妈妈在怀孕期间接触强烈噪声（100分贝以上），婴儿听力下降的可能性增大。这可能是由于噪声对胎儿正在发育的听觉系统有直接的抑制作用。

由于噪声会对人体产生许多不良的影响，因此很多国家对生产车间或工作场所的噪声做了明确规定。为了保护自身及胎儿的健康，准妈妈在怀孕期间应该避免接触超过卫生标准（85分贝~90分贝）的噪声。

★ 工作、怀孕两不误

除了一些有特殊疾病的准妈妈不适合上班外，大部分准妈妈都能继续工作，并且工作所获得的成果能让准妈妈更有成就感，不至于陷入自怨自艾的产前忧郁症中。但准妈妈的体力毕竟比不上没有怀孕的人，聪明的准妈妈可以将怀孕时的工作生涯变得轻松、舒适。

建议每工作1～2个小时后，花10～15分钟休息一下，站起来活动活动或伸展四肢。

中午最好休息半个小时，如果是在办公室，可准备一个躺椅，侧躺休息，不要趴在桌上，以免压迫腹中的宝宝。若中午时间不在办公室内，可找个椅子稍微斜靠着休息10～20分钟，对恢复体力有很大的帮助。

如果必须长时间坐着工作，应该垫高双脚，偶尔双脚动一动，以促进下肢血液循环，避免足部水肿。

如果必须长时间站着工作，应穿着弹性袜，注意弹性袜的穿法是早晨起床前先穿好再下床，并尽量每小时找个空当小坐片刻，将双脚抬高。

回家后务必抬高腿半小时，可以躺在床上、双腿靠在墙壁上或臀部贴墙等，以预防静脉曲张、足部水肿，并解除双脚疲劳。

穿舒服、合适的衣服和鞋子，使活动、走路较为轻松。

注意饮食的规律和营养，并准备一些营养的小点心或水果，肚子饿了可以吃。

想上厕所时要马上去，千万不要憋尿。

注意坐姿，避免弯腰驼背。

尽量减少工作上的压力，工作之余听听音乐，练习生产时的呼吸法，让自己放松，或是找亲朋好友倾吐一下怀孕心情，都是解压的好方法。

● 孕中期生活保健要点

★ 要重视脚的保护

怀孕后负担最重的是心脏。由于子宫的增大提高了横膈，90%的准妈妈有功能性的心脏杂音，平均每分钟增加10次～15次心跳。

被称为人体第二心脏的脚，在怀孕后的负担也不轻。首先要支持增加的体重（10千克～14.5千克），脊椎前弯，重心改变。怀孕末期由于松弛素的分泌，颈、肩、腰背常常酸痛，脚更不堪重负，足底痛时有发生。

准妈妈的脚容易水肿，最好选择柔软天然材质的软皮或布鞋，可有效减少脚的疲劳。合成革或不透气的劣质旅游鞋，沉重而且不透气，会使水肿加重。

怀孕后脚痛还有一种原因是平足。平时无症状，孕期的生理变化往往使平足加重。准妈妈常因为体重增加，使维持足弓的肌肉和韧带疲劳，不能维持正常足弓。而矫形平足鞋垫可以治疗，这是根据个人足形，由变压泡沫做成鞋垫来矫治。其材质近似人体结缔组织，帮助足弓均匀分散和承担体重。

★ 重拾性爱甜蜜

由于性激素的作用，准妈妈的生殖器官血流更加丰富，血管充血而粗大，容易受伤和出血。阴道变得湿润而容易进入，生殖器和乳房更加敏感。有的准妈妈在孕中期会出现性欲增强和性反应提高的现象，可以适当进行性生活。健康而适度的性生活能大大增进准妈妈和丈夫的感情，又不必担心避孕的问题，可以使夫妻更放松、更能体验到性爱的快乐。此时性生活的原则是选择适宜的体位，不要过于激烈，不能压迫或撞击准妈妈的腹部，不要给子宫以直接的强烈刺激，次数也不宜过多。因为此时羊水增多，胎膜张力增加，如果性生活频繁，性交的力量过大，准妈妈腹部受压，可能导致胎膜早破，脐带可能从破口脱落到阴道里，甚至阴道的外面，胎宝宝失去了供应氧气和营养的脐带会流产。也可能造成子宫腔感染。轻度的感染会使胎宝宝的智力和发育受到影响，而严重的感染可致胎儿死亡。

★ 注意身体清洁

怀孕期间，汗腺和皮脂腺分泌旺盛，头部的油性分泌物增多，阴道的分泌物也比较多，应当经常洗头、洗澡、换衣服。全身清洁可以促进血液循环和皮肤代谢，增强准妈妈的体质。夏季酷热，每天洗澡不可少；春秋气候宜人，每周1～2次即可。洗澡的时间要适当，饥饿时、饱食后1小时之内不宜洗澡。水温要适当，无论春夏秋冬，浴水温度最好与体温接近，太凉或太热的水会对准妈妈皮肤造成刺激，影响准妈妈的血液分布，不利于母体健康及胎宝宝发育。淋浴比盆浴更适合准妈妈，因淋浴可防止污水进入阴道，避免产前感染。孕中期准妈妈的身体日渐笨重，进出澡盆、浴缸不便，容易滑倒，使腹部受到撞击。

洗澡时要注意通风，并避免时间过长。一般每次洗澡时间不宜超过15分钟。如果浴室通风不好，空气混浊，湿度大，空气的含氧量就会相对较低，再加上热水的刺激，使皮肤血管扩张，造成血液流入躯干、四肢的较多，进入大脑和胎盘的相对减少，可能造成准妈妈在洗澡的时候晕厥或胎宝宝缺氧，胎宝宝脑缺氧时间如果过长，会影响其神经系统的生长发育。

孕期准妈妈的外阴部会发生明显变化，皮肤更柔弱，皮脂腺及汗腺的分泌较体表其他部位更为旺盛。同时，由于阴道上皮细胞通透性增高，以及子宫颈腺体分泌增加，使白带大大增多。准妈妈要每天进行外阴局部清洁，以免发生感染，但注意不可用热水、碱性肥皂水和高锰酸钾液清洗。

★ 孕7月开始数胎动

胎儿对缺氧十分敏感，有时妈妈身体不佳或过于劳累会造成宫内缺氧，这类情况如不及时发现常常会危及胎儿的生命。如果准妈妈自己学会在家中测胎动，就能及时发现胎儿是否缺氧。胎动对缺氧的反应比胎心要敏感明显，从胎动消失到胎心消失一般有数小时到3天的时间。所以准妈妈一旦发现胎动异常立即到医院就诊，一般可以挽救胎儿的生命。因此，监测胎动对保障胎儿的安全有着非常重要的意义。

准妈妈从怀孕7个月就应该开始数胎动。

正常胎动为每小时4～5次，3小时胎动次数相加乘4等于12小时的胎动次数，12小时内正常胎动数为30次左右。若下降至20次以下，或每小时少于3次，或比以前减少一半，或胎动频繁，结合胎心有异常变化，表示胎宝宝宫内有异常，胎宝宝可能有危险，应立即就医，做进一步的检查。

准妈妈可以学习自己数胎动，胎儿在一天中有两个时间段活动最为频繁，一个时间段是上午7～9点，另一个时间段是晚上11点到次日凌晨1点，其他时间段胎儿活动则相对较少，尤其是早晨更少。因此，如果时间允许，准妈妈可以采取早、中、晚定时留意，各测胎动1小时的办法来数胎动。如果难以做到

数胎动-延展阅读

每日测3次，至少也要测晚上临睡前的那次。方法很简单：采取侧卧位或半卧位静卧，两手轻轻地放在腹壁上，这时候手就能够感受到胎动了。为避免外界干扰、中断或忘记所记数字，可以事先准备些钥匙、牙签、火柴棍、小玻璃球等之类的物件作为计数工具，胎儿每动1次拿出1根（个），数满1个小时即为每小时胎动次数。把每次测定的次数记录在小本上，再把1日内每次测得的次数相加，除以所测次数，即可得出每次平均数（如果测了3次则除以3），然后再乘以12，即大致为每12个小时内的胎动次数。

除了胎动次数，胎动类型也有必要了解。视情况不同，一般胎宝宝会有简单运动、翻身运动和短促的高频率运动等不同胎动类型。比如，简单运动为单一的胎儿四肢运动，如踢脚、打拳等，一般动作强、持续时间短（1~15秒），准妈妈可有被踢、跳动的感觉。翻身运动是指胎儿躯干的左右转动，动作强、持续时间略长（3~30秒），准妈妈可有翻滚、被牵拉的感觉。而所谓短促的高频率运动，是指胎儿单纯的肢体或胸壁运动，力量弱、时间短，通常都在1秒以内，准妈妈可感觉到宝宝颤动、打嗝或很弱的蠕动。

胎动受外界影响较大，如准妈妈运动则胎动次数减少，强声、强光、触摸腹部等刺激则导致胎动增加。妊娠4月、5月时只是胎动的开始，如果到了妊娠晚期，则常用胎动计数作为家庭自我监护的一项内容。

★ 密切关注胎位的变化

胎宝宝出生前在子宫里的姿势非常重要，它关系到准妈妈是顺产还是难产。子宫内的胎宝宝是浸泡在羊水中的，由于胎宝宝头部比胎体重，所以胎宝宝多是头下臀上的姿势。正常的胎位应该是胎头俯曲、枕骨在前，分娩时头部最先伸入骨盆，医学上称之为"头先露"，这种胎位分娩一般比较顺利。不过，有些胎宝宝虽然也是头部朝下，但胎头由俯曲变为仰伸或枕骨在后方，就属于胎位不正了。至于那些分娩时臀部先露（臀位），或者脚或腿部先露，甚至手臂先露（横位）等，更是胎位不正。这些不正常的胎位容易导致难产，比如臀位容易导致胎膜早破，造成脐带脱垂或分娩时的出头困难，从而会危及胎宝宝的安全。横位的胎宝宝，由于分娩时先露部分不能紧贴宫颈，对子宫的压力不均匀，也容易造成胎膜早破，甚至出现胎宝宝手露出阴道外、脐带脱垂等问题，危及胎宝宝生命。

　　如果到怀孕36周时胎位仍然不正，则需要提前决定分娩方式，并及早入院待产。横位者也可采取一定的措施进行纠正，以确保在分娩前能转为正常。医生可用手法扭转横位胎位，但要注意有可能因此产生脐带绕颈，如临产时仍然不能纠正则应剖宫产。

● 孕晚期生活保健要点

★ 每日作息要有规律

　　胎宝宝在孕后期形成的活动习惯会在他出生后一段时间内留存，如果他是黑夜白天颠倒的作息，新妈妈和家人就会被折腾得无法入睡、疲劳不堪。那么，胎宝宝的生活规律有办法塑造吗？答案是肯定的。

　　准妈妈在怀孕7个月后要十分关注自己的作息时间，生活一定要有规律。如果准妈妈起居有规律，胎宝宝也能受影响养成相同的生活作息规律；如准妈妈每天晚上晚睡，胎宝宝也会有晚睡习惯。出生后也可能会出现夜晚你想睡时，他清醒得很，怎么哄也不能入睡；你醒着时，他却总是呼呼大睡的现象，这不仅会影响大人的休息，对宝宝的健康也是十分有害的。科学研究证明，人的生长激素是由脑垂体在晚上入睡后分泌的，如果人随意打破了作息时间，破坏了自身的生物钟规律，生长素就不能得以更好地分泌，这会影响孩子的生长和健康。

　　而如果准妈妈每日能早睡，每日能坚持一定的作息时间表，胎宝宝也会养成早睡和起居有规律的习惯，出生后会比较容易调整睡觉和醒来的时间与大人相协调，与白天和黑夜的宇宙规律相协调，并能更好地形成自己的生物钟规律。所以准妈妈最好每晚能在10点以前上床睡觉，孕晚期尤其要遵守这个规律，每天最好能坚持。

　　每天早晨或傍晚的一定时候，准妈妈最好能到户外散散步，呼吸呼吸新鲜空气，原因是孕晚期的胎宝宝长肉长骨骼迅速，需氧量会大增，准妈妈每天有一定户外活动不仅有利于胎宝宝养成好的生活习惯，也有助于胎宝宝的身体生长，并增加胎宝宝的生命活力和灵性。准妈妈如果爱活动、爱户外，胎宝宝也会养成这样的好习惯，出生后会比较喜欢活动、喜欢户外，喜欢新鲜空气，这就给他奠定了一个好的生活习惯。

怀孕8个月后，准妈妈的腹部明显增大，仰卧时巨大的子宫还会压迫位于脊柱两旁的大静脉和大动脉，阻碍下肢、盆腔脏器以及肾脏的血液回流入心脏，造成回心血量减少，从而导致心脏向全身输出的血量减少，造成准妈妈全身各个脏器的供血量不足，引起头晕、胸闷、心慌、恶心、呕吐、发冷、出汗、血压下降等症状，严重时甚至会出现神志不清和呼吸困难。由于肾脏的血流量减少，可以影响肾脏的排泄功能，导致下肢水肿或妊娠期高血压疾病的发生或加重。当下腔静脉受压时，下肢及盆腔内静脉的压力增加，可出现静脉曲张或发生痔疮。仰卧位时子宫还可以压迫输尿管，使尿液排出不畅，准妈妈易患肾盂肾炎。因此，孕晚期准妈妈睡觉时最好不要采用仰卧位。

怀孕后的子宫往往会有不同程度的向右旋转，如果经常采取右侧卧位，可使子宫进一步向右旋转，为了改变子宫的右旋，可采取左侧卧位。但长时间左侧卧准妈妈会有不舒服的感觉，也可以短时间右侧卧。

精神上的疲劳和不安，增大的子宫及激素的作用，再加上胎动、睡眠姿势受限制等因素，准妈妈在孕晚期容易失眠。经常失眠会影响准妈妈和胎宝宝的健康，也会对分娩产生不利影响，应想办法调整。

准妈妈应放松心情，睡不着时不要烦躁焦急，因为越着急越睡不着。丈夫应该细心体贴怀孕的妻子，倒头便睡对准妈妈也是一种刺激，会使她产生一种失落感，从而影响睡眠。做丈夫的应该说几句安慰的话，给妻子一个温柔的拥抱，或为其轻柔地按摩腿部和腰部，会使准妈妈心情愉悦、易于入睡。要注意准妈妈睡的床垫不要过软，以便能够使全身的肌肉放松。白天可适当做点儿家务或散散步、做准妈妈操，但要注意避免过度疲劳。可以在睡前洗一个温水澡，不要看让人兴奋的文章或情节过于紧张、恐怖的电视，都可以在一定程度上改善准妈妈的睡眠。

★ 别做危险动作

孕晚期的准妈妈长时间站立时最好找平坦且有可扶持物的地方，两腿平行，两脚稍微分开，可使身体的重心落在两脚之间，身体便不容易疲劳。如果需要长时间站立，最好采用两脚一前一后的站立法，并每隔几分钟变换一下两脚的前后位置，使体重放在伸出的前腿上，可以有效减轻疲劳感。

此时隆起的腹部会遮住准妈妈的视线，千万不要着急走路，一定不要踩偏，要踩稳后再移动身体，一定要利用扶手或墙壁等扶持物。尽量减少上下楼梯的次数，尽量使用电梯，如果必须走楼梯，不要猫着腰或过于挺胸腆肚，只要伸直脊背就行。要看清楼梯，一步一步地慢慢上下，注意防滑或踩空台阶，更不要用脚尖走路，以免踩空出危险。

坐椅子时不要一下猛坐下去，要先靠前坐在椅子边上，然后移动臀部再深深地坐进整个椅子中。后背要笔直地靠在椅背上，大腿成水平状态，膝关节成直角，这样不容易发生腰背痛。

如果要将物品放在较低的地方或从低处拿取物品，一定不要压迫腹部。正确的姿势是以屈膝落腰、完全下蹲、单腿跪下的姿势，把要拿的东西紧靠在身体边拿起，再伸直双膝站起。不要采取不弯膝盖、只倾斜上身的姿势，这样容易造成腰痛，也容易由于重心不稳而摔倒。不要登高打扫卫生、搬运沉重的东西，避免弯着腰用抹布擦东西。不要长时间蹲着干活儿，避免抱被子、晒被子之类的事情。熨衣服要在高矮适中的台子上进行。适当出门购物，作为一种散步，选择人不太拥挤的时间去，一次不要买太多的东西，以免太沉，不要骑自行车出去买东西，以免发生危险。寒冷的日子千万不能长时间和冷水打交道。

　　准妈妈进入孕晚期会感到行动特别不便，腹部越来越大，行动变得迟缓。胎儿也在腹中的位置不断下降，为分娩做准备。因此，此时期准妈妈的行为动作一定要多加小心，防止任何意外的发生。

★ 暂时和性爱说再见

经历了好几个月的孕育，妊娠到了最后的关键时刻，这个时期也是胎宝宝容易发生危险的时期。

在孕8个月以后，准妈妈的肚子膨胀，腰痛，身体懒得动弹，性欲减退。此阶段胎宝宝生长迅速，子宫增大很明显，对任何外来刺激都非常敏感。夫妻间应尽可能停止性生活，以免发生意外。若一定要有性生活，必须节制，并注意体位，还要控制性生活的频率及时间，动作不宜粗暴。这个时期最好采用丈夫从背后抱住准妈妈的后侧位，这样不会压迫准妈妈的腹部，也可使准妈妈的运动量减少。

临产前1个月时必须禁止同房。因为这个时期胎宝宝已经成熟。为了迎接胎宝宝的出世，子宫已经下降，子宫口逐渐张开。如果这时同房，羊水感染的可能性更大。感染不但威胁着即将分娩的准妈妈安全，也影响着胎宝宝的安全，可使胎宝宝早产。而早产儿的抵抗力差，容易感染疾病。胎宝宝在子宫内也可以受到母亲感染疾病的影响，使身心发育受到障碍。

对于丈夫来说，目前是应该忍耐的时期，只限于温柔地拥抱和亲吻，禁止具有强烈刺激的行为。

★ 不宜长途旅行

旅行，尤其是长途旅行，是一件十分辛苦的事情，人的身体容易因气候、地点的变化而出现不适。正常人均有可能发生旅途生病的事情，对于孕妇，特别是孕晚期的孕妇，就更为辛苦。妊娠晚期，由于身体的变化，孕妇活动能力会明显下降，适应环境的能力也远远不如从前，加上此时胎儿已临近生产，如果进行长途旅行，长时间的颠簸、作息时间的打乱、环境的变化无常，极易使孕妇精神紧张、不安，身体疲惫。由于旅途条件有限，车船中人员高度集中，孕妇免不了受到碰撞或拥挤。另外，由于交通工具内人员杂聚，空气相对浑浊，各种致病细菌比其他环境要多，孕妇清洗比较困难，容易感染疾病。在这种条件下，孕妇往往还易发生早产、急产等意外情况，旅途中如果当地的医疗条件不好，当地的医务人员也不了解孕妇的情况，在处理紧急情况时难免会有所偏差。因此，妊娠晚期旅行对孕妇来说是不可取的，最好能避免。

如果由于特殊情况一定要外出，应该从以下几个方面做好准备：不要临近预产期才开始动身，一般最好提前1～2个月，以防途中早产。为防万一，最好随身带些临产的物品，如纱布、酒精、止血药品以及婴儿衣被等。交通工具以乘火车为宜，一定要购买卧铺车票。考虑目的地的气候条件，带好必要的衣物。旅途中注意饮食卫生，不要吃生冷、变味的食品，不喝生水，以预防肠道传染病。孕妇如果晕车，应在医生的指导下备好防晕车的药物，千万别自己乱服晕车药，以免造成对胎儿的伤害。万一途中出现腹部阵痛、阴道出血等情况，应及时报告车上的工作人员，最好能争取在沿途大站下车，及早到当地医院分娩。

★ 危急时必须立即去医院

1.腹部剧痛

孕晚期如果准妈妈突然感到下腹持续剧痛是非常危险的信号，有可能是胎盘早剥，也有可能是早产或子宫破裂的先兆，一定要及时就医，切不可拖延时间。胎盘早剥多发生在孕晚期，孕妇可能有妊娠期高血压疾病、慢性高血压病、腹部外伤等病史，典型症状为下腹部撕裂样疼痛，多伴有阴道流血。腹痛的程度与早剥面积的大小、出血量的多少、子宫内部压力的高低、子宫肌层是否破损等综合因素有关，严重者腹痛难忍、腹部变硬、胎动消失甚至休克。

2.阴道出血

孕晚期如果出现阴道出血，即使只有少量出血，也要引起高度重视，立即就医，否则十分危险。此期的阴道出血一般都是胎盘异常所致，常见的是前置胎盘或胎盘早剥。正常情况下，胎盘应位于子宫体的前壁、后壁或侧壁，如果胎盘附着的部位过低，部分或全部附着在子宫颈口上，便会形成前置胎盘。在妊娠晚期，子宫开始不规律收缩或临产后，子宫下段会扩张，可使覆盖于子宫颈口的胎盘与子宫分离，从而引起出血。前置胎盘出血的特点是血色鲜红且不伴有腹痛，出血量的多少与胎盘覆盖子宫颈口的多少有关，覆盖得越多则出血越早，出血量也越大。反之，则出血晚些，出血量亦少些。

正常情况下，胎盘应在胎儿娩出后才与子宫壁分离。如果胎盘位置异常，孕妇又患有妊娠高血压疾病、外伤或羊水突然大量流出，会使胎盘在胎儿娩出前与子宫部分剥离，引起出血。血色暗红并伴有腹痛，严重时剥离面血液可渗入子宫肌层，使孕妇腹部硬如木板。由于剥离的出血面与阴道不一定相通，常常阴道出血量与孕妇及胎儿面临的危重情况不相符合，易掩盖真实、危急的病情。因此，孕妇一旦发生阴道出血并伴有腹痛，应引起高度重视，一定要马上去医院检查，以免发生危险。

3.羊水流出

临近分娩，孕妇的阴道分泌物会增多，但如果突然感到有大量液体从阴道流出，能湿透内、外衣裤，似尿液，持续不断，时多时少，可能是发生了胎膜早破。正常情况下，生活在子宫中的胎儿被胎膜包裹着，胎膜平滑柔软，富有弹性，胎膜内充满了羊水。临产时，随着胎头的逐渐下降，胎膜会被挤破，使羊水流出来，起到润滑阴道和冲洗阴道的作用，这种现象称为"破水"。如果孕妇还没有进入正式的分娩阶段胎膜便发生破裂，羊水过早流出，称为"胎膜早破"，即"早破水"。

　　胎膜早破是一种异常的现象，会对分娩造成不利的影响。由于子宫腔过早打开并与外界相通，增加了子宫内感染的机会；羊水流尽，使胎儿失去了缓冲物质，子宫收缩时可直接压迫胎儿，造成胎儿窘迫，甚至死亡。孕妇如果发现自己胎膜早破，千万别慌张，最好马上平卧于床上，并将臀部抬高，以减少羊水流出，局部应使用消毒会阴垫，家人应该用担架或救护车立即将孕妇送往医院。

　　在怀孕最后几周不妨使用卫生巾，这不但使准妈妈有安全感，而且在白带增多时还有助于保持会阴清洁。

第05节
孕期检查

● 孕早期检查

★ 孕期检查好处多

妊娠期间的检查有两个目的：一是对准妈妈身体健康状况的动态监测，及时发现准妈妈由于妊娠而引起的病理变化，如妊娠贫血、妊娠高血压、妊娠糖尿病、妊娠合并心脏病及妊娠合并肾病。一些妊娠并发症可能威胁母子的生命安全。二是监测胚胎宫内的发育状况，胎儿发育是否存在异常，如发育畸形、停止发育、胎儿宫内缺氧、胎儿发育过小或过大、胎儿身体各部位比例是否合适等。

小贴士　　孕期检查是有步骤的，不同时期检查的重点也是不同的。孕早期着重于胎儿的发育观察，孕晚期着重于准妈妈的检查，各项检查必不可少。

按时做产前检查，经常与医生沟通，日常孕期的疑问或保健方法都可以在与医生的互动中找到答案，产科医生就是准妈妈的良师益友。

1.产检医院的选择

孕期检查和分娩最好选择一家离家近、交通方便、设备先进、医务人员经验丰富的医院。对于准妈妈来说，医院离家近非常重要，产前检查就可以节约不少时间，减少很多麻烦。临产前可能会出现一些突发的紧急情况，如早破水、胎动过频或突然减少、剧烈腹痛、阴道出血等，如处理不及时会危及母婴安全。医院离得近可减少路途奔波，避免延误处理时间。可考虑首选专科医院，如妇产医院或妇幼保健院。这类医院大多技术力量雄厚，设备先进，有齐全的辅助科室，住院环境舒适，拥有设施优越、抢救设备齐全的产房、手术室、婴儿室。综合医院特别是三级甲等综合医院，也是值得信赖的选择。尤其是怀孕时伴有肺结核、病毒性肝炎、心脏病等严重疾病或出现严重并发症的，最好选择综合性医院产科做检查和分娩。

2.什么时候查比较好

一般来说，最晚也要在停经6~8周时去医院就诊，以尽早确认是否怀孕，并准确推算预产期。有的心急的准妈妈在停经未满6周就到医院要求进行妊娠试验，以确定是否怀孕。这时可进行血hCG（人绒毛膜促性腺激素）测定，对判断是否怀孕是较准确的。

预产期的推算一般是根据准妈妈末次月经的时间，适用于月经周期规律、又能准确记忆末次月经来潮日期的准妈妈。按末次月经的第一天计算，只要年份减1、月份减3或加9、日期加7便可以推算出预产期。从末次月经的第一天到预产期，整个过程历时280天。如果月经周期不准，或记不清末次月经来潮日期的，可根据孕6~8周B超确定。

3.第一次产检查什么

不同的医院检查项目会有一些差异。一般来说，除了进行妊娠测试以确认是否怀孕外，还会包括完整的体格检查：身高、体重、血压测量，颈部触诊及甲状腺检查，心肺部听诊，乳房、腹部及四肢检查，阴道检查，等等。除了上述检查外，还有一些孕期的非常规检查项目，如微量元素检查、骨密度检测、甲胎蛋白检测（AFP）等，医生会根据每个人的具体情况给出合理的建议。

通常情况下，在妊娠12周左右，准妈妈去医院进行产检时医生会尝试测听胎心。一般是通过一个听筒将胎儿的心跳声音放大，然后通过了解初次听到胎心的时间、计算胎心跳动的次数来确定胎儿的孕周以及在妈妈子宫里的状态。正常胎心的跳动范围在120次/分~160次/分。如果孕周较早，160次/分~170次/分也属于可以接受的范围。

如果准妈妈年龄超过35岁，而且家庭有遗传病史，需要做羊膜腔穿刺，检查胎儿染色体，对胎儿的先天性及遗传性疾病做出特异性诊断。一般在18~23周进行，但需要提前1个月预约和咨询。

以末次月经推算预产期表

月份	1	2	3	4	5	6	7	8	9	10	11	12	13	14	15	16	17	18	19	20	21	22	23	24	25	26	27	28	29	30	31
1月	1	2	3	4	5	6	7	8	9	10	11	12	13	14	15	16	17	18	19	20	21	22	23	24	25	26	27	28	29	30	31
10月	8	9	10	11	12	13	14	15	16	17	18	19	20	21	22	23	24	25	26	27	28	29	30	31	1	2	3	4	5	6	7
2月	1	2	3	4	5	6	7	8	9	10	11	12	13	14	15	16	17	18	19	20	21	22	23	24	25	26	27	28			
11月	8	9	10	11	12	13	14	15	16	17	18	19	20	21	22	23	24	25	26	27	28	29	30	1	2	3	4	5			
3月	1	2	3	4	5	6	7	8	9	10	11	12	13	14	15	16	17	18	19	20	21	22	23	24	25	26	27	28	29	30	31
12月	8	9	10	11	12	13	14	15	16	17	18	19	20	21	22	23	24	25	26	27	28	29	30	31	1	2	3	4	5	6	7
4月	1	2	3	4	5	6	7	8	9	10	11	12	13	14	15	16	17	18	19	20	21	22	23	24	25	26	27	28	29	30	
1月	8	9	10	11	12	13	14	15	16	17	18	19	20	21	22	23	24	25	26	27	28	29	30	31	1	2	3	4	5	6	
5月	1	2	3	4	5	6	7	8	9	10	11	12	13	14	15	16	17	18	19	20	21	22	23	24	25	26	27	28	29	30	31
2月	8	9	10	11	12	13	14	15	16	17	18	19	20	21	22	23	24	25	26	27	28	1	2	3	4	5	6	7	8	9	10
6月	1	2	3	4	5	6	7	8	9	10	11	12	13	14	15	16	17	18	19	20	21	22	23	24	25	26	27	28	29	30	
3月	8	9	10	11	12	13	14	15	16	17	18	19	20	21	22	23	24	25	26	27	28	29	30	31	1	2	3	4	5	6	
7月	1	2	3	4	5	6	7	8	9	10	11	12	13	14	15	16	17	18	19	20	21	22	23	24	25	26	27	28	29	30	31
4月	8	9	10	11	12	13	14	15	16	17	18	19	20	21	22	23	24	25	26	27	28	29	30	1	2	3	4	5	6	7	8
8月	1	2	3	4	5	6	7	8	9	10	11	12	13	14	15	16	17	18	19	20	21	22	23	24	25	26	27	28	29	30	31
5月	8	9	10	11	12	13	14	15	16	17	18	19	20	21	22	23	24	25	26	27	28	29	30	31	1	2	3	4	5	6	7
9月	1	2	3	4	5	6	7	8	9	10	11	12	13	14	15	16	17	18	19	20	21	22	23	24	25	26	27	28	29	30	
6月	8	9	10	11	12	13	14	15	16	17	18	19	20	21	22	23	24	25	26	27	28	29	30	1	2	3	4	5	6	7	
10月	1	2	3	4	5	6	7	8	9	10	11	12	13	14	15	16	17	18	19	20	21	22	23	24	25	26	27	28	29	30	31
7月	8	9	10	11	12	13	14	15	16	17	18	19	20	21	22	23	24	25	26	27	28	29	30	31	1	2	3	4	5	6	7
11月	1	2	3	4	5	6	7	8	9	10	11	12	13	14	15	16	17	18	19	20	21	22	23	24	25	26	27	28	29	30	
8月	8	9	10	11	12	13	14	15	16	17	18	19	20	21	22	23	24	25	26	27	28	29	30	31	1	2	3	4	5	6	
12月	1	2	3	4	5	6	7	8	9	10	11	12	13	14	15	16	17	18	19	20	21	22	23	24	25	26	27	28	29	30	31
9月	8	9	10	11	12	13	14	15	16	17	18	19	20	21	22	23	24	25	26	27	28	29	30	1	2	3	4	5	6	7	8

4.建立孕妇保健手册（卡）

有的医院可能会在第一次产检时提出关于建立孕妇保健手册（卡）的相关事宜，但一般情况是在妊娠3个月后，准妈妈确定了孕检和分娩医院再办理相关事宜。

准妈妈在办理保健手册（卡）时应带好身份证户口本、准生证（具体材料以所在地要求为准），在办理好孕妇保健手册（卡）后可到选定的医院建立病历。

第一次到医院检查一定要空腹，以便采血。采血的目的是查血型、血色素、Rh因子、肝功能、乙肝表面抗原、甲胎蛋白及梅毒血清，看看有无风疹病毒、血清巨细胞病毒等。

● 孕中期检查

★ 每4周做一次产检

定期检查可于妊娠20周左右开始，至妊娠36周，每4周查1次。孕中期需要多加关注血压、血红蛋白、血糖的变化，以排除或及早发现是否有合并妊娠高血压疾病、贫血、糖尿病的可能。

1.B超检查

B超对胎儿影响不大，在孕期的不同阶段进行B超检查目的不同。一般在怀孕6～8周最好有一次B超检查，可确定孕周、是否多胎及是否宫外孕；在11～13周可以测胎儿NT值，作为唐氏筛查的指标之一；在20～24周时B超检查胎儿有无畸形，一般从头到脚、内脏都能看得清楚；28～30周时做B超的目的是了解胎儿发育情况，观察是否有体表畸形，同时还要对胎儿的位置及羊水量做进一步的了解；最后一次是在孕37～40周，此时做B超检查的目的是确定胎位、胎儿大小、胎盘成熟程度、有无脐带缠颈等问题，进行临产前的最后评估。

2.胎心音检查

怀孕18～20周用一般听诊器经准妈妈腹壁就能够听到胎心音。胎心音呈双音，犹如钟表的"嘀嗒"声，速度较快，正常时为120次/分钟～160次/分钟。胎心直接反映胎儿的生命情况，过快、过慢或不规则都说明胎儿在宫内有缺氧情况，有窒息的可能，可危及胎儿生命，应及时就医。

唐氏筛查是唐氏综合征即21-三体综合征产前筛查的简称，目的是通过化验准妈妈的血液来判断胎儿患有唐氏综合征的危险程度。需要强调的是，该检查只是判断胎儿患有唐氏综合征的可能性有多大，而不能明确胎儿是否患上了唐氏综合征。因此，筛查结果为阳性的准妈妈不要过度惊慌，要积极配合医生做进一步检查。

胎心音应与子宫动脉及胎盘杂音相区别。子宫动脉杂音是血流通过扩张的子宫动脉时所产生的吹风样的低音，胎盘杂音是血流通过胎盘时所产生，二者的快慢与母体脉搏相一致。胎盘杂音的范围较子宫动脉杂音的范围大。

3.宫高、腹围检查

从怀孕14～15周开始，准妈妈做产前检查时增加了一个新的检查项目，即测量宫高及腹围。怀孕28周前每4周测量1次。怀孕28～35周，每两周测量1次。怀孕36周后每周测量1次。测量宫高的方法是让准妈妈排尿后平卧于床上，用软尺测量耻骨联合上缘中点至宫底的距离，然后将测量结果画在妊娠图上，以观察胎儿发育与孕周是否相符及羊水的多少等情况。

正常的准妈妈宫高和腹围的增长应该限制在一定范围内，超出该范围就要仔细考虑是否存在一些隐匿的问题。最为常见的是准妈妈吃得太多，体重增长超过了标准。另外，羊水过多或者双胎妊娠时都会在妊娠图上表现出来。

4.糖尿病筛查

随着生活水平的不断提高，体重超标、营养过剩的准妈妈越来越多，妊娠期糖尿病的发生率也逐渐增加。因此，在怀孕24～28周后要进行糖尿病筛查，又叫"50克糖筛"。如果糖筛血糖高，则通过喝75克葡萄糖水试验来帮助确定准妈妈是否患有妊娠期糖尿病。

5.血压监测

孕中期血压正常值的标准和孕前一样，仍然是不能超过140/90毫米汞柱。从妊娠20周后开始，医生更加注意血压的变化，因为在20周之前发现血压升高的准妈妈属于原发高血压的范围，也就是说，该高血压是你在孕前就已经存在的疾病，不是妊娠所诱发的。而20周之后出现的高血压则提示准妈妈罹患了一种新的妊娠期并发症，即妊娠期高血压疾病。虽然单纯的妊娠期高血压疾病不会给母婴带来太大的危害，但是妊娠期高血压疾病带来的先兆子痫和子痫则完全不同。

先兆子痫是指准妈妈在妊娠20周到分娩后第1周之间发生的高血压、蛋白尿或水肿等一系列症状的总称。肥胖、高龄、患有高血压、肾病等慢性疾病的准妈妈更容易患上先兆子痫。疾病一旦发生，会影响到准妈妈全身各个脏器，一旦机体器官先后出现问题，产妇就会有生命危险，严重的时候会并发胎盘早剥或引起子痫（由先兆子痫发展成的更为严重的症状），可引起孕产妇的抽搐或昏迷，甚至在很短时间内导致胎儿死亡。

轻度先兆子痫的准妈妈只需要在家卧床休息，但必须每周去医院检查，如果病情没有迅速改善，应当住院治疗。若住院期间病情仍在继续发展，应尽快终止妊娠。严重先兆子痫的准妈妈应住院治疗，卧床休息，静脉输液和硫酸镁可缓解症状，通常在用药后4~6小时血压能够得到控制。

先兆子痫和子痫不同于一般的高血压，治疗中不强调利尿剂及低盐饮食的作用。鼓励准妈妈正常摄入盐分，多饮水，多卧床休息。建议准妈妈在睡觉或卧床时采用左侧卧位，可减少下腔静脉的压力，增加回心血量，改善血液循环。

6.胎动监测

孕18周时，胎宝宝四肢运动范围更大，部分准妈妈可感觉到胎动。孕20周时，胎宝宝四肢活动明显增加，大多数准妈妈可感觉到胎动，特别是夜间更为明显。孕29~38周为胎动最频繁的时期。接近足月胎动略为减少，如妊娠过期胎动次数也会减少。

胎动的强弱和次数个体差别很大，一般每小时胎动3～5次，12小时内胎动次数为30～40次。在正常情况下，一昼夜胎动强弱及次数有一定的变化，一天之中以早晨次数最少，下午6点以后增多，晚上8～11点是胎动最活跃的时间，说明胎儿已有自己的睡眠—觉醒规律，即胎儿生物钟。胎动还与妈妈的性格、情绪、爱好以及外界环境的声音、光线和宫内压力有关系，如巨大的声响、强光的刺激、触压准妈妈的腹壁等，均可使胎动次数增加。胎儿活动的方式有蠕动、踢撞、搅动和呃逆打嗝4种。怀孕6个月开始，胎儿有剧烈地踢脚或冲撞，产前3个月左右有缓慢地蠕动或扭动。

★ 35岁以上应进行产前筛查

一般年龄在35岁以上的准妈妈需要进行产前筛查（一般在孕21周之前进行），目的是在产前检查的基础上进一步对高危人群确诊，并提供终止妊娠的方法，预防和减少出生缺陷。目前产前筛查的两种主要疾病是唐氏综合征（又称21-三体综合征）和先天性神经管畸形。

唐氏综合征是由于第21号染色体异常造成的，胎宝宝可能很快就会流产或是早产。如果侥幸存活，智商可能也会比同龄儿童低，容貌也和正常宝宝有很大不同，寿命也比较短。所以，一旦确诊，通常医生会建议准妈妈进行选择性流产，但是最终的选择还是由准妈妈自己决定。

神经管指的是胎宝宝的中枢神经系统。在胚胎形成的过程中神经管应该完全闭合，如果在闭合过程中出现任何异常，宝宝就会出现各种各样的先天畸形，如无脑儿、脑膨出、脑脊髓膜膨出、隐性脊柱裂、唇裂及腭裂等。

筛查不是诊断某一种疾病，而是筛选出患某一种疾病可能性较大的人。通过了解准妈妈的年龄、体重、血液和激素水平，并结合其他的一些情况，如是否吸烟或酗酒等，计算出胎宝宝分别患有唐氏综合征和先天性神经管畸形的风险值，依据风险值的高低得到一个阳性（高危）或阴性（低危）的结果。

通常把区别唐氏综合征高危和低危的风险值设定为1/270，如果唐氏综合征风险值低于该水平（如1/1000），那么就是筛查低危，但是筛查低危并不能等同于零风险。如果准妈妈年龄较大（大于35岁），或者以前曾经有过分娩畸形儿的病史，往往医生会推荐进行羊水穿刺和染色体测定以进一步进行诊断。

★ 有些情况应该做产前诊断

在遗传咨询的基础上，对有高风险的准妈妈应该进行产前诊断。如果确认为正常胎宝宝，可以继续妊娠至足月生产，如果诊断为存在严重遗传病，则应该尽早结束妊娠，这是降低有缺陷新生儿出生率的有效手段。下列准妈妈需要进行产前诊断：

性连锁遗传病携带者。在孕期应该确定胎宝宝性别：对有X连锁隐性遗传病，如血友病、红绿色盲、假性肥大型肌营养不良症等家族病的胎宝宝，及早确定胎宝宝性别，男胎应终止妊娠。

35岁以上的高龄准妈妈。易发生胎宝宝染色体异常，主要指染色体（常染色体及性染色体）数目或结构异常，常染色体异常有先天愚型唐氏综合征，性染色体异常有先天性卵巢发育不全症等。

前胎为先天愚型或有家族病史者。从羊水细胞提取胎宝宝DNA，针对某一基因做直接或间接分析或检测，如诊断地中海贫血、苯丙酮尿症、进行性肌营养不良等。

准妈妈有常染色体异常、先天代谢障碍、酶系统障碍的家族史者。其基本病因是由于遗传密码发生突变而引起某种蛋白质或酶的异常或缺陷。遗传性代谢病涉及各代谢系统，如脂代谢病、黏多糖沉积病、氨基酸代谢病、碳水化合物代谢病等。

前胎为神经管缺陷或此次孕期血清甲胎蛋白值（AFP）明显高于正常妊娠者。

产前筛查血清标记物异常，属于高风险的准妈妈。

产前诊断的方法主要有：羊膜腔穿刺法、绒毛取样法、B型超声扫描、脐带血穿刺、X光检查、胎儿镜检查。现在各个医院进行得比较多的产前诊断的方法是羊膜腔穿刺、超声检查和脐带血穿刺检查。这3项检查中只有超声检查是无创的，其他两项都是有创检查。所谓"有创"指的是检查有可能对准妈妈或者胎儿造成损伤，因此需要在医生和准妈妈进行充分沟通并签订协议之后才能进行。如果准妈妈有疑虑，检查就不会进行，直到准妈妈对检查的目的和内容以及可能出现的意外有了充分的了解之后，检查才会在资深医生的指导下进行。

★ 产前诊断 ≠ 产前筛查

孕期检查先天缺陷儿大多采用产前筛查与产前诊断相结合的方法，产前筛查在先，产前诊断在后。就好像过筛一样，尽可能一个不落地筛出先天异常胎儿。

现在产前能够筛查和诊断的畸形儿有21-三体即先天愚型、神经管畸形、18-三体儿、13-三体儿和胎儿的各种明显的器官和组织结构畸形，以及多种先天代谢异常和血液系统疾病。

第一步筛查采用的是个人花钱不多而且无创伤的检查方法，这样做的好处是人人都易于接受，可以做到大范围人群的筛查。产前筛查和产前诊断各自的侧重点不同。

1.服务范围不同

产前筛查是大范围的，筛查针对的是尽可能大的群体，也可以说是未知的、没有针对性的正常孕妇群体。

而产前诊断是小范围的，是经过产前筛查可能存在高危疑点的人，还有一些孕妇是原本就存在高危因素，如年龄大于35岁的高龄孕妇，或曾经生育过先天缺陷儿的孕妇，或本人为异常遗传携带者，或因其他任何原因而担心胎儿可能出现异常的孕妇。这类孕妇往往不到产前筛查孕妇的5%。

2.检查方法不同

产前筛查是用初级的、简单的、无创性的、花钱少的检查方法，筛出的是可能存在生育先天异常儿的相对高危的群体。例如多在妊娠的早些时候，采用静脉抽血、B超探查进行筛查。通过筛查还可以获得某种先天异常的群体发病规律，逐步改进为更有效的产前检查方法。

产前可以筛查的疾病是一些已经明确的先天异常疾病，疾病对胎儿的危害很大，并且可以进一步做产前诊断的先天异常疾病。

产前诊断采用的是更深入的方法，有时是有轻度创伤的方法，如羊膜腔穿刺、绒毛取样、脐带穿刺及羊膜腔镜等。

3.检查结果不同

产前筛查得出的结果是经过统计学计算出的风险数字或者是影像学的可疑图像，如先天愚型的筛查结果只是提示每个孕妇的胎儿发生先天愚型的可能的概率，可信度不是100%，可能有误差。根据结果选择是否进一步做产前诊断。

产前诊断得出的结果则是确定性的，是与否的结果，如羊水染色体诊断先天愚型和各种染色体病。根据结果选择是否终止妊娠。

如果诊断结果是正常的，那么皆大欢喜。如果诊断结果确定异常，根据疾病的再发风险及疾病严重程度由患者家属做出保留或放弃的决定，并帮助医生做好出生后的治疗准备。如确诊腹中胎儿是染色体异常携带者，与夫妇一方的染色体是相同的异常，只对胎儿将来生育有影响，孕妇完全可以自行选择胎儿的去留。如腹中胎儿确诊为先天愚型儿，只有选择放弃而引产了。应该说的是，大约有98%的产前诊断结果是正确的。

4.知情同意书要先看明白再签字

产前筛查和产前诊断在实施检查之前都必须取得孕妇及其家属的知情同意，这一过程真正的意义是，让孕妇及家属了解此项检查的目的，作为孕妇本人应该知道为什么要做筛查，筛查的方法如何，筛查的准确率有多高，是否有必要做筛查以及筛查的费用等。

了解产前筛查和产前诊断过程，对于孕妇来说既是自己的一项权利，也是知识普及的过程。

知情同意权包括了解权、被告知权、选择权、拒绝权和同意权，是患者充分行使自主权的前提和基础。患者对自己的疾病和健康状况、医务人员对自己健康状况做出的诊断和分析、将支付或已支付的医疗费用、即将接受的检查项目、实施药物治疗、物理治疗、手术治疗的目的和要求等，有了解和详细、真实被告知的权利，并在充分理解的基础上，有权做出同意或拒绝的决定。

有些患者到医院就医时就完全把自己的身体交给了医生，任凭医生处理。这不是现代医学的就医理念。医生为患者治疗疾病的过程其实是一个服务过程，医生有责任解释检查的相关事宜，并解答患者的疑问，同时起到医学知识普及的作用。就产前筛查和诊断来说，孕妇在听取医生解释的同时，也学习了必须知道的妊娠生育常识，这样才能科学、理智地做出决定，才能更好地保障母婴的健康。

★ 不要害怕B超检查

很多准妈妈对于做超声检查（尤其是在妊娠早期）存在很大的顾虑，认为过于频繁地应用超声检查在妊娠早期会增加流产和胎宝宝畸形的风险，仅有的关于超声对于妊娠早期影响的文献中提到，仅仅是有可能引起胚囊的轻微水肿和变形，但是在很短的时间内就能够恢复正常形态，不会造成流产或是胎宝宝畸形。而B超检查的优点显而易见，它能够在妊娠早期动态检测胚芽的生长，及时发现胚芽和孕囊的异常，排除胎宝宝的复杂畸形，如先天性心脏病、消化道或是泌尿系统畸形等，在怀孕晚期检测胎盘功能、胎盘位置、羊水量等。总之，孕期检查很大一部分依赖于超声检查的结果，所以遵从医生的指导，定期进行超声检查非常重要。在发达国家一般产前检查每次都用B超看胎宝宝大小。

在孕16周左右，通过超声检查能够清楚地看到胎宝宝的性器官，尤其是男宝宝的"小鸡鸡"。但是在我国，受到计划生育相关法律的限制，医生是不会告知你宝宝的性别的，只有在宝宝降生的那一刻，谜底才会被最终揭晓。当然，一些特殊情况下，比如要对一些随性染色体遗传的特殊疾病进行产前筛查的时候，医生此时能够特别准确地告知准妈妈胎宝宝的性别，这也是产前筛查的目的——避免和减少出生缺陷的发生。

● 孕晚期检查

★ 产检需要注意些什么

孕28～36周，每两周做一次检查。36周以后，每周做一次检查，至40周。如40周未分娩，过预产期一周即41周应住院引产。

1.胎位检查

孕晚期到医院进行孕期检查时，医生会通过四步手法来确定胎位是否异常。目前主张顺其自然，不主动干预胎位。

2.骨盆测量

为了防止由于骨盆过于狭窄引起的难产，在孕晚期，医生会对孕妇进行骨盆测量（在孕32～34周或者等待至37周后进行），主要是测量孕妇骨盆的大小。如果骨盆入口过小，胎儿的头部无法正常入盆，一般都是进行剖宫产。如果骨盆出口过小，胎儿虽然能够进行衔接、内旋转、俯屈等一系列分娩动作，但到达骨盆底部后，胎头无法顺利娩出，胎头变形受压，不仅会使分娩时间过长，还会导致胎儿颅内出血、胎儿窘迫等危险，孕妇则会因频繁宫缩发生先兆子宫破裂，严重影响母儿安全。

3.胎心监护

胎心监护是监测胎儿是否缺氧的检查方法之一。胎心监护的使命是在早期发现胎儿异常，在胎儿尚未遭受不可逆性损伤时采取有效急救措施。一般在孕36周后进行，如有并发症可提前做。每次至少进行20分钟。

胎心监护是通过绑在孕妇身上的两个探头进行的，这两个探头一个绑在子宫顶端，是压力感受器，其主要目的是了解有无宫缩及宫缩的强度。另一个放置在胎儿的胸或背部，进行胎心的测量。仪器的屏幕上有相应胎心和宫缩的图形显示，孕妇可以清楚地看到自己宝宝的心跳。另外还有一个按钮，当孕妇感觉到胎动时可以按此按钮，机器会自动将胎动记录下来。

不要选择饱食后或饥饿时进行胎心监护，因为此时宝宝不喜欢活动，最好在进食30分钟后再进行。选择一个舒服的姿势，避免平卧位。如果在做监护的过程中胎宝宝不愿意动，很可能是睡着了，孕妇可以轻轻摇晃腹部把宝宝唤醒。

千万不要因为害怕妇科检查的疼痛不适而拒绝进行骨盆测量。在配合医生检查时可以做深呼吸运动，同时放松腹部肌肉。因为，在检查时往往都是孕妇越紧张，医生的操作越困难，孕妇的痛苦也越大，需要的时间也会更长。

第06节
孕期疾病防治

● 孕早期疾病防治

★ 正确认识早孕反应

妊娠早期，尤其是在妊娠40多天到2个多月期间，准妈妈往往有食欲不振、厌食、轻度恶心、呕吐、口水增加、头晕及倦怠等症状。这些症状在清晨更易出现，是准妈妈特有的症状，也是一种正常的生理反应，称为"早孕反应"。早孕反应大多会在孕3个月后自行消失，一般对生活和工作影响不大，不用特殊治疗。

一般而言，精神敏感型的准妈妈早孕反应较重。另外，夫妻感情不和、不想要孩子却怀孕时也容易出现比较重的早孕反应。

★ 缓解孕吐的好方法

早孕反应会影响准妈妈的饮食和对营养素的摄取，严重时还会损害准妈妈的健康和胎宝宝发育，所以要注意调理。

1.减轻孕吐的小技巧

☆少食多餐，缩短进食间隔，避免因饥饿而加重恶心的感觉。

☆呕吐剧烈时、餐前及餐后1小时内要避免喝太多液体。

☆感觉恶心时吃一些清淡、易消化且较干的细粮类主食，比如烤面包片、米饭、面条、咸苏打饼干等。

☆避免油炸食物或者肉丸子、鸡翅、猪蹄等高脂肪食物，因为这会延缓胃排空而增加呕吐的可能。

☆避免太咸、太酸、太甜、太辣的食物或饮料（如酱豆腐、柠檬等），也不要接触味重（如鱼腥味、大蒜味、咖喱味等）的食物。

☆保持室内及厨房空气的流通。

2.缓解早孕反应的美味食谱

◎甘蔗姜汁：取甘蔗汁加少量生姜汁，频频缓饮。

◎柚子皮煎：取柚子皮用水煎服，连服数天。

◎生姜米汤：取生姜汁数滴，放入米汤内，频服。

◎橙子煎：取橙子用水泡去酸味，加蜂蜜煎汤频服。

◎姜汁牛奶：姜1大块，全脂纯牛奶1袋，砂糖适量。姜去皮、洗净，把姜磨出姜汁2～3茶匙，并用纱布或小密筛筛过，倒入碗中备用。牛奶煮沸，加糖搅拌均匀。将牛奶搅动至70℃～80℃，迅速地将牛奶倒入盛有姜汁的碗中，放置30分钟后即可。

◎奶香烤土豆：土豆中含有丰富的维生素B_6，具有止吐作用。土豆2～3个，奶酪6片，菠萝、盐适量。将土豆洗净、煮熟后去皮，切成条状。将土豆条放在烤盘中，将切碎的奶酪、菠萝及盐均匀地撒在土豆上。烤箱200℃预热10分钟后放入土豆，烤5～6分钟即可。

小贴士　　姜是止孕吐的良方妙药，对轻度孕吐效果最为明显。

3.孕吐严重时要注意防脱水

为了防止呕吐严重时引起脱水，准妈妈可选食一些含水分比较多的食品，如各种水果、新鲜蔬菜等，这些食品不仅含有大量水分，而且含有丰富的维生素C和钙、钾等矿物质。热的食物气味大，有些准妈妈会比较敏感，可以适当食用些冷食或将热食凉凉后再食用。可以多食用一些蛋白质丰富的食物，如奶酪、牛奶、藕粉、鸡蛋等。

4.不能用药抑制孕吐

准妈妈产生孕吐状况的时期是胎儿器官形成的重要时期，也是最易流产的时期，此时的胎儿若是受到X光的照射、某种药物的刺激、滤过性病原体的感染可能会产生畸形。对抑制孕吐有效的镇静剂、安眠药、安定神经剂等都会影响胎儿。在抑制孕吐的镇吐剂或镇静剂中以抗组胺最具药效，经常用来治疗孕吐，但只能在必要时在医师指导下使用。

如果孕吐剧烈，身体非常虚弱，可以住院治疗，在医师的指导下，每天可接受葡萄糖、盐水、氨基酸液等点滴注射，以减轻症状、恢复体能，一般的孕妇1～2周即可出院。

5.妊娠剧吐要立即住院

还有一种多见于第一胎准妈妈的、较为严重的情况，起初为一般的早孕反应，但逐日加重，一般于怀孕第8周时最为严重，表现为反复呕吐，除早上起床后恶心及呕吐外，甚至闻到做饭的味道、看到某种食物就呕吐，吃什么吐什么，以致连喝水都吐，呕吐物中出现胆汁或咖啡渣样物。由于严重呕吐导致食物摄取不足，机体便消耗自身脂肪，引起脱水和电解质紊乱，形成酸中毒和尿酮体阳性。准妈妈的皮肤发干、发皱，眼窝凹陷，身体消瘦，严重影响身体健康，甚至威胁生命，这种严重的妊娠反应称为"妊娠剧吐"。出现这种情况应该立即住院治疗，通过静脉输液使准妈妈尿液中酮体由阳性转为阴性。

准妈妈完全不能进食时应静脉补充至少150克葡萄糖。住院期间一般要做B超检查，确定胎儿是否正常。做肝脏功能及乙型肝炎血清学化验，以排除外妊娠合并乙型肝炎等疾病。

这段时期是最容易发生流产的时期，性生活对准妈妈和胎宝宝会产生刺激，最好是不进行性生活。如果有性要求，也应减少同房次数和注意同房方法。另外，此时准妈妈的生殖器官相对脆弱，进行性生活时一定要注意卫生，防止准妈妈感染一些疾病。准妈妈由于心理和生理的原因，性要求不高，丈夫应克制自己，尽量不要违背妻子的意愿。

★ 腹痛和出血要警惕

孕早期的有些腹痛是怀孕后的正常生理反应，比如子宫迅速增大引起的腹痛，但这种腹痛一般是隐隐的，不明显。如果出现小腹阵痛或腰痛，并伴有阴道出血，可能预示着流产等危险的发生，应及时到医院就诊。

1.自然流产

妊娠的前3个月自然流产多由胚胎原因引起，主要是染色体异常造成的。引起自然流产的另一个重要原因是淋病。

2.宫外孕

腹痛和出血的另外两个危险的原因是宫外孕和葡萄胎。在正常的妊娠中，精子和卵子相遇并完成受精，受精卵经过输卵管后在子宫内膜上着床。但是，也会出现受精卵不在子宫内部，而是在其他部位着床的情形，这就是宫外孕。90%的宫外孕属于受精卵在输卵管上着床的输卵管妊娠，如果这种状态持续下去，将导致输卵管破裂或流产，引起大出血，若不及时进行处理会危及准妈妈的生命。阴道流血、腹痛下坠是宫外孕的典型表现，如果准妈妈下腹疼痛加剧，伴有恶心、呕吐、头晕、出汗、面色苍白，是危险之兆。此时准妈妈应保持头低、脚高的体位，安静、保温，寻求急救，如拨打急救中心电话等。

3.葡萄胎

葡萄胎是指实际上没有胎儿，胎盘发育不正常的情形。因胎盘底部的微细绒毛产生异常，子宫内形成葡萄形状的水泡，并充满子宫。葡萄胎的发生概率为0.5%。如果不消除产生的葡萄胎，有可能发展为癌症。葡萄胎患者在孕早期大多会出现间断性阴道出血、子宫异常增大、腹痛、恶心、呕吐症状重且持续时间长等现象。如果有上述现象，准妈妈一定要及时就医，以便明确诊断。

被确诊为葡萄胎后要及时住院吸宫，常需清宫2~3次。清除物一定要送病理检查，根据病理检查结果决定是否需要进行预防性化疗及子宫切除手术。有15%左右的葡萄胎可转为恶性，手术后一定要定期到医院检查，间隔为1个月、3个月、半年、1年，直到2年。按医生的要求进行随诊，同时严格实施避孕措施，2年后完全没有问题了才可以考虑是否再次妊娠。

★ 出现先兆流产怎么办

无论什么原因引起的孕早期先兆流产，所表现的症状大致是相同的，如阴道出血、下腹坠痛、妊娠激素水平下降、B超检查胚胎发育停止等。一旦出现先兆流产的征兆，多数人首先想到的就是要保胎。从生育健康的角度看，保胎要保护的是正常的胎儿，如果胚胎先天存在缺陷，实在没有必要保胎。

那么，在什么情况下才要保胎呢？维持正常妊娠需要具备以下条件：胚胎本身是健康的，胚胎发育的环境是正常的，维持胚胎发育的激素水平正常以及孕妇身体健康。上述任何一方面出现异常，胚胎的发育都难以维持。所以一旦出现流产征兆，首先就要从这几方面分析原因，才能决定是否进行保胎治疗。导致流产的原因主要有以下3种：

1.胚胎本身不健康

胎儿为什么会自己停止发育呢？是胚胎发育的指挥中心出现了问题，即胚胎细胞核内的基因组。在基因组的精密调控下，胚胎才得以一步步分裂成熟、生长发育。而当这些基因组遭到伤害或基因的载体染色体发生畸变时，胚胎发育就会失去调控，当然也就无法生长发育了。

流产胚胎的染色体异常的种类各异，包括各种各样的数目和结构异常。可能的原因有：

◎ 人类对异常胚胎的自然淘汰。生物界中的所有物种都有自然淘汰现象，人类的生殖细胞也会优胜劣汰。

◎ 受精时受到环境致畸因子的作用，如化学的、物理的、药物的因素，造成胚胎染色体畸变。

◎ 细菌和病毒感染，生殖道炎症或带菌状态，细菌病毒可以直接作用到胚胎细胞核中，导致胚胎染色体畸变。

◎ 夫妇一方为染色体平衡易位携带者，这种异常往往造成反复自然流产。

当发生自然流产时应该对胚胎做染色体核型分析，以明确流产的原因，对再次妊娠预防流产是很有帮助的。另外，胚胎因细菌或病毒感染而受到伤害后，自然会停止发育或发育迟缓，出生的胎儿也可能存在潜在异常。

2.胚胎发育环境不良

子宫本身形态不良导致的流产，如子宫肌瘤、子宫纵隔等。因子宫形态改变造成子宫内膜种植受精卵受干扰，这种原因引发的流产多发生在妊娠2个月左右。医生会建议保胎，但保胎方法多以休息、减少活动量为主，药物仅为辅助作用，而激素类保胎药的使用量不宜过多。

3.维持胚胎发育的妊娠激素不足

多见于卵巢功能不良治疗后的妊娠，或者孕妇年龄较大的妊娠。如果出现流产征兆，需要先测定妊娠激素水平是否低下，如检测血清人绒毛膜促性腺激素和血清黄体酮值。如果有数值增高缓慢或者水平偏低表现，可以补充激素帮助保胎，同时还要观察妊娠激素水平变化情况，一般应该有不错的保胎效果。

另外，孕妇因全身性疾病引起的流产应该进行相应的特殊处理，如甲状腺功能异常。还有由于免疫系统异常导致的机体排斥性流产，经确诊后应进行特殊的免疫治疗。

各种因素导致流产的临床表现往往是互为因果的，先兆流产后应该向医生提供尽可能全面的病史资料，帮助医生进行鉴定。从优生的角度来看待保胎，还是顺其自然为好，发生先兆流产时以观察、了解病史为主，保胎是其次。

任何一种药物都不是万能的，指望一种药就解决一切流产问题是不可能的。人们经常说，是好孩子怎么折腾也下不来，不是好孩子想保也保不住。在保胎这个问题上要能放就放，该舍就得舍。保胎要保留的是正常的胎儿。

★ 常用的保胎方法

1.一般性治疗

（1）卧床休息

这种方法是保胎的首选，它的好处是安全、方便，不吃药。早孕期一旦出现流产迹象，多数还不清楚病因，不宜随便使用药物时，以卧床最为安全，同时查找原因。

（2）服用维生素E

孕早期多数人会出现下腹轻度不适，如轻度坠胀感，有如月经期的感觉，甚至会有微量浅色血性分泌物，类似于流产的早期症状，属于正常的早孕表现。出现这种情况可以服用小剂量的维生素E，以减轻下腹部的不适感，所用药量每日不超过20毫克。

（3）补充孕激素

只有当检测血清妊娠激素值低于正常标准时，才可以补充激素保胎。激素补充剂量不宜过大，时间不宜过久，一旦症状得到纠正即停止用药。药物最好选择对胚胎安全系数较高的天然激素，不要使用人工合成的孕激素，人工合成激素对胚胎毒性大，有致畸的可能性。

（4）中药保胎

当准妈妈体质瘦弱、生殖功能欠佳时可以配合使用中药或食疗方法以辅助保胎。选药性温和的有扶正作用的中药保胎对胎儿是安全的，如紫苏、黄芩、白术、菟丝子、杜仲，还可以食物辅助，如竹茹、葡萄、柠檬、鸡肝、鲤鱼等。

2.手术保胎

对于由子宫形态异常引起的流产，由于妊娠后暂无良好的保胎方法，所以建议孕前治疗，如切除子宫纵隔、剔除子宫肌瘤、清除宫腔粘连带等，使子宫形态恢复正常。由子宫口松弛引起的流产，可在妊娠3个月后做宫口环扎术。

3.免疫治疗保胎

有3次以上自然流产史，并确诊因免疫功能异常引起的流产，可以根据各项免疫检查结果做相应的治疗。

★ 患了感冒及感染病毒怎么办

感冒可以分为普通型感冒和流行性感冒。绝大多数妊娠期发生的感冒为普通型感冒，是上呼吸道的急性炎症，又称为"上呼吸道感染"。上呼吸道感染90%由病毒感染所致，少数为细菌性炎症，好发在冬春季节。人体着凉后抵抗力下降，就很容易发生感冒，常见症状有咳嗽、嗓子痛、流鼻涕、发热等。流行性感冒是一种由感冒病毒引起的呼吸道传染病，传染性强，往往症状较重，严重时可危及生命。

患了感冒应该及时积极治疗，控制炎症扩散，在起病早期大量喝水，起到抑制病毒繁殖的作用。服用清热解毒药物，提高上呼吸道的抗病能力。如果出现高热应尽快做降温治疗，如服退热药。炎症厉害时可服用头孢类抗菌药，头孢类抗生素是孕期较安全的药物，但必须严格按医嘱服用。另外，保持上呼吸道清洁也很必要，可喝些淡盐水，吃清淡、易消化、刺激性小的饮食有利于治疗。经过短期治疗，感冒可以很快得到控制并痊愈。

很多人妊娠合并感冒后不敢用药，这样做其实非常错误。尽快控制感冒不但不伤害胎儿，还会对胎儿起到保护作用。一旦上呼吸道炎症治疗不及时，容易发展为气管炎或肺炎，不仅治疗时间长，用药量增大，病情不易控制时还必须加用更强劲的抗生素，而这些抗生素对胎儿的毒性是会增加的。另外，严重的炎症本身也可能伤害到胎儿。

由于流行性感冒具有高度的传染性，孕妇和儿童往往又是易受感染人群，所以更需加强自身防护。一旦有流感流行，药物要用在被传染之前，及时口服清热解毒预防感冒的药物，多喝水，保持上呼吸道清洁，提高自身防御能力。

孕期感染病毒应采取以下措施：

病毒感染造成的胚胎伤害不是100%，妊娠3个月后的感染可能性更小，一般不要轻易终止妊娠。

病毒的宫内感染不宜做治疗，因为抗病毒药物都具有一定程度的致畸性。用药治疗无疑是对胚胎的雪上加霜。

不要增加不必要的心理压力。一旦出现可疑感染情况，现阶段又无有效的处理方法，其结果只能是增添孕妇的心理负担。最好的预防方法是孕前消除隐患，即在孕前实施TORCH筛查。

有人说，既然是病毒感染，为什么不直接检查病毒是否存在呢？这主要还是受技术条件的限制。直接的病毒检查不仅检查周期很长，对设备要求很高，而且检查费用极高，是不适宜做广泛筛查的，只能用于少数高度怀疑感染的孕妇或对存在的疑难问题进行确诊。

★ 远离霉菌，快乐怀孕

霉菌性阴道炎是由霉菌（也就是白色念珠菌）引起的阴道炎症。怀孕后阴道内酸碱环境改变，适合霉菌的生存，因此准妈妈得霉菌性阴道炎非常普遍。1/3的准妈妈阴道带有霉菌，其中一半准妈妈没有症状，成了带霉菌者，另一半有明显症状，就成了霉菌性阴道炎。

1.霉菌性阴道炎有哪些症状

霉菌性阴道炎最主要的表现就是瘙痒、灼痛、豆腐渣样白带，常出现下列不适症状：

◎ 白带增多，白带呈豆腐渣样或凝乳状。

◎ 外阴部和阴道瘙痒并伴有烧灼痛感。

◎ 排尿不适，尿频，尿急。

2.为何准妈妈容易患霉菌性阴道炎

◎ 怀孕后全身的抵抗力下降，是霉菌乘虚而入的好时机。

◎ 怀孕后阴道充血、分泌旺盛、外阴湿润，有利于霉菌生长。

◎ 准妈妈阴道pH值较怀孕前明显增高，适合霉菌繁殖。

3.霉菌性阴道炎对宝宝有哪些影响

前两种对宝宝的影响中很常见，第三种较少见，第四种很少见，但却是最严重的。

◎ 新生儿鹅口疮。

◎ 新生儿肛门周围念珠菌性皮炎。

◎ 女婴可出现霉菌性阴道炎典型症状。

◎ 胎儿感染、早产：极少数准妈妈阴道的霉菌经宫颈上行，穿透胎膜感染胎儿，引起早产。

4.怎样治疗霉菌性阴道炎

怀孕早期（12周以内），症状较轻的准妈妈可以用2%～3%的苏打水、洁尔阴清洗外阴，或选择中药洗剂改善瘙痒症状。感染情况严重的准妈妈可以在进行阴道擦洗后由专科医生决定是否使用阴道栓剂、使用何种栓剂，放置栓剂的过程必须由医院的妇产科护士完成，以免用药不慎给胎儿带来不良影响。

患有霉菌性阴道炎的准妈妈应该每天换内裤，用过的内裤、毛巾洗净后应该煮沸5分钟后再暴晒才能使用。

霉菌可以寄生于男性生殖道内，再通过性生活传染给女性。所以，让丈夫一起治疗是防止复发的关键。

5.远离霉菌的好方法

治病不如防病，准妈妈想要远离霉菌性阴道炎，应该从下面5个方面做好预防工作：

◎ 单独清洗内衣裤：特别是在家人有霉菌感染时，如香港脚、灰指甲等。

◎ 慎用女性清洁液：尤其不要做阴道冲洗，改变了阴道酸性环境可正中霉菌下怀。

◎ 避免长时间使用抗生素：杀灭了阴道正常细菌，霉菌当然乘虚而入了。

◎ 少吃甜食，控制血糖：准妈妈是糖尿病的高发人群，血糖升高会间接改变阴道的pH值。

◎ 保持外阴干燥，注意外阴清洁，穿宽松、透气性好的内裤。

● 孕中期疾病防治

★ 预防妊娠期高血压疾病

妊娠期高血压疾病是怀孕中晚期常见的疾病，发病率为5%～10%，仅次于产科出血，是威胁产妇生命安全的第二大疾病。妊娠期高血压疾病大多发生在妊娠20周以及产后两周，主要症状为高血压、蛋白尿及水肿，并伴有头痛、眼花、恶心、呕吐等症状，严重的还会发生抽搐。患有妊娠期高血压疾病的准妈妈所怀的宝宝，宫内发育迟缓的发生率高，出生体重低于正常的标准，严重者可致胎儿死亡或新生儿死亡。

营养不良、贫血、肥胖、有高血压及糖尿病家族史的准妈妈是妊娠高血压疾病的高危人群。

妊娠高血压疾病与营养因素密切相关，动物脂肪、热能摄入太多，蛋白质、各种维生素、矿物质和微量元素摄入不足，水果、红糖、蜂蜜、冰糖等及其他含糖食品或饮料超量，钠盐摄入超量，都会诱发或加重妊娠高血压。为了增加营养而大补特补，往往会使准妈妈患上妊娠期高血压疾病。因此，每周体重增加应控制在500克以内，整个孕期的最佳体重增加量为12千克～13千克。此外，要保证充分休息，每天睡眠的时间至少在8小时，包括中午休息半小时到1小时。

患有妊娠期高血压疾病的准妈妈大多存在低蛋白血症，饮食方面注意减少脂肪摄入，烹调选用植物油，增加优质蛋白质的比例，如牛肉、脱脂牛奶、鸡蛋、豆腐、鱼、虾等。但蛋白质也是一把双刃剑，肾功能异常的准妈妈要控制摄入量，避免增加肾脏负担。

按时进行产前检查是及早发现妊娠高血压疾病的最好方法。每一次检查时医生都会测量血压、验尿及称体重，并检查腿部水肿现象。

★ 妊娠期高血压疾病饮食原则

妊娠期高血压疾病与营养密切相关，只要合理安排饮食就能够预防和控制妊娠高血压疾病的发生、发展。热能摄入太多，蛋白质、维生素A、维生素C、钙、铁、锌、钾摄入不足，钠摄入过量都会诱发或加重妊娠期高血压疾病。因此，饮食方面要遵照"三高一低"原则，即高蛋白、高钙、高钾及低钠饮食，多吃鱼、肉、蛋、奶及新鲜蔬菜，适量补充铁和钙剂，减少钠盐摄入。

钙可以调节血管收缩和舒张能力，建议准妈妈每天吃3～4份奶制品，还有脆骨、带皮的小鱼和小虾、大豆之类，再加上适量补钙，从而保证每天钙元素的摄入量达1000毫克，同时每天晒1～2小时的太阳，以帮助钙的吸收。

除了钙和钠以外，微量元素钾、锌也与血压有密切关系。钾能够促进钠的排出，锌能够提高机体免疫力，适量补充钾和锌有助于调节血压。绝大部分新鲜水果和蔬菜中钾含量都较丰富，如香蕉、杧果、芦笋、青豆、坚果、奶制品等。锌含量丰富的食物有牡蛎、扇贝、肝脏、瘦肉、坚果等。

维生素，特别是抗氧化类维生素A、维生素C、维生素E，有助于增加血管弹性、降低血压。

钠与高血压的关系众所周知，因此患有妊娠高血压病症的准妈妈必须严格控制钠盐的摄入，每天吃盐不宜超过5克。酱油摄入也不能过多，6毫升酱油约等于1克盐。同时，减少隐匿性高钠食品的摄入，如味精、调味汁、汤料、咸菜、火腿、酱菜、罐头制品等。更不宜吃用碱或苏打制作的食物。除此以外，口味较重的准妈妈，可以多做一些酸甜口味的菜，可以在一定程度上改善口味、满足食欲。

★ 什么是妊娠合并糖尿病

妊娠合并糖尿病包括两种情况，一是妊娠前患有糖尿病者妊娠，二是妊娠期发生或首次发现的不同程度的葡萄糖耐量异常，后者占妊娠合并糖尿病的80%～90%。妊娠早期合并糖尿病易发生泌尿道感染，并使孕吐加重，甚至会引起脱水及电解质紊乱。妊娠中期以后患糖尿病可引起巨大儿、羊水过多、早产、难产，还可能引起新生儿血糖过低及呼吸窘迫症候群。

患有妊娠合并糖尿病的孕妇要注意科学饮食。

1.要调整总热能摄入量

糖尿病患者在妊娠期间代谢复杂，病情变化多，血糖、尿糖浓度虽然高，但机体对热能的利用率则较低，仍需要更多的热能，以弥补尿糖的损失，一般每日每千克体重应该供给30千卡～50千卡热能。

2.增加蛋白质的摄入量，并适当控制碳水化合物的摄入

患糖尿病时蛋白质分解增加，氮丢失较多。因此，蛋白质供给量应较正常孕妇多，以每日100克～110克为宜，蛋白质供热应占总热能的15%～20%。控制碳水化合物的摄入包括摄入总量、摄入时间、每次摄入量以及组成。碳水化合物摄入总量不宜过高或过低，以每日摄入200克～300克为宜，碳水化合物所供热能应占总热能的60%。在碳水化合物总摄入量既定的情况下，增加餐次、减少每餐进食量，可将全天的食物量分为4～6次吃。严格限制单糖及双糖的摄入量，最好选用多糖，如米、面、玉米面等，同时加入一些土豆、芋头、山药等根茎类蔬菜混合食用，混合膳食可以使糖消化吸收缓慢，有利于病情的控制。

3.要增加膳食纤维的摄入量

膳食纤维具有良好的降低血糖作用。多摄取高纤维食物，如以糙米或五谷米饭取代白米饭。蔬菜、水果、海藻和豆类富含膳食纤维，尤其果胶在各种水果中占食物纤维的40%，其具有很强的吸水性，在肠道形成凝胶过滤系统，可减缓某些营养素排出，延长食物在胃肠道排空时间，减轻饥饿感，同时延缓葡萄糖的吸收，使饭后血糖及血清胰岛素水平下降。因此，糖尿病孕妇应多吃新鲜蔬菜、水果。

4.注意补充维生素

尤其是维生素B_1、维生素B_2和烟酸，在糖代谢中起重要作用。糖尿病患者

因排尿过多，易使钾、钠、钙、磷等矿物质丢失而影响体液酸碱平衡，应及时补充。微量元素中的锌、铬、镁参与体内胰岛素生物合成和体内能量代谢，动物性食物如畜禽、鱼肉中含锌较高，牡蛎、蛋黄、啤酒酵母中铬的含量较多，可以多吃一些。

轻度的糖尿病不需用胰岛素治疗，只有在饮食控制不好、血糖异常或妊娠前就有糖尿病、出现其他并发症时才需要及时采用胰岛素治疗。治疗时应在有经验的产科医生监护下按时检测血糖和尿糖，密切监测胎儿大小及有无畸形，定期查胎心及胎动，胎儿有危险信号出现应立即住院，由医生决定引产或剖宫产。

★ 孕妇怎样控制血糖

首先我们应该知道，人体中的血糖是从哪里来的，又到哪里去了。我们摄入食物，食物中含有大量的碳水化合物。食物经过消化分解，其中的碳水化合物被分解为单糖，主要是葡萄糖。葡萄糖就是血糖，进入血液，由胰腺产生的胰岛素控制其在血液中的浓度和在身体中的分布。胰岛素的生理作用好像一个向导，引导葡萄糖到身体不同的部位，发挥不同的生理功能。有些葡萄糖被立即吸收利用，向细胞提供短期内所需要的能量。过多的葡萄糖则以脂肪的形式储存起来，供身体长期使用。

孕期进行血糖筛查是为了使血糖在身体中保持平衡，观察血糖的变化可以及时发现糖尿病患者或有糖尿病倾向的人，控制血糖浓度可以减少胎儿畸形和流产的发生，保障孕妇身体健康。

正常妊娠至24～28周时要做餐后血糖筛查，如果血糖浓度高于7.8毫摩尔/升，说明血糖过高需要控制了。

运动可以帮助多余的热量从体内代谢掉，所以坚持做适量运动有助于体重的控制。最好选择自己喜欢的运动项目，不必强求与他人一致，建议在享受生活中控制体重。

正常孕妇控制体重就是最好的控制血糖方法。当体重在合理范围内时，体内新陈代谢处于相对平衡状态，没有多余的热量，血糖基本可以保持在正常范围内。

如果正常孕妇出现了体重增长过快，体重增加已经超标时，就需要控制了。控制从两个方面做起，即饮食控制和运动控制。

饮食控制包括饮食合理搭配，特别要控制高糖、高脂类食物，改变不合理的饮食方法，例如经过精加工的点心、糖果、巧克力、高甜度饮料等。有些孕妇认为水果可以补充维生素，于是每天要吃掉大量的水果。有的孕妇每天要吃半个大西瓜，还要吃葡萄、苹果、蜜桃等高甜度水果，这样做的结果很容易造成血糖含量短时间内突然增加，超过人体代谢负荷，并且过多摄入的糖分会转变成脂肪，在体内存积下来，使体重快速增加。同时大量高甜度水果的摄入会妨碍其他营养物质的摄入。任何单一的营养物质都不能过多食入，尽管人体需要，食入过多同样会造成伤害。

已经患有糖尿病的孕妇孕期要做到：

1.饮食控制血糖

根据孕妇的体重和身高制定个性化食谱，但不能过度控制饮食，可以采取少量多餐的方法，每日吃5～6餐，早餐占全天热量的1/4，午餐和晚餐各占全天热能的5/18，其余作为上午、下午及睡前的加餐，防止因饥饿引起低血糖。同时要注意多吃富含膳食纤维和维生素的食物。

2.适当运动

餐后应有一次适度的锻炼。运动时保持心率每分钟少于120次，运动时间以20～30分钟为宜，可以做些散步等有节奏的活动，不要做剧烈运动，运动时以舒适不累为好。

3.使用胰岛素

糖尿病孕妇不能控制血糖时要加用胰岛素，并自备血糖仪测量血糖，标准为：

◎ 空腹时：血糖3.3毫摩尔～5.6毫摩尔/升。

◎ 餐后2小时：血糖4.4毫摩尔～6.7毫摩尔/升。

◎ 夜间：血糖4.4毫摩尔～6.7毫摩尔/升。

◎ 餐前：血糖3.3毫摩尔～5.8毫摩尔/升。

★ 了解和预防静脉曲张

妊娠期间子宫逐渐增大，增大的子宫会压迫下腔静脉和髂静脉，子宫对下腔静脉和髂静脉的持续压迫（四五个月的时间）使下肢静脉血回流不畅，导致下肢静脉压力持续增高，形成下肢静脉曲张。从妊娠第5个月开始就应做好预防工作。

经常做下肢的屈伸活动，可以调动小腿肌肉泵的作用，增加静脉血的流速，促进下肢静脉血的回流，减少下肢静脉的压力。

仰卧床上，抬高双下肢，使两腿交替屈伸，像骑自行车一样的动作。子宫增大后，不便仰卧时可以侧卧，活动一侧下肢，然后翻身，改为另一侧侧卧，活动另一个下肢。这样可以降低下肢静脉的压力，有利于下肢静脉的回流，使静脉瓣膜得到适当的休息。

有条件的应购买进口的循序减压弹力袜，可选择弹力在15毫米汞柱～20毫米汞柱的弹力袜即可。也可用弹力绷带包扎双下肢，只需包扎至膝关节下方3厘米～57厘米即可。

应摒弃传统的产后"坐月子"的陋习，产后早期可在床上适当活动下肢，最简单的动作就是屈伸踝关节。方法是：用力向下伸脚，尽量使踝关节伸直，保持1～2秒钟；然后用力将脚背屈，再保持1～2秒钟，如此反复练习，可调动小腿肌肉泵的作用，加速下肢静脉血的流速，也有利于下肢静脉血液的回流。

孕期穿弹力袜的准妈妈应继续穿至产后能正常活动为止，这样不但能预防下肢静脉曲张，还可以预防下肢深静脉血栓形成，并有保持体形的作用。

★ 羊水过多或过少都不好

1.什么是羊水

羊水由准妈妈血清经羊膜渗透到羊膜腔内的液体及胎宝宝的尿液所组成，它可保护胎宝宝免受挤压，防止胎体粘连，保护子宫腔内恒温恒压。

2.羊水过多怎么办

正常足月妊娠时，羊水量约1000毫升，羊水量超过2000毫升称为"羊水过多"。如果羊水量在数天内急剧增加超过正常量称为"急性羊水过多"，不过大多数都是在较长时间内缓慢增加形成羊水过多，称为"慢性羊水过多"。

一般羊水超过3000毫升，准妈妈会有不适感觉。急性羊水过多可引起准妈妈腹痛、腹胀、气短、不能平卧等不适，也可出现下肢、外阴部水肿及腹水。慢性羊水过多由于羊水量是逐渐增加的，上述症状较轻，准妈妈一般能够适应。

准妈妈发现腹部增大明显应及时到医院就诊，如确认为胎宝宝畸形，应及时终止妊娠，并检查有无其他并发症如双胎、妊娠高血压等。如胎宝宝无畸形，症状不重者，可以继续妊娠，但必须给予临床监测，酌情治疗，并注意防止胎膜早破。

3.羊水过少怎么办

羊水量少于300毫升称为"羊水过少"，最少的只有几十毫升或几毫升。此时胎儿紧贴羊膜，B超检查羊水平均小于3厘米。羊水过少与胎宝宝泌尿系统畸形同时存在，如先天肾缺陷、肾发育不全。孕晚期羊水过少常与过期妊娠、胎盘功能不全并存。

羊水过少对准妈妈的影响较小，但对胎宝宝的威胁较大，围产儿死亡比正常妊娠高出5倍以上。羊水过少的产妇在分娩时子宫收缩疼痛剧烈，收缩不协调，宫口扩张缓慢，分娩时间长。

定期产前检查及B超检查可以发现羊水量的情况。如果出现羊水过少应及时到医院检查。准妈妈应密切注意胎动变化，医生应及时测定胎宝宝有无缺氧情况，一旦发现异常情况应考虑立即施行剖宫产，尽快娩出胎宝宝。如果发现胎宝宝畸形应立即终止妊娠。

★ 小方法缓解腰酸背痛

腰酸背痛令准妈妈感到困扰，尤其是高龄孕妇。其实要舒缓腰背疼痛也有很多方法，以下方法可帮助各位准妈妈：

坐公共交通工具时别害羞，可主动要求年轻人让座，周围的人一定会支持你的。

如果要提东西，首先确保东西不能太重，然后用腿力而不是用腰力提起来，保持背部挺直，自膝盖处弯曲举物。不要在胳膊上携带东西。

不要睡软床，休息时不要躺在软的沙发上，选用可提供良好支撑的坚硬的床垫。不要穿高跟鞋。

平日应保持良好的姿势，背部立直坐正，切勿驼背。坐下时可抬高双腿或在椅子的靠背上放一个软枕，以减轻背部压力。

准妈妈怀孕期间，胎宝宝快速发育，很容易缺乏各种营养及矿物质，特别是钙、维生素和铁等，一旦缺乏就很容易引起腰痛。故必须注意饮食，摄取营养。

不要参与紧张、刺激或太奔波的旅行活动，过于疲劳容易引起腰痛。

每次散步或走路的时间不宜过长，避免长时间站立，要多休息。

平日在家中可自行多做按摩。另外，也可以做局部热敷，用热毛巾、纱布和热水袋也可以，每天热敷半小时可减轻疼痛感觉。

使用止痛药或药膏前一定要听取医生的意见，谨慎使用药物，以免对胎宝宝有不良影响。

注意体重，避免过胖。因为准妈妈体重增加，背部需要平衡的分量就越重，背部也就越痛，故不要吃过多高脂肪的食物。

★ 积极预防和应对下肢水肿

1.下肢水肿的原因

妊娠中晚期时，随着子宫一天天增大，准妈妈的下肢会出现水肿。一开始仅仅是脚踝部的皮肤发紧、发亮，手指按下去皮肤出现凹坑，逐渐向上蔓延到小腿、大腿，使准妈妈特别容易感到疲劳。

一般情况下，准妈妈在孕期的体重平均增加9千克～12.5千克。这些增加的体重实际上有2/3以上是液体，而皮肤下面疏松的组织间隙是这些液体潴留的最好场所。因此，它们会在妊娠最后10周左右分布于皮肤下面疏松的组织间隙中，引起皮肤水肿。

准妈妈的体位与水肿的形成也有很大关系。比如，夜晚准妈妈睡眠时如果取仰卧位，增大的子宫就会压迫下腔静脉，阻碍下肢的静脉血液往心脏回流。坐或站立时会阻碍髂总静脉回流，这些都会引起下肢静脉血液淤滞，导致静脉压增高。当静脉里的压力增高到一定程度时就会迫使血管内的液体跑到皮肤下的组织间隙中，在皮下形成凹陷性水肿。

2.应对下肢水肿的好方法

招数1：妊娠中晚期尽量少取站立姿势，不要久坐不动，不要经常盘腿而坐，也不要步行走远路。

招数2：不得不久站或久坐时，最好每隔半小时就站起来走动走动，活动一下腿脚，促进静脉血液回流。

招数3：站立时注意不时地变换姿势，可以先让一条腿的膝盖稍弯曲一些，然后另一条腿也这样做，使腿部得到轮流休息。

招数4：上班时注意在工作间找一个合适的地方坐下来，把腿抬高一会儿，减轻下肢静脉的瘀血。

招数5：睡眠或平时躺卧时取左侧卧位姿势，减轻增大的子宫对下腔静脉的压迫，增加回心血流量。

招数6：饮食上注意控制盐分摄入，盐里的钠离子会加重水在组织间隙中的潴留，使水肿不容易消退。

秋初的老鸭可以滋阴清热、利水消肿，很适合体质燥热、容易水肿的准妈妈。

★ 发现子宫肌瘤怎么办

如果怀孕前未做检查，怀孕后才发现患有子宫肌瘤，怎么办呢？虽然子宫肌瘤的发病率在育龄女性中占20%，但却很少发生严重的并发症。正常情况下，子宫肌瘤会伴随孕妇一直到分娩，并不会产生重大影响。子宫肌瘤会随着怀孕的进行而有变化，有的会改变位置，有的会长大。如果产生红色变性而出现发热、腹痛、子宫收缩等现象，需要及时到医院治疗。需要注意的是，子宫肌瘤可能造成胎位不正，提高剖宫产的概率并会导致其他并发症。如果浆膜下肌瘤发生蒂扭转坏死，需立即住院手术治疗。而肌瘤也可影响产后子宫收缩，导致产后大出血。

患有子宫肌瘤的孕妇也不必过于紧张，只要认真按照医生的要求去做，大部分孕妇还是可以正常分娩的。

孕期应注意：

◎ 怀孕后一定要按照医生的要求定期做孕期检查，以便及时掌握胎儿和肌瘤的生长情况，及时采取措施。

◎ 严格节制性生活，以降低流产和感染的发生。

◎ 避免中度及中度以上的体力劳动，必要时卧床休息。

◎ 增加营养，特别是应多吃补血的食品，如鸭血、动物肝脏、枸杞、红枣等，做好可能发生出血的准备。

◎ 调整好心态，有意识地提高自己的心理承受能力。因为子宫肌瘤孕妇出现流产、难产等异常妊娠的情况明显高于正常人群。

有的孕妇为摘除子宫肌瘤而选择剖宫产，这个做法是不可取的，医生也不会同意。因为这样做会给子宫留下一个伤口，对以后会产生较大影响，如增加子宫内膜异位症、盆腔内腹膜脏器粘连等并发症的患病风险。如果必须进行剖宫产，能否摘除子宫肌瘤要根据具体情况而定，医生会考虑尽量在剖宫产时摘除肌瘤。

● 孕晚期疾病防治

★ 皮肤瘙痒是病吗

有些准妈妈在妊娠晚期常常有腹壁皮肤瘙痒感，这主要是因为腹壁过度伸展出现妊娠纹，以及腹壁的感觉神经末梢因过度伸展而受到刺激引起的。瘙痒的部位因人而异，主要发生在腹部、四肢，尤以下腹、手心、足心为甚，有的甚至遍及全身。瘙痒的程度轻重不一，有些人仅仅是轻微瘙痒，但有的则奇痒难忍，个别的甚至发展到无法入睡的地步。一般没有皮疹，但可以因抓挠引起继发性皮肤破损。个别准妈妈可能有轻度黄疸，严重者可见巩膜、皮肤黄染，但一般没有食欲不振、恶心、厌油腻、腹胀、腹泻等消化道症状，而且一旦分娩，症状就会消失。如果不伴有妊娠期肝内胆汁淤积症的其他症状和体征，症状常较轻微，不必进行特殊处理，不需要治疗。

皮肤瘙痒时建议准妈妈不要用热水、肥皂水擦洗患处，尽量少抓挠，避免再刺激而加剧痒感。保持心情舒畅与大便通畅。尽量少吃如辣椒、韭菜、大蒜等刺激性食物，多吃新鲜的水果及蔬菜。不可擅自用药，谨防药物影响胎儿的生长和发育，避免引起准妈妈过敏及药物性皮炎。症状严重者应在医生的指导下使用考来烯胺、地塞米松等药物。

★ 出现尿频尿急怎么办

孕晚期，准妈妈常常会有尿不尽或者憋不住尿老想上厕所的感觉，通常是由于下降到骨盆内的胎儿头部压迫膀胱所引起的，是正常的妊娠生理现象，不需要进行任何治疗，分娩后即可消失。准妈妈只要注意不憋尿，有尿意立即去厕所就可以了。但如果准妈妈在排尿时有疼痛感，尿液浑浊，且发现有白带增多等现象，可能是患了膀胱炎或尿道炎。患膀胱炎或尿道炎又可以加重尿频现象，并且对妊娠不利，应该立即就诊，进一步检查、治疗。

★ 出现手指麻木怎么办

一些准妈妈在孕晚期会感到手掌、手指麻木，有针刺感、灼痛感，疼痛可向上放射到上臂或肩部，夜间症状加重，会影响睡眠。这主要是因为准妈妈体内有水钠潴留，引起局部组织水肿，使腕管内的空间变得狭窄，压迫正中神经而引起的，以往有腕部慢性劳损、腱鞘囊肿或孕晚期水肿明显的准妈妈易出现这种问题，症状严重应到医院就诊。一般情况下，分娩后随着体内多余水分的排出和组织水肿的消失，症状会减轻，然而完全恢复仍需要一段时间，短的约两周，长的约需要半年。

★ 假性宫缩别紧张

如果准妈妈长时间用一个姿势站或坐，会感到腹部一阵阵地变硬，这就是假宫缩。假宫缩也叫迁延宫缩，没规律，每次持续的时间也不尽相同，几分钟到10多分钟都有可能。尤其在准妈妈感觉疲劳或兴奋时，更易出现这种现象，在产前2～3周会时常出现，是临近分娩的征兆之一，但与真正的产前有规律的宫缩不同，所以也称为"假宫缩"。而在临产前，由于子宫下段受胎头下降的牵拉刺激，假宫缩的情况会越来越频繁。如果上述症状仅是偶尔出现，并且持续时间也不长，也没有阴道流血的现象，就不必紧张，多为正常。如果上述现象频繁出现，间隔时间较短，并且出现明显的腹痛、阴道流血等现象，就要及时到医院就诊，以免发生意外。

第07节
分娩的准备与应对

● 选择合适的住院时机

选择适当的住院时机非常重要，既不要过早住院，造成不必要的经济负担和精神负担，也不要延误住院时机，造成母婴不必要的伤害。

1.正常妊娠和无妊娠并发症的准妈妈不需提前入院

孕41周以前，如无产兆、无妊娠并发症、无剖宫产指征、无特殊不适的准妈妈，可不必提前住院，仅需做好住院准备即可。因为过早住院，会导致待产时间过长，住院期间除日常监测外无任何处理，这常常导致准妈妈休息不足，心情烦躁，且易受其他产妇的影响，造成不必要的产程干预和手术分娩，也额外地增加了经济负担和精神负担。

2.经产妇稍有征兆即可住院

距离医院较远者也应提前入院。经产妇因有过分娩经历，软产道均比较松弛，临产的征兆往往并不明显，有时仅稍感腰酸、腹坠。一旦临产，往往产程迅速，有发生急产、产道裂伤、院外生产的可能。因此，一旦稍有征兆，就应提前住院。距离医院较远的准妈妈因路途遥远，一旦发生紧急情况，往往来不及转送，因此，也应提前住院。

3.妊娠超过41周仍无分娩征兆者应住院待产

妊娠超过41周，因胎盘功能已下降，其发生胎死宫内、羊水减少、巨大儿、胎宝宝宫内缺氧等危险明显增高，应及时住院，加强监测，一旦出现不利因素，应及时引产、适时终止妊娠。

4.经产前系统检查有以下情况之一者应适时入院待产

◎ 准妈妈患有内科疾患，如心脏病、慢性高血压、肾炎、哮喘、甲亢、重度贫血等，应提前住院，进行系统检查，并严密监护，有情况及时处理。

◎ 经孕期骨盆检查，确定存在骨盆狭窄、畸形，软产道异常，胎宝宝估计巨大，阴道分娩困难者，应适时入院进行剖宫产。

◎ 确诊妊娠高血压疾病的准妈妈，如突然出现头痛、眼花、恶心呕吐、水肿加重、抽搐甚至昏迷，应立即住院，积极治疗，待病情稳定后适时分娩。

◎ 孕晚期检查发现胎位异常者，如臀位、横位、斜位，多胎妊娠等，应提前住院，随时做好剖宫产准备。

◎ 以前有过前置胎盘、剖宫产再孕、早产史的准妈妈，应提前入院待产，加强监护。

● 分娩的信号

★ 阵痛

从怀孕8个月末开始，子宫不规则收缩的频率增多，无论在站立还是坐或行走时，准妈妈常常感到腹部一阵一阵地发紧、变硬，这就是子宫在收缩。在分娩前1～2周常有不规律的子宫收缩，多于夜间出现、清晨消失。宫缩持续时间较短而间歇时间较长，而且没有规律。宫缩强度弱，只引起轻微胀痛，并且仅局限于下腹部，这种宫缩并不是临产的宫缩，不必去医院处理。如果子宫收缩开始变得很有规律，3～5分钟1次，每次持续30～60秒，而且间隔时间越来越短，宫缩的力度越来越强，这就是临产前的宫缩了，需要立即去医院。

★ 见红

在分娩前24小时左右，由于内分泌的改变，子宫下段与子宫颈发生生理性扩张，其附近的胎膜与周围的子宫壁发生分离，毛细血管破裂出血，再与子宫颈内的黏液及阴道分泌物相混合，形成带血的黏液性分泌物排出，这就是"见红"。一般出血量较少，不超过平时的月经量，质地较为黏稠。如果没有宫缩，一般不需要立即去医院。

★ 破水

正常情况下，生活在子宫中的胎儿被胎膜包裹着，胎膜平滑柔软、富有弹性，胎膜内充满了羊水。临产时，随着胎头的逐渐下降，胎膜会被挤破，使羊水流出来，起到润滑阴道和冲洗阴道的作用，这种现象称为"破水"。破水一般发生在宫口基本开全之后，破水之后胎儿很快就会娩出。但也有少数准妈妈会在分娩启动之前破水，如果发生这种情况要立即平躺，及时联系住院分娩。

● 自然分娩的过程与应对

分娩的全过程是从规律宫缩开始至胎儿和胎盘娩出为止，分为3个阶段。正常情况下，生第一个孩子时，从规律的腹痛开始到分娩结束，整个过程一般不超过24小时。

★ 第一产程

第一产程又称"宫颈扩张期"，是指从产妇出现规律性的子宫收缩开始到宫口开到10厘米为止，也就是常说的"开到10指"。分娩开始时大约每隔10分钟子宫收缩1次，持续的时间很短。逐渐地子宫收缩越来越频繁，每隔2~3分钟1次，每次持续1分钟左右，宫缩力量也明显加强。子宫口随之逐渐开大，直到扩张到10厘米宽，为子宫口开全，这时第一产程结束。

1.宫口扩张的特点

子宫开始收缩时，产妇会感到子宫发硬、小腹或腰部有疼痛感并伴有下坠感。因为每个人的身体情况不同。

对疼痛的敏感程度也不一样，所以不同的人对于这一阶段的感觉和承受能力是不一样的。一般第一次生孩子的产妇因宫颈较紧，子宫口扩张较慢，第一产程需11~12小时。生过孩子的产妇宫颈较松，子宫口扩张较快，第一产程需6~8小时。

宫口扩张的速度不是均匀的，宫口扩张3厘米以前为潜伏期，平均每两小时宫口开大1厘米，最慢速度每4小时开大1厘米。宫口扩张3厘米~10厘米时为活跃期，宫口扩张速度加快，平均每小时宫口开大2厘米，最慢速度每小时开大1厘米。

2.医生会进行哪些检查

在第一产程，医生会每半个小时听一次胎心，还可能进行胎心监护。第一产程早期每4小时进行一次经肛门或阴道的检查，后期每1～2小时检查一次。还会每间隔4～6小时测一次血压，血压异常者应缩短测血压、体温及脉搏的间隔时间，有高血压、宫内感染危险因素者会缩短测量的间隔时间。

3.准妈妈应该怎么做

产程刚刚开始时，宫缩持续时间短，间歇时间较长，子宫收缩力较弱，产妇感觉腹痛程度轻，可以忍受。此时如果还没有破水，可以适当下床活动。如羊水已破，应立即卧床待产，以防胎儿脐带脱出。慢慢地，宫缩越来越频繁，而且疼痛时间加长，初产妇常会紧张恐惧，这时最需要坚持和信心，每次宫缩时不要去想接下来还要痛多久，应该想到宫缩既带来疼痛也带来希望，因为很快就要与宝宝见面了。如果感觉疼痛难忍可以变换各种体位，找出自己感觉最舒服的姿势，避免平躺着。还可以做一些放松的动作，如均匀地深呼吸，用两手轻轻揉下腹，腰骶部胀痛较重时可用手或拳头压迫胀痛处。

在第一产程末宫口快要开全时，或胎儿是枕后位时，由于胎头对直肠的压迫，产妇会有不由自主地向下用劲儿的感觉，这时医生会提醒产妇千万不要过早用劲儿，以避免给胎头和宫颈增加不必要的负担。出现这种情况可以抬起下巴，这样容易向喉咙方向使劲儿，并慢慢地吐气，可避免腹压过大。此时产妇千万不能自行下床解大便，以免发生危险。

分娩是十分消耗体力的，宫缩再紧也有放松的时候，在宫缩间歇期一定要抓紧休息，全身放松，注意吃好、喝好、睡好，并按时排便，和医护人员密切配合。很多产妇喜欢吃巧克力，因为巧克力热量高，吃起来也很方便。还要注意勤解小便，因为胀大的膀胱不仅会影响胎头的下降，还可能影响宫缩。如果出现排尿困难应及时告诉医生，医生会检查有无头盆不称的情况，必要时医生会用导尿管导尿。如果没有禁忌征的话，医生会给产妇灌肠，以促进子宫收缩及排出大便，减少大便污染。

★ 第二产程

第二产程又称"胎儿娩出期"，是指从宫口开全到胎儿娩出为止。胎儿随着强烈而频繁的宫缩逐渐下降，产妇会感觉宫缩痛减轻，当胎儿的先露部分下降到骨盆底部并压迫直肠时，产妇在宫缩时会有排便感，会不由自主地随着宫缩向下使劲儿，直到胎儿顺着产道从完全开大的子宫口娩出。这一过程初产妇需1～2个小时，经产妇通常数分钟即可完成，但也有长达1小时的。

第二产程是最紧张、体力消耗最大的时期，也是保障母子安全的关键时期，能否顺利进行要看产妇能否与医生密切配合。产妇要随时告诉医生自己的感觉，并听从建议和指导。这时除强有力的宫缩外，还要有腹部肌肉收缩的压力，二者必须互相配合，力量才会强大，才能顺利地娩出胎儿。因此，产妇正确地用力、增加腹压对分娩至关重要。在宫缩刚一开始时先深深地吸足一口气，闭口不要漏气，然后随着子宫收缩的节奏向肛门方向用力，直到宫缩结束为止。注意用力时臀部不要抬起，手可以拉住产床边上的手柄。宫缩间歇时要注意安静地休息，不要用力。这样反复的子宫收缩和腹肌压力的配合能加速胎儿的娩出，缩短第二产程。当胎头即将娩出时要张嘴哈气，避免使猛劲儿，以防胎头娩出过快造成产妇会阴撕裂。

★ 第三产程

第三产程又称"胎盘娩出期"，是指从胎儿娩出到胎盘娩出的全过程，一般在10～20分钟，不应超过30分钟。胎儿娩出后不久，随着轻微的腹痛胎盘剥离排出，或接产人员轻轻按压子宫底部，牵拉脐带娩出胎盘。胎盘娩出后会检查产妇的会阴、小阴唇内侧、尿道口周围及阴道宫颈有无裂伤，如有裂伤会立即缝合伤口。如果胎盘未及时娩出或只有部分娩出，医生会采取措施，产妇安静休息并配合即可。

● 剖宫产的过程与应对

★ 应该选择剖宫产的情况
◎ 胎儿过大，胎头无法通过准妈妈的骨盆。
◎ 准妈妈骨盆狭窄或畸形。

◎ 准妈妈患有严重的妊娠期高血压疾病等疾病，无法承受自然分娩。

◎ 高龄初产，一般指35岁以上初产的准妈妈。

◎ 有多次流产史或不良产史，防止胎儿在分娩过程中发生意外。

◎ 分娩过程中胎儿出现缺氧，短时间内无法通过阴道顺利分娩。

◎ 医生会按照准妈妈的身体情况和是否存在剖宫产指征来建议是否选择剖宫产。

◎ 医生会根据妊娠的周数和有无产科合并症来决定进行手术的时间。

★ 术前应该注意什么

手术前要注意保持身体健康，最好不要患呼吸道感染等疾病。剖宫产前一天晚饭后就不要再吃东西了，手术前6～8小时就不要再喝水了，以免麻醉时呕吐，引起误吸。

● 无痛分娩真的一点也不痛吗

分娩总是和疼痛联系在一起，人们一直在寻找解除分娩疼痛的方法。

★ 分娩镇痛的分类

分娩镇痛主要分非药物镇痛和药物镇痛两种。

非药物镇痛包括产前教育、心理疏导、肌肉放松、产程中调节呼吸等，针刺麻醉在不断尝试之中，可以应用针灸或电针刺激穴位，如针刺合谷、三阴交、足三里穴等进行止痛。

药物镇痛主要有以下几种：

根据产程的不同阶段，可用哌替啶100毫克肌肉注射，镇痛效果较好。

50%的笑气加50%的氧气吸入，镇痛效果较好。

会阴局部阻滞麻醉。

连续硬膜外麻醉。

● 药物镇痛不同类别的特点

硬膜外阻滞麻醉是目前最常用于分娩止痛的药物镇痛。麻醉后宫缩时产妇仍有感觉，但疼痛明显减轻，在整个产程中产妇能安静休息。但受麻醉影响，到第二产程宫缩时产妇缺乏向下排出的迫切感。由于腹直肌及肛提肌松弛，产妇常常屏气乏力，需要阴道助产的机会明显增多。因此，采用硬膜外麻醉阻滞止痛适用于有妊娠并发症，如妊娠高血压疾病等患者。另外，椎管内麻醉可引起产妇血压波动，因此需要对产妇血压等生命体征进行严密观察，并需要有一定经验的麻醉医生来操作。

哌替啶用于分娩止痛始于1940年，最常用于第一产程，常用剂量为50毫克~100毫克肌肉注射。肌肉注射后15~20分钟开始生效，1~1.5小时作用达到高峰，2小时后作用逐渐消退。注射哌替啶后，产妇有愉快感，对产痛反应迟钝，宫缩间歇时常表现为嗜睡，但唤之能醒，且能与医务人员合作，可维持止痛作用3~4小时，药效过后可再次注射，但在整个产程中最好不超过2次，最后一次注射应在分娩前至少3个小时，以免引起胎儿呼吸抑制。

用于分娩止痛的另一种药物为安定，常用剂量为10毫克静脉注射。与哌替啶比较，安定可以镇静，使烦躁不安的产妇得到休息，宫缩情况可以得到改善，还可松弛宫颈口，有利于缩短产程。

孕后保健篇

产后身心变化与恢复

第01节
产后身心变化与恢复

● 自然分娩的新妈妈

经过十月怀胎的辛劳和一朝分娩的痛苦，新妈妈需要很好地休养和护理。分娩时出血多，加上出汗、腰酸、腹痛，非常耗损体力，气血、筋骨都很虚弱。此外，激素的改变使得新妈妈容易患产后抑郁。因此，产后需要一段时间的调补、适应来恢复身心，坐月子正是进行身心恢复的良好时机，身体基本恢复需要6～8周时间，在医学上叫作"产褥期"。

★ 自然分娩后的身体情况

1.体温状况

自然分娩的新妈妈如果分娩的时间比较长、过度疲劳，体温可在产后的最初24小时内略有升高，但一般不超过38℃，这种体温升高属于正常的生理状态。另外，在分娩后3～4日内如果不哺乳，新妈妈可能因为乳房的血管、淋巴管极度充盈而有轻度发热，体温可以达到38.5℃～39℃，一般会持续数小时，但最多不超过12小时体温即可下降到正常范围，这种体温升高也不属于病态。

2.血压状况

一般新妈妈的血压在产褥期平稳，变化不大。患妊娠高血压疾病的新妈妈，在产后血压多有较明显降低。由于子宫胎盘循环停止及卧床休息等因素，新妈妈产后脉搏略缓慢，1周后基本可以恢复正常，不属病态。

3.宫缩疼痛状况

产后由于子宫复原和收缩，新妈妈常会出现下腹部阵发性疼痛，医学上称之为"产后宫缩痛"，哺乳时因为反射性催产素分泌增多常使疼痛加剧。产后宫缩痛一般在产后1～2日出现，多持续2～3日后自然缓解。

4.出血状况

在产后第一天，新妈妈需要特别注意预防产后出血。若24小时内阴道出血量达到或超过500毫升，则称为产后出血，与子宫收缩乏力、胎盘滞留或残留、产道损伤等有关，可导致休克、弥散性血管内凝血，甚至死亡。

一般来说，产后1小时左右，新妈妈会出很多血，这是子宫里未排净的余血、黏液和其他组织，此后，血量会逐渐减少。在分娩后两小时内，新妈妈最容易发生产后出血，所以分娩后仍需在产房内观察，以后自己也要继续观察，一旦阴道有较多出血，应通知医生，查明原因，及时处理。

分娩消耗了大量体力，因此产后最重要的是休息，以确保体力的恢复。刚出生的宝宝食量并不大，而且睡得多，新妈妈要争取时间多睡觉，尽量回绝亲友的探访。

★ 会阴侧切后伤口的护理

会阴侧切后新妈妈要注意卫生，避免感染，同时尽量避免伤口开裂。会阴侧切后，医生会对伤口进行缝合，一般情况下4天左右拆线。如果使用的是可吸收的肠溶线无须拆线，可慢慢吸收。伤口1个月左右恢复，产后需要注意对伤口进行护理。

1.伤口恢复中的护理

保持正确的卧位：如为左侧切应采取右侧卧位或仰卧位，以免恶露污染伤口。

保持外阴清洁、干燥：及时更换卫生巾，24小时内配合护士做会阴冲洗2次，大小便后应使用流动水冲洗会阴，便后擦拭时应从前向后擦，以免污染伤口。

适当做缩肛运动，促进盆底组织、会阴组织及产道恢复。

保持大便通畅，以免伤口裂开。排便时最好采用坐式。有的新妈妈不敢解大小便，怕会阴侧切伤口裂开，正常情况下是不会发生这种问题的，不必因此而压制大小便。

拆线后，如恶露还没有干净，仍然应该坚持每天用温开水冲洗外阴2次。此外，拆线后伤口内部尚不牢固，最好不要过多地运动，也不宜做幅度较大的动作。

性生活一般在产后2个月左右恢复，为避免恢复后的肌肉组织被牵扯，可使用润滑剂。

2.伤口恢复的特殊情况

如果伤口出现以下情况，一定要及时告知医生处理：

缝合后1～2小时伤口部位出现严重疼痛，而且越来越重，甚至出现肛门坠胀感。

产后2～3天，伤口局部出现红、肿、热、痛等症状，有时伴有硬结，挤压时有脓性分泌物。

伤口拆线后裂开。

分娩时，随着胎儿通过整个产道，新妈妈阴道腔明显扩大，并因分娩时胎儿的压迫而略有充血、水肿，大部分在产后2～3日可以自行消退。阴道壁松弛，肌张力低，阴道黏膜皱襞可因过度伸展而消失，大约在产后3周阴道黏膜皱襞重新出现，但要完全恢复至未孕时的状态还需要更长的时间。会阴部如果有轻度裂伤，或者缝合的会阴切口，一般都会在产后3～5日内愈合。

外阴伤口肿胀疼痛者可利用物理疗法，如红外线局部照射，还可以用95%乙醇（酒精）纱布或50%硫酸镁湿敷外阴。分娩10天以后，恶露已明显减少时，可用1：5000高锰酸钾溶液浸泡会阴，每天2次，每次15分钟，以促进会阴伤口愈合、消肿，缓解局部肿胀不适。当会阴伤口明显疼痛或出现异常分泌物时，如感到伤口跳痛，应警惕伤口是否感染，必要时需请医生检查和治疗。

3.饮食调理

自然分娩后1周内，最好进食少渣饮食，如牛奶、蛋藕粉、藕粉、蛋汤、米汤、稀粥等半流质食物，以防形成硬便难以排出，影响会阴伤口的愈合。便秘时可以多吃些香蕉，有利于通便。同时注意多补充蛋、瘦肉，以促进伤口修复。还要多吃新鲜青菜和水果，多喝猪蹄汤等汤饮，除细粮外应吃些粗粮，不吃辛辣及刺激性食物。在伤口未愈合前要少吃鱼类，鱼中含有的有机酸物质具有抑制血小板凝集的作用，不利于伤口的愈合。

★　正确认识产后恶露

怀孕之后母体的子宫内膜称为"蜕膜"，分娩以后宫腔内的蜕膜组织会逐步从子宫壁脱落，排出体外。同时，以前胎盘附着部位的血管虽然会随着子宫的收缩而逐渐闭合，但完全闭合需要一定的时间，所以在分娩后宫腔内会有少量出血。坏死的子宫蜕膜夹杂着血液经阴道排出体外，称为"恶露"。正常恶露有血腥味，但无臭味，总量约为500毫升，一般可持续4~6周。新妈妈只要注意观察恶露是否正常，并注意做好个人卫生，适当按摩子宫即可。

1.正常恶露排出的3个阶段

（1）血性恶露

因为其色泽鲜红、含有大量血液而得名。血性恶露一般量较多，有时夹杂着较多小血块，其中含有少量胎膜及坏死的蜕膜组织。血性恶露一般持续3天左右，以后逐渐转为浆液恶露。

（2）浆液恶露

随着子宫腔内的血管逐渐闭合，宫腔内的出血逐渐减少，恶露中的血液也随之减少。浆液恶露因为恶露仅含有少量血液、颜色淡红似浆液而得名。浆液恶露一般持续2周后逐渐转变为白色恶露。

（3）白色恶露

白色恶露非常黏稠，色泽较白，其中含有大量的白细胞、坏死的蜕膜组织、表皮细胞及细菌，持续2~3周后干净。

　　　　　　如果产后恶露排出的情况不符合上述规律应及时到医院就诊，请医生帮助检查并作出诊断，以防有异常情况的存在。

2.恶露排出期间的个人卫生

大小便后用温水冲洗会阴，擦拭时务必由前往后擦拭或直接按压拭干，勿来回擦拭。冲洗时水流不可太强或过于用力冲洗，否则会造成会阴黏膜破裂。

建议新妈妈使用卫生垫，不宜用棉球，刚开始约1小时更换1次，之后2~3

小时更换即可。更换卫生垫时应由前向后拿掉，以防细菌污染阴道。手不要直接碰触会阴部位，以免感染。

3.如何促进恶露的排出

按摩子宫可以帮助子宫复原及恶露排出，亦可预防因收缩不良而引起产后出血，按摩方法如下：

找出子宫的位置——肚脐下触摸到的一个硬块。

用手掌稍施力量于子宫位置环行按摩。

当子宫收缩疼痛厉害时应停止按摩，俯卧姿势可减轻疼痛，疼痛影响到休息时要及时咨询医护人员。

★ 促进子宫尽快恢复

在胎盘娩出后，子宫圆而硬，子宫底在脐下一指处。在产后第1天，子宫底稍上升至与脐平，以后每日下降1厘米～2厘米，至产后10天完全降入骨盆腔内。不过，子宫完全恢复至产前大小需要4周以上，而胎盘附着部位的子宫内膜完全恢复至少需要6周。在此期间如果胎盘附着部位因子宫复旧不良出现血栓脱落，可引起晚期产后出血。

在妊娠期，由于腹壁受子宫膨胀的影响而长期牵拉，造成腹部弹力纤维断裂，腹直肌呈不同程度的分离，所以产后新妈妈的腹壁明显松弛，需要靠健身来恢复，腹部紧张度的恢复需要6～8周。腹壁原有的紫红色的妊娠纹会逐渐变成银白色。

为促进子宫尽快恢复原状，建议新妈妈这样做：

1.尽量采取侧卧姿势

卧床休息时尽量采取左侧卧位或右侧卧位的姿势，避免仰卧，以防子宫后倾。如果子宫已经向后倾曲，应改变姿势，做膝胸卧位来纠正。

2.适量下床活动

产后6～8小时，新妈妈可以尝试坐起来，第二天就应试着下床活动，帮助子宫复原和恶露排出。

3.及时排便

膀胱过胀或大便积压会压迫子宫，不利于子宫的恢复。

4.选择母乳喂养

宝宝的吸吮刺激会反射性地引起子宫收缩，加强激素分泌，促进子宫复原。

5.注意阴部卫生

生殖道感染会影响子宫恢复。

产后及早下床活动有助于身体恢复。一般情况下，产后没有异常的新妈妈，在产后8小时左右就可以下地行走，做过会阴切开术的新妈妈，在12小时后开始下地，24小时后，只要身体允许，基本上所有的新妈妈都可起床活动，产后尽早站立可减少膀胱和肠道疾病，加快体力恢复，也可减少住院时间。

★ 自然分娩后的心理恢复

分娩后，新妈妈体内的雌激素、孕激素水平会急剧下降，常常导致情绪不稳定，有不少新妈妈出现烦躁、焦虑、郁闷、爱哭等情绪问题。据欧美国家统计，初产妇在产后第4天到第10天常出现为期1周的情绪抑郁，发生率要占初产妇总人数的1/3到1/2。据国内统计，有50%～70%的初产妇在产后变得情绪低落、容易哭泣、遇事焦虑、注意力难以集中，健忘、悲伤、失眠、对婴儿过于担心，但因为这种病态心理一般仅持续短短的1周，所以容易被人们忽视。

产后抑郁是一种良性产后精神障碍，一般不需药物治疗。为了产妇的身心健康，应加强产妇在围生期的精神卫生保健，帮助产妇正确认识和处理各种困难，以良好的心态对待分娩、产褥和哺育婴儿。丈夫的关心和支持、家属的密切配合可以使新妈妈尽快走出抑郁的困境。

● 剖宫产的新妈妈

★ 剖宫产后身体的情况

1.宫内积血不易排出

剖宫产容易发生恶露不易排出的情况，所以应采取半卧位，配合多翻身，以促使恶露排出，避免恶露淤积在子宫腔内，引起感染而影响子宫复位，也有利于子宫切口的愈合。医生会在产后几个小时内来查看新妈妈的情况，并会按压其子宫底部，帮助促进宫内积血排出。下腹部会在随后的几天内感到不适。剖宫产后最常见的问题就是感染，发生率占所有剖宫产的5%～10%，一般服用或注射一些抗生素就可以治愈。

2.胃肠功能受抑制

麻醉药物可以抑制肠蠕动，引起不同程度的肠胀气，导致腹胀。及早活动能够增加胃肠蠕动，尽早排气，还可以预防肠粘连及因血栓形成而引起的其他部位的栓塞。医生会鼓励新妈妈多活动，一般术后知觉恢复后就应该适当进行肢体活动，24小时后练习翻身、坐起，并下床慢慢活动，这样有利于尽快排气，排气意味着肠道的蠕动功能已经恢复了，还可以预防子宫内产生瘀血块。

3.产后排尿困难

术后麻醉药物作用消失后，护士会取出导尿管，这时应该尽快自行排尿，降低导尿管插入时间过长而引起尿路感染的危险性。

谨记，整个月子期间，千万不要因为怕疼而躺在床上一动不动，那样很容易引起各种并发症，反而使痛苦增加，在身体恢复到一定程度后应适当活动。

★ 剖宫产伤口的护理

剖宫产大部分的切口位置都是横切在腹部的下方，伤口10厘米～12厘米。剖宫产的伤口愈合约需要1周，在这段时间新妈妈一般都还在住院，医护人员会观察伤口的变化。如果医生发现切口有肿痛，常会采用红外线照射等理疗方式进行处理。伤口的完全复原需要4～6个月。

1.做好消毒清洁，不要沾水

定时更换伤口的纱布和药，更换时要先用卫生棉球蘸取75%的酒精擦拭伤口周围，进行消毒。

伤口未愈合前不要沾到水，恶露未排干净之前一定要禁止盆浴，同时每天需冲洗外阴1～2次，以免水污染伤口，引起感染发炎，可以用湿毛巾擦拭身体以缓解不适。

2.避免拉扯伤口

现在剖宫产的伤口一般都是横切，应特别注意行动、动作要温和，少做身体后仰等动作，咳嗽或大笑时要用手按住伤口两侧，以免拉扯到伤口。

3.伤口不适的处理

（1）渗液较多

产后注意观察伤口，如果伤口有较多渗液流出，要及时告知医护人员处理。如果已经出院，可以用高渗透性的盐水纱布引流，并用盐水冲洗，同时增加换药次数，渗液严重时要去医院治疗。

（2）伤口发痒

伤口发痒是正常现象，不要用手去抓挠，可以用无菌棉签蘸75%的酒精擦洗伤口周围止痒。

（3）伤口痛

由于手术后麻醉药作用消失，一般在术后数小时伤口开始剧烈疼痛。为了能够很好地休息，使身体尽快复原，可请医生在手术当天或当夜使用一些止痛药物。在此之后，对疼痛多做一些忍耐，最好不要再使用药物止痛，以免影响肠蠕动功能的恢复。一般来讲，伤口的疼痛在3天后便会自行消失。平卧位是对子宫收缩疼痛最敏感的体位，所以剖宫产后应采取侧卧位，使身体和床成20°～30°角，或者将被子或毛毯垫在背后，以减轻身体移动时对切口的震动和牵拉痛。

4.多吃有利于伤口恢复的食物

伤口愈合需要大量的营养支持，产后要保证营养，促进伤口愈合的主要营养素有：蛋白质、锌、铁以及B族维生素和维生素C等，新妈妈可以进食以下食物来补充：含优质蛋白质和B族维生素的鱼、鸡、鸡蛋，含锌丰富的海带、木耳，含丰富维生素C的苹果、橙子、草莓等。另外蜂胶胶囊和花粉片也有利于伤口愈合，可以适当食用一些。

★ 剖宫产后24小时活动原则

剖宫产后头6小时内，新妈妈应卧床休息，12小时后可多翻身，24小时后要及时自行排尿，1周内一定要及时排便，1周后可适当锻炼。剖宫产后需要特别照护的事项，要给予特别注意，不要忽视。

1.产后6小时内

产后卧床休息时头偏向一侧平卧，不要垫枕头，这样可以预防硬脊膜外腔麻醉方式带来的术后头痛，还可以预防呕吐物的误吸。

及早哺乳可以促进子宫收缩，减少子宫出血，使伤口尽快复原。

2.产后6~24小时

现在可以枕枕头了，仍应采用侧卧位，感觉累时，可以将被子或毯子垫在背后，减轻身体移动对伤口的震动和牵拉痛。

麻药劲儿过了以后，腹部伤口会疼痛，可以请医生开些处方药，或者可以使用镇痛泵缓解痛苦。

12小时后，在家人或护士的帮助下改变体位，多翻身、多动腿。术后知觉恢复后，就应该进行肢体活动，24小时后应该练习翻身、坐起，并下床慢慢活动，促进伤口愈合，增强胃肠蠕动，尽早排气。

剖宫产的新妈妈需要在手术前插上导尿管，一般在产后24小时拔掉，拔掉导尿管后3~4小时，新妈妈要尽力解小便，以尽快恢复身体相关肌肉群功能，如果小便解不出要及时咨询医生。

注意卫生：勤换卫生巾，保持清洁。

★ 剖宫产后的心理恢复

剖宫产除了身体上的伤口之外，还可能给部分想顺产的新妈妈带来心灵上的创伤，这种心理变化大致有5个阶段：

第1阶段：手术后1小时，新妈妈开始接受剖宫产这个事实。

第2阶段：产后1周，对剖宫产的接受感被失望情绪代替，认为没有亲身经历孩子被分娩出的过程，感到很遗憾，并且很难进入母亲角色。这需要新妈妈及时调整，家人也应多抚慰。

第3阶段：产后8周左右，容易将孩子的不完美归结于剖宫产的原因，还可能梦到分娩过程，这是正常现象，有助于新妈妈重新理解自己的生产过程。

第4阶段：容易接近有类似分娩经历的妈妈，这能令自己不再感到孤独，从而心情得到极大的放松。

第5阶段：分娩的痛苦经历被渐渐淡忘，能够客观地对待剖宫产了。

剖宫产并没有绝对的好坏之分，是辅助分娩的重要手段，新妈妈以平常心看待最重要。

第02节
产后饮食调养方案

● 产后不同阶段营养重点

俗话说"坐个好月子，健康一辈子"，月子期间的饮食营养，对于新妈妈产后的身体恢复和减肥塑身有着不可忽视的作用。而作为宝宝的"粮袋"，新妈妈还肩负着给宝宝哺乳的重任，因此新妈妈需要科学地满足身体需求的饮食方案。

★ 产后第一餐要吃对

新妈妈分娩后体内激素水平大大下降，身体过度耗气失血，阴血骤虚。在这种情形下，很容易受到疾病侵袭。因此，新妈妈产后第1餐的饮食调养非常重要，吃对了产后第1餐，真正的产后营养大补充才能开始。

1.自然分娩的新妈妈

新妈妈分娩后当天的饮食应稀、软、清淡，以补充水分、易消化为主。因为在分娩的过程中，新妈妈的体力消耗大、出汗多、体内体液不足，胃液分泌减少使消化功能下降。此时，新妈妈可以先喝一些热牛奶、粥等。牛奶不仅可以补充水分，还可以补充新妈妈特别需要的钙。粥类甜香可口，有益于脾胃，新妈妈这天不妨喝一些。

2.剖宫产的新妈妈

剖宫产的新妈妈在产后6小时内应当禁食任何食物，因为此时肠腔内有大量气体，吃东西容易加重腹胀，嘴唇干裂也不要喝水，可以用棉签蘸水滋润。6小时后可以进食，但每餐不宜进食过多，因为此时胃肠功能还没有完全复原。三餐之间可以加餐，做到少食多餐，这样既可以保证营养的充分供给，又不至于给肠胃增加过多负担。产后第1天，新妈妈可以饮用萝卜汤，帮助排出空气，减轻腹胀现象。

在分娩后的3～4天内，新妈妈不要急于进食炖汤类。此时排乳不十分畅通，过早喝汤会使乳汁大量分泌，乳房胀痛。随着身体和消化能力的慢慢恢复，宝宝饭量的增大，排乳畅通后就可以多喝汤了。

★ 产后2～3天怎么吃

1.自然分娩的新妈妈

接下来的两天，新妈妈的体力尚未恢复，食物仍然要以清淡、不油腻、易消化、易吸收、营养丰富为佳，形式为流质或半流质。可食用牛奶、豆浆、藕粉、糖水煮鸡蛋、蒸鸡蛋羹、馄饨、小米粥等。即使再馋，这段时间也不能吃辛辣刺激性的食物。

2.剖宫产的新妈妈

剖宫产后的妈妈与顺产的妈妈相比较，身体更加虚弱，胃肠功能恢复比较慢，在产后前3天需要注意更多细节：

（1）改用半流质、软质食物

剖宫产术后约24小时，胃肠功能才可恢复，产后第2天时，新妈妈可以食用半流质食物，排气（放屁）之后可以进食稀饭、面条等半流质食物，然后慢慢向软质食物、固体食物渐进。

（2）多吃含铁食物

剖宫产的妈妈失血较多，容易患上产后贫血，因此需要多进食含铁量丰富的食物，如猪血、菠菜、鸡蛋等。

（3）忌食寒凉、辛辣食物

寒凉、辛辣的食物刺激性大，容易使妈妈腹痛、便秘、上火等，也不利于子宫的收缩、恢复和伤口的愈合。

（4）不急着吃催奶食物

催奶食物、大补食物如鲫鱼汤、鸡汤、人参等不要急着食用，避免引发乳腺炎。

（5）禁吃产气、发酵食物

产后1周内避免食用产气及发酵、难消化的食物，如牛奶、蛋类、黄豆及豆制品等，否则易加重腹胀或肠胃不适。

当新妈妈自解大便后，即可吃炖汤、肉类等食物。有些地方的习俗要忌口，只能吃咸菜、稀饭，这是不正确的。

★ 产后第一周以开胃为主

不论是自然分娩还是剖宫产，新妈妈在分娩后的最初几天里都会感觉身体虚弱、胃口比较差。如果这时强行吃下太过油腻的食物，只会让胃口更差。因此，产后第一周饮食的重点是开胃而不是滋补，胃口好才会食之有味，吸收也才会好。

应该吃些清淡的荤食，如肉片、肉末、瘦牛肉、鸡肉、鱼等，配上新鲜蔬菜一起炒，比如芦笋牛柳、菠萝鸡片、青椒肉片、茄汁肉末等，口味清爽，营养均衡。橙子、柚子、猕猴桃等水果也有开胃的作用。若能少吃白米，改吃糙米、胚芽米、全麦面包就更好了，可以有效预防和改善产后便秘。与大米相比，小米中铁、维生素B_1和维生素B_2的含量要高，纤维素也高出2倍以上，因此产妇适量进食小米粥有助于体力的恢复、大便排出，同时米粥中含有较多水分，有利于消化、吸收。

★ 开胃食谱

什锦蔬菜粥

原料：大米100克，西蓝花200克，平菇、香菇、胡萝卜各30克
调料：盐适量

做法：

1.大米洗净后泡水30分钟备用。

2.平菇、香菇、胡萝卜洗净、切丝，西蓝花用开水氽烫。

3.锅内加入米和水，用大火煮开。

4.加入平菇丝、香菇丝及胡萝卜丝，改小火煮至米粒黏稠。

5.放入氽烫过的西蓝花及盐，煮开即可。

特点：

这道什锦蔬菜粥含有丰富的膳食纤维，能增强肠胃的蠕动，对没有食欲的新妈妈有开胃的作用。

猕猴桃鸡肉面

原料：意大利面80克，猕猴桃60克，西红柿40克，鸡胸肉70克，橄榄油10克，香芹少许
调料：盐适量

做法：

1.鸡胸肉洗净后切成片状。猕猴桃去皮、切丁。西红柿洗净后切成丁备用。香芹洗净后氽烫一下。

2.意大利面放入开水中煮至完全熟透，捞出沥干水分。

3.将橄榄油烧热，再放入鸡肉片和西红柿西炒熟。起锅前加入猕猴桃和少许盐拌炒均匀。

4.将炒好的鸡肉片、猕猴桃均匀淋在熟的意大利面上，撒上香芹即可。

特点：

这道菜口味独特，营养丰富，新妈妈常吃这道菜，不但开胃消食，也可以提供全面的营养。猕猴桃中富含维生素C及纤维素，可以预防感冒及便秘。

产后第一周太油腻的食物会令新妈妈感觉反胃，而且，新妈妈摄入油脂过多可能会使乳汁也含有油，使宝宝发生腹泻。

★ 补血食谱推荐

产后第二周以补血为主

进入月子的第2周，新妈妈的伤口基本上愈合了。经过上一周的精心调理，胃口应该明显好转。这时可以开始尽量多食补血食物，调理气血。

新妈妈的每日饮食中，蔬菜水果一定不能缺席。油菜、白菜、卷心菜、白萝卜、苹果、香蕉等，不但有助于补充维生素，还有助于改善乳汁质量，有利于宝宝的健康。黑木耳、黄花菜等能减轻便秘症状又富含铁质，是完美的维生素补剂和补血剂。

除了蔬菜、瓜果之外，肉类食物也是必不可少的。肉类可提供较多的热量，搭配起来可保证营养的全面。这一期间也可以吃些杜仲，强筋骨，补肝肾，防止产后腰痛。

香菇木耳瘦肉粥

原料：大米50克，瘦猪肉50克，香菇30克，木耳、银耳各15克
调料：盐适量，香菜少许

做法：

1.将香菇择洗干净，用清水浸泡至软，切丁。大米、木耳、银耳分别洗净，用清水泡软。

2.猪肉洗净，剁成末，入沸水中余烫一下。香菜洗净，切碎。

3.将大米放入锅中，加入适量清水，用大火烧沸。

4.放入香菇、木耳、银耳、猪肉末、加入盐，用小火煮至米、肉熟烂，出锅后撒上香菜即可。

特点：

这道粥含丰富的维生素和矿物质，营养丰富，清淡爽口，不但可帮助新妈妈增进消化，促进乳汁分泌，还含有行血化瘀、健脾益胃的功效，是适合新妈妈的食品。

丝瓜鲫鱼汤

原料：活鲫鱼500克，丝瓜200克
调料：姜、葱、黄酒、盐各适量

做法：

1.鲫鱼宰杀洗净后，双面略煎一下。
2.将煎好的鲫鱼放入锅中，加黄酒、姜、葱，小火焖炖20分钟。
3.将丝瓜洗净、切片，投入鱼汤，大火煮至汤呈乳白色，加盐，煮3分钟后即可。

特点：

此汤益气健脾、清热解毒，具有通调乳汁之功。根据口味和习惯，丝瓜可用豆芽或通草代替。

枸杞猪骨汤

原料：生猪骨500克，枸杞30克，黑豆50克，红枣20枚

做法：

加水适量，一同煮至烂熟，调味后饮汤食枸杞、红枣、黑豆。

特点：

每天1次，连用15~20天。益气补血。

当归生姜羊肉汤

原料：当归20克，生姜15克，羊肉250克，山药30克
调料：盐适量

做法：

1.将羊肉洗净，切片。
2.当归用纱布包好，同山药、姜片放入砂锅内，加水适量共炖汤，烂熟后放盐调味。

特点：

饮汤食肉，每日1次，连用10~15天。益气养血。

羊肝枣米粥

原料：羊肝100克，红枣20枚，枸杞30克，粳米100克
调料：葱段、姜末、盐各适量

做法：

1.将羊肝切成条状，放入锅内加油微炒。

2.投入枸杞、红枣、粳米同煮成粥。

3.以葱段、姜末、盐调味，代早餐食。

特点：

连用半个月为1个疗程。补血养血。

小贴士 产后第2周新妈妈的胃口好转，肠胃功能已经得到恢复，并且婴儿的食量增大，所以不必太限制每餐的进食量。可根据新妈妈的需求量进食。

★ 产后第3~4周开始催奶

母乳营养丰富全面，是新生宝宝最好的食物。宝宝出生半个月后，胃容量明显增加，吃奶量与时间逐渐建立起规律，妈妈的产奶节律也应日益与宝宝的需求合拍，如果乳汁不够，宝宝的生长发育就会受到影响。因此，新妈妈要掌握一些催乳的饮食方法。

1.催奶的三大要素

（1）保证热量供给

新妈妈在生产时消耗了大量体力，产后1~2周，反复地为宝宝哺乳也会损耗体力，从而造成新妈妈一直处于疲惫状态。这一时期，新妈妈需要增加营养来恢复精神，所以需要摄入较多热量。热量是维持人体生命活动的能量，如物质代谢、肌肉收缩、腺体分泌等都需要热量。而哺乳的新妈妈还需要一部分热量来支持自身特殊的生理变化，婴儿的组织生长同样需要热量。碳水化合物、脂肪和蛋白质都会经过体内氧化释放能量，是人体热量的来源。

（2）保证营养丰富全面

月子期间补充营养要充足丰富，蛋白质、脂肪、糖类、各种维生素、微量元素、矿物质等样样不可或缺，因此食物的种类要丰富，因为没有哪一类的食物可以涵盖所有营养素。在此期间，新妈妈就不能挑食偏食，鱼、肉、蛋、蔬菜、瓜果都要适当摄取。

（3）保量也要保质

催奶不应该只考虑量，质也非常重要。传统观念认为新妈妈应该多吃蛋白质含量高的汤，最近的研究发现，被大家认为最有营养的催奶汤，汤里的营养仅仅是汤料的20%左右。营养其实在汤料里，所以科学的方法是汤要喝，煮汤的料也要吃。

2.有助下奶的食物推荐

猪蹄、鲫鱼、小母鸡、木瓜、莲藕、莴笋、黄花菜等食材都有很好的催乳作用。新妈妈乳汁不足时，可以用这些材料煮成汤或粥，不但能够下奶，还能够很好地补充营养。

哺乳的妈妈每天饮食一般应包括：主食500克～700克，蛋类100克（2个），肉类200克～250克，豆制品50克～100克，牛奶250克，汤水1000毫升～1500毫升，蔬菜500克（其中绿叶菜不少于250克）。

★ 催奶食谱

木瓜炖猪蹄

原料：猪蹄2只，木瓜半个
调料：姜3片，蒜3瓣，通草、盐各适量

做法：

1.猪蹄、通草洗净。木瓜去皮、去籽子，切块。

2.汤锅中放适量清水，放入猪蹄，小火煮1小时，去掉浮沫，放入姜片和蒜继续煮至猪蹄熟烂。

3.放入木瓜，调入盐，大火煮10分钟即可。

特点：

有助于产后通乳下奶。

花生卤猪蹄

原料：猪蹄1只，花生米50克
调料：姜片、大葱、料酒、酱油、白糖、盐各适量

做法：

1.将猪蹄刮洗干净，斩成小块，放入沸水锅中氽烫，去血沫，捞出，备用。

2.花生米放入水中浸泡2小时。

3.砂锅底部铺上姜片和大葱，然后放入猪蹄块，加入料酒和适量水，大火煮开，再转小火炖约1小时。

4.放入泡好的花生仁、酱油和白糖再炖煮约50分钟至猪蹄块软烂，最后加入适量的盐调味即可。

特点：

这道菜含有丰富的蛋白质、不饱和脂肪酸、维生素E等营养素，不但可以为新妈妈丰富营养，提供热量，还能醒脾和胃，调理气血。

莲藕排骨汤

原料：莲藕500克，排骨300克
调料：盐少许，葱段、姜片各适量

做法：

1.排骨洗净、切块。莲藕洗净、切片。

2.汤锅中放适量清水，烧开后下入排骨，除去浮沫，放入葱段、姜片烧开。

3.转小火炖1小时后，放入莲藕片继续炖1小时，至莲藕变软即可，加盐调味。

特点：

这道菜具有开胃清热、滋补等功效。

小贴士

在保证热量的同时，新妈妈要谨防热量摄入过剩，过剩的能量积存在体内就会转化成脂肪，成为心血管、糖尿病等的危险因素。除了饮食调理，新妈妈还可以通过让宝宝多吸吮乳房和乳房按摩等方法进行催乳。

★ 产后第5～6周哺乳塑身

哺乳期减肥最好的方法是合理饮食。因为有规律的进食可以降低肥胖的发生率，并且不影响母乳喂养，对新妈妈的健康也十分有益。这里所说的合理饮食并不是节食，而是指在乳汁分泌正常、身体状况不受影响的情况下，通过适当控制饮食热量的方式让身体自然减重。

1.哺乳塑身两大要素

（1）适量摄取纤维素

纤维素可以增加人体粪便的体积，促进排便的顺畅，在怀孕末期因为胎儿的长大会压迫到妈妈的下半身血管，使得血液循环受阻，所以多数妈妈会伴随有痔疮的发生，造成排便困难，所以纤维素的摄取对怀孕妈妈而言是很重要的，但是要注意的是，在生产过后，身体需要的是大量的营养素来帮助身体器官的修复，如果此时摄取过多的纤维素，反而会干扰到许多其他营养素的吸收，因此对产后妈妈而言，纤维的摄取量是不宜过多的。

（2）保证水的摄取

母乳喂养会使妈妈每天流失约1000毫升的水分。如果妈妈体内的水分不足，会使母乳量减少。另外，水喝得是否足够，是决定塑身成绩的关键，因为人体所有的生化反应都必须溶解在水中才能进行，废物也必须透过水溶液才能有效排除。所以新妈妈要保证水分的摄取，最好每天喝水不要少于3000毫升。

★ 哺乳塑身食谱

芹菜炒香菇

原料：芹菜400克，干香菇50克，淀粉10克
调料：酱油、米醋、盐各适量

做法：

1.将芹菜洗净，剖开，切成2厘米左右的段，用少许盐拌匀，静置10分钟左右，用清水漂洗干净，沥干水备用。将香菇用温水泡发，洗净切片。

2.将米醋、淀粉放入一个小碗里，加50毫升左右清水，兑成芡汁。

3.锅中加植物油烧热，下入芹菜段煸炒2～3分钟，加入香菇片，迅速翻炒几下。

4.加盐，点入酱油，淋上芡汁，大火翻炒，待调料均匀地黏在香菇片和芹菜段上，即可出锅。

特点：

芹菜可以清热解毒、祛病强身。芹菜含有利尿成分，可以消除人体内的水钠潴留，有助于消除新妈妈产后水肿，帮助瘦身。

芦笋炒肉丝

原料：青芦笋300克，瘦肉300克

调料：酱油、米醋、白砂糖、料酒、盐各适量，蒜末半大匙，水淀粉适量

做法：

1.将青芦笋洗净，削净根部粗硬部分。瘦肉切丝，加入料酒、酱油、水淀粉腌15分钟。

2.锅内加入半锅水，用大火烧开，加入半匙盐，将笋整根余烫，稍软时捞出，冲凉，再切小段。

3.锅置火上，先将肉丝过油，捞出后将油倒出。锅内留底油，放入蒜末炝锅。

4.放入芦笋翻炒，然后放入肉丝与芦笋同炒，并加入适量盐、料酒、酱油、白砂糖、水淀粉和适量清水调味，炒匀盛出即可。

特点：

芦笋富含多种人体必需的维生素和微量元素，具有减肥美容之功效，加上含蛋白质丰富的肉，既能美颜瘦身，又能提高免疫力。

新妈妈千万不要通过吃减肥药、喝减肥茶来减肥。因为减肥药或减肥茶会影响人体正常的代谢，阻碍人体从食物中吸收营养，并增加营养的排泄，很容易使新妈妈营养不良。而且减肥药会从乳汁里进行排泄，这样就等于给宝宝也吃了减肥药。

● 产后饮食宜与忌

★ 月子期间的饮食原则

月子里产妇应忌口的做法在民间甚为流行，且忌口种类繁多，不同地区也有所差异。产后母体不仅需要补充自身消耗，还要担负哺育孩子的任务，营养需求自然比平时要有较大增长。过多的忌口限制不仅使产后饮食变得单调乏味，而且难以满足营养需要，不利于母婴健康。如果说有些禁忌的话，也只不过是注意不吃或少吃过于辛辣或刺激性强的食物，如酒、辣椒等。强行使产妇吃那些不习惯的食物，反而会破坏食欲，甚至可能引起胃肠或全身的食物过敏反应。此外，月子饮食还需遵循以下四大原则：

1.稀

指水分要多一些。产后新妈妈要多补充水分，这样一是有利于乳汁分泌，二是可以补充新妈妈月子期间因大量出汗和频繁排尿所流失的水分。含水分的食物，如汤、牛奶、粥等，可以多吃些。

2.软

指食物烧煮方式应以细软为主。给新妈妈吃的饭要煮得软一些，因为新妈妈产后很容易出现牙齿松动的情况，吃过硬的食物对牙齿不好，也不利于消化吸收。

3.精

指量不宜过多。产后过量的饮食除了能让新妈妈进一步肥胖外，对于身体恢复没有半点儿好处。如果新妈妈是用母乳喂养婴儿，奶水很多，食量可以比孕期稍多，但最多也只能增加1/5的量。如果新妈妈的奶量正好够宝宝吃，则与孕期等量即可。如果新妈妈没有奶水或是不准备母乳喂养，食量和非孕期差不多就可以了。

4.杂

指食物品种多样化。虽然食物的量无须大增，但食物的质不可随意。新妈妈产后饮食应注重荤素搭配，进食的品种越丰富，营养越均衡，对新妈妈的身体恢复就越好。除了明确对身体无益和吃后可能会引起不适的食物外，荤素的品种应尽量丰富多样。

★ 产后宜多吃蔬菜

产后要摄取足够的钙、铁、胡萝卜素、维生素B_2、维生素C等营养素，这些营养素主要靠蔬菜提供。月子里每日进食蔬菜应在1千克以上，尤其应多吃绿叶蔬菜。绿叶蔬菜含有丰富的维生素C和胡萝卜素，其中以菠菜含量最丰富，含铁量也多，是新妈妈的黄金食物。除了绿叶蔬菜之外，新妈妈还需多吃以下蔬菜。

1.莲藕

莲藕含有大量的淀粉、维生素和矿物质，是祛瘀生新的佳蔬良药。新妈妈多吃莲藕，能及早清除腹内积存的瘀血、增进食欲、帮助消化、促使乳汁分泌，有助于对新生儿的喂养。

2.黄豆芽

黄豆芽含有大量蛋白质、维生素C、纤维素等，其中，蛋白质是组织细胞生长的主要原料，能修复生孩子时损伤的组织。维生素C能增加血管壁的弹性和韧性，防止出血。纤维素能通肠润便，预防便秘。

3.海带

海带含碘和铁较多，碘是制造甲状腺素的主要原料，铁是制造血细胞的主要原料。新妈妈多吃海带，能增加乳汁中碘和铁的含量，且有预防贫血的作用。

4.黄花菜

黄花菜味道鲜美，尤其适合做汤用。产褥期容易发生腹部疼痛、小便不利、面色苍白、睡眠不安，多吃黄花菜可有助于消除以上症状。

5.莴笋

莴笋含有钙、磷、铁等多种营养成分，能助长骨骼、坚固牙齿，尤其适合产后少尿和乳汁不畅的新妈妈食用。

★ 水果有助于产后恢复

有些妈妈受传统习惯的影响，月子期间不吃生冷食物，甚至连水果都不敢吃，其实有些水果对产后恢复非常有好处。水果中含有人体必需的营养素，新妈妈产后的身体康复及乳汁分泌都需要更多的维生素和矿物质，尤其是维生素C

具有止血和促进伤口愈合的作用，而水果中就含有大量的维生素C，其他特有的营养元素非常丰富，有利于新妈妈身体的恢复。

水果不要太凉，刚从冰箱拿出来的水果要放在室温下过一会儿再吃。要注意清洁，清洗或去皮后再吃，以免发生腹泻。有的人怕凉，可切成块，用开水烫一下再吃，最好不要煮沸，以免破坏水果中的维生素。

产后恢复–延展阅读

1.香蕉

含有大量的纤维素和铁质，有通便补血的作用。产妇常常卧床休息，胃肠蠕动较差，容易发生便秘，再加上产后失血较多，需要补血，而铁质是造血的主要原料之一，所以产妇多吃些香蕉能有效地防止产后便秘和产后贫血。妈妈摄入的铁质多了，乳汁中铁质也多，对预防婴儿贫血也有一定帮助作用。需要注意的是，中医上讲，香蕉属于甘寒食品，不宜吃得太多，以半根为宜，特别是月子的前几天，应该先在水中温一温再吃。

2.橘子

橘子含有丰富的维生素C和钙质，维生素C能增强血管壁的弹性和韧性，防止出血。分娩后子宫内膜有较大的创面，出血较多，多吃些橘子可防止产后继续出血。钙是构成婴儿骨骼和牙齿的重要成分，妈妈适当吃些橘子能够通过乳汁把钙质提供给孩子，能够促进婴儿牙齿、骨骼的生长，防止婴儿佝偻病的发生。另外，橘核、橘络（橘子瓣上的白丝）有通乳的作用，吃橘子可避免乳腺管不通畅。但如果宝宝有黄疸，不可吃得太多，否则会加重宝宝的黄疸。

3.山楂

含有大量的山楂酸、柠檬酸，能够生津止渴、散瘀活血。新妈妈产后因过度劳累往往食欲不振、口干舌燥、饭量减少，适当吃些山楂既能够增进食欲、帮助消化、加大饭量，又有利于身体康复和哺育婴儿。山楂活血化瘀的作用利于排出子宫腔内的瘀血，减轻腹痛。

4.红枣

含丰富的维生素C，还含有大量的葡萄糖和蛋白质。中医认为红枣是水果中最好的补药，具有健脾和胃、益气生津、调整血脉、和解百毒的作用，尤其适合产后脾胃虚弱、气血不足的人食用，其味道香甜，吃法多样，既可口嚼生吃，也可熬粥蒸饭熟吃。

5.桂圆

又叫龙眼，是营养极其丰富的一种水果。中医认为桂圆味甘、性平、无毒，入脾经心经，为补血益脾之佳果。产后体质虚弱的人适当吃些新鲜的桂圆或干燥的龙眼肉，既能补脾胃之气，又能补心血不足。

6.猕猴桃

维生素C含量极高，有解热、止渴、利尿、通乳的功效，常食可强化免疫系统。对于剖宫产术后恢复有利。因其性冷，食用前用热水烫温。每日一个为宜。

7.榴梿

味甘性热，盛产于东南亚，有"水果之王"的美誉。因其性热，能壮阳助火，对促进体温、加强血液循环有良好的作用。产后虚寒，不妨以此为补品。榴梿性热，不易消化，多吃易上火。与山竹伴食，即可平定其热性。同时，剖宫产后易有小肠粘连的产妇谨食。

8.苹果

味甘、性平微凉。不仅有抗癌功效，还可促进大脑发育，增强记忆力。苹果有生津、解暑、开胃的功效，含有丰富纤维素，可促进消化和肠壁蠕动，减少便秘。

9.木瓜

木瓜中含有一种木瓜素，有高度分解蛋白质的能力，鱼肉、蛋品等食物在极短时间内便可被它分解成人体很容易吸收的养分，直接刺激母体乳腺的分泌。同时，木瓜自身的营养成分较高，故又称木瓜为乳瓜。产妇产后乳汁稀少或乳汁不下，均可用木瓜与鱼同炖后食用。

10.橄榄

有清热解毒、生津止渴之效，孕妇及哺乳期妇女常食橄榄可使宝宝更聪明。

11.葡萄

味甘酸，性平。有补气血、强筋骨、利小便的功效。因其含铁量较高，所以可补血。制成葡萄干后，铁含量更大，可当作补铁食品，常食可消除困倦乏力、形体消瘦等症状，是健体延年的佳品。新妈妈产后失血过多，可用葡萄作为补血圣品。

12.菠萝

有生津止渴、助消化、止泻、利尿的功效。富含维生素B_1，可以消除疲劳、增进食欲，有益于妈妈产后恢复。

新妈妈要少吃或不吃寒性瓜果，如西瓜、柿子等。

★ 产后饮食需注意

产后宜多喝米粥和汤

稀饭或小米粥除了含有多种营养素外，还含有丰富的纤维素，有利于大便排出。米粥质也较烂，并含有较多水分，有利于消化及吸收。可以选用各种米粥，如大米粥、小米粥、玉米粥、豆粥、红枣莲子粥、花生红枣粥等。也可以把各种米、豆掺在一起熬一锅"腊八粥"，既符合营养学里膳食多样化的原则，又好吃。

生化汤是一种传统的产后方，有去旧生新的功效，可以帮助恶露排出。但是饮用要恰当，不能过量，否则有可能增大出血量，不利于子宫修复。

分娩后不宜立即服用生化汤，因为此时医生会开一些帮助子宫复原的药物，若同步饮用生化汤，会影响疗效或增加出血量。一般自然分娩的新妈妈可以在产后3天开始服用，连服7～10帖，剖宫产新妈妈则建议最好推到产后7天以后再服用。连续5～7帖，每天1帖，每帖平均分成3份，在早、中、晚三餐前温热服用。不要擅自加量或延长服用时间。

熬制生化汤比较麻烦，完全不必自己动手，可以到中药房购买成品，拿回来每次服用前温热即可。

★　产后吃鸡蛋应适量

坐月子吃鸡蛋是我国一项传统习俗，鸡蛋的营养价值很高，含有丰富的蛋白质、脂肪、卵磷脂、卵黄素、钙、铁及维生素A、B族维生素、维生素D等营养素，其中脂肪极易被人体消化吸收，卵磷脂和卵黄素对维护神经系统的健康具有重要作用，特别适合产妇食用，可以吃煮鸡蛋、煎鸡蛋、炒鸡蛋、鸡蛋汤或鸡蛋羹。如果天天吃感到厌倦了，可以用鸭蛋和鹌鹑蛋来变换口味。鸭蛋的营养成分与鸡蛋相近，鹌鹑蛋的蛋白质、B族维生素和铁的含量高于鸡蛋，特别是卵磷脂含量是鸡蛋的数倍。

鸡蛋虽然营养丰富，但也不是吃得越多就越好，吃得过多则会产生一系列不良影响。除了增加胃肠道负担外，还可使产妇营养过剩，引起产后肥胖。摄入的多余蛋白质会在体内发生异常分解代谢，进而产生大量的硫化氢、组织胺等有害物质，使肠道过度膨胀，粪便干而易于发生便秘。在组织胺的作用下，有些产妇还会反复出现皮肤荨麻疹，出现腹部胀满不适、精神淡漠或易激动、头晕乏力、食欲不振等症状。严重的便秘还容易诱发痔疮。因此坐月子期间吃鸡蛋并非多多益善，一般以每天吃2～3个为好。

★　产后不宜长时间喝红糖水

中医认为红糖性温，有活血作用，对于产后多虚多瘀的新妈妈尤为适宜，可以促进瘀血排出及子宫复旧，因此我国民间有产后喝些红糖水的习俗，甚至有的新妈妈喝半个月、1个月。其实，产后不宜长时间喝红糖水，一般喝7～10天，每天不超过3次，一次一大匙调水喝即可。因为产后10天恶露逐渐减少，子宫收缩也逐渐恢复正常。如果喝红糖水时间过长，红糖的活血作用会使恶露的血量增多，不仅会使新妈妈失血过多，而且会影响子宫的复原。过多饮用红糖水会损坏牙齿。红糖性温，如果产妇在夏季过多喝了红糖水，必定加速出汗，使身体更加虚弱，甚至中暑。

夏季分娩或产褥的中晚期食用白糖也很适合。白糖与红糖不同，白糖性平，有润肺生津的功效，适用于一些伴有发热、汗多、手足心潮热，阴道流血淋漓不断，口渴咽干等症的新妈妈。因此，在产后合理搭配红、白糖的食用，对新妈妈身体的恢复会更加有利。

★　产后忌吃生冷寒凉食品

中医认为，女性产后身体气血亏虚，应多进食温补的食物，以利于气血恢复。产后进食生冷或寒凉食物不利于气血的充实，容易导致脾胃消化吸收功能障碍，不利于消化系统的恢复，还会给新妈妈的牙齿带来不良影响。而且，吃生冷的食物也不利于恶露的排出和瘀血的祛除。

★ 产后忌吃辛辣刺激性食物

辛辣的食物，如辣椒、胡椒、茴香、韭菜等，可助内热，不仅容易使人上火，出现口舌生疮，而且容易伤津、耗气、损血，加重气血虚弱，从而导致便秘。辛辣温燥的食物还会通过乳汁使婴儿内热加重，对婴儿的健康也不利。

产后忌吃油炸、高脂肪食物。产妇身体虚弱，运动量小，这类食物不易消化，且热量偏高。

★ 产后忌喝咖啡、浓茶和酒

咖啡会使人的中枢神经兴奋，1杯150毫升的咖啡即含有100毫升的咖啡因，正常人1天最好不要超过3杯。但对哺乳的妈妈来说，应有所节制地饮用或停饮，否则会影响睡眠及肠胃功能，并通过乳汁对婴儿产生不利影响。

产后也不宜喝茶，这是因为茶叶中含有鞣酸，它可以与食物中的铁结合，影响肠道对铁的吸收，从而引起贫血。茶水浓度越大，鞣酸含量越高，对铁的吸收影响越严重。另外，茶叶中还含有咖啡因，饮用茶水后使人精神振奋，不易入睡，影响新妈妈的休息和体力的恢复。茶内的咖啡因还可通过乳汁进入婴儿体内，容易使婴儿发生肠痉挛或忽然出现无故啼哭现象。

★ 产后忌滋补过量

分娩后适当进行营养滋补是有益的，可补充产妇的营养，有利于身体的恢复，同时可以有充足的奶水哺乳。但是，滋补过量却是有害无益的。滋补过量的产妇常常是鸡蛋成筐、水果成箱、罐头成行、天天不离鸡、顿顿喝肉汤，这种大补特补的做法不但浪费了钱财，而且有损产妇身体健康。原因如下：

1.滋补过量容易导致过胖

产妇过胖会使体内糖和脂肪代谢失调，引起各种疾病。调查表明，肥胖冠心病的发生率是正常人的2~5倍，糖尿病的发生率可高出5倍。这对妇女以后的健康影响极大。

2.使奶水中脂肪含量过多

产妇营养太丰富，必然会使奶水中的脂肪含量增多，如果孩子胃肠能够吸收，也易造成孩子肥胖，为孩子成年后的肥胖埋下隐患。若孩子消化能力较差，不能充分吸收，就会出现脂肪泻，孩子长期慢性腹泻，还会造成营养不良。

● **产后饮食常见问题**

★ 产后如何排出体内多余水分

孕妇到了怀孕末期，身体里就比怀孕前多40%的水分，要到生产后一段时间才可将身体里多余水分全部代谢出去。

1.饮食少盐

一般产后会有一段利尿期，产后容易流汗及多尿来排泄多余水分。临床上会告诉产妇及家属坐月子饮食要以清淡为原则，尽量不要加盐，因摄取过多盐分反而会使水分置留在身体里。

2.多吃山药、薏仁

新妈妈多补充蛋白质，多喝鸡汤、鱼汤或牛奶，多吃山药、薏仁，可以帮助排泄水分。若新妈妈水肿厉害，临床上中医会在生化汤中增加"泽兰"这味药以帮助排泄水分。若新妈妈亲自哺乳，为了增加乳汁更会鼓励新妈妈多喝鸡汤、鱼汤或牛奶。

★ 吃什么可帮助排出恶露

宝宝出生后，胎盘也随之娩出。之后，阴道会排出一些棕红色的液体，其中含有血液、坏死的蜕膜组织、细菌及黏液等，这就是常说的"恶露"。

1.山楂

山楂不仅能够帮助新妈妈增进食欲，促进消化，还可以散瘀血。

2.红糖

红糖有补血益血的功效，可以促进恶露不尽的新妈妈尽快化瘀，排尽恶露。

3.藕

藕具有清热凉血、活血止血的作用，适合产后恶露不尽的新妈妈食用，可以帮助改善症状。

4.阿胶

阿胶具有补血、止血的功效，对子宫出血具有辅助治疗作用，既可养身又可止血，对产后阴血不足、血虚生热、热迫血溢引起的恶露不尽有治疗作用。

5.生化汤

生化汤活血散寒，祛瘀止血，适用于产后淤阻腹痛，恶露不净，滞涩不畅，色黯有块，或见面色青白、四肢不温等症状。

如果新妈妈子宫收缩得较好，恶露的颜色和量都比较正常的话，就要停止食用这类食材了。因为这些食物食用时间过长会使恶露增多，导致慢性失血性贫血，而且会影响子宫恢复以及新妈妈的身体健康。

★ 新妈妈能吃盐吗

新妈妈的月子餐要酌量加盐调味，以诱发食欲，补充适当的营养成分，并均衡体内电解质，促进机体恢复和哺乳。

1.无盐饮食不利于新妈妈健康

（1）影响新妈妈食欲

新妈妈在产后恢复期，常有食欲不佳的现象，如果再餐餐供以淡而无味的膳食，将阻碍其营养素的摄取。

（2）影响乳汁分泌

新妈妈在分娩头几天里身体要出很多汗，乳腺分泌也很旺盛，体内容易缺水、缺盐，从而影响乳汁分泌。在食物中应该适量放一些盐，可以避免月子里出汗过多造成身体脱水，影响乳汁分泌。

（3）不利于机体平衡

产后新妈妈多会大量流汗，若不补充盐分或体内盐分过低，则会影响体内钾、钠离子的平衡，出现低血压、晕眩、恶心、四肢无力、体力匮乏、食欲不振等状况，不但妨碍产后恢复状况，如果是母乳喂养，对宝宝的成长发育也不利。

2.产后要适当补充盐分

产后前3天，新妈妈每天摄入与常人等量的盐，即5克～6克，这有利于补充之前急速失去的盐分。3天后，每天摄入3克～4克即可。过量的盐分会使新妈妈体内产生水钠潴留，加重肾脏负担，引起水肿。

★ 月子口渴能否多喝水

口渴是身体缺水的自然生理提示，感觉口渴就应该适量饮水。新妈妈在坐月子期间饮水要遵循少量、多次、慢饮的原则。

1.少量、多次、慢饮

产后第1周，新妈妈应该每次少喝点儿水，避免一次喝大量的水，以免给肠胃造成过重的负担。等到身体慢慢恢复正常，新妈妈可以每天喝6～10杯水，每杯250毫升。

2.通过饮食改善

温白开水不需要经过消化就能直接被身体吸收利用，是最适合产后新妈妈喝的水。另外，用食物来改善口渴也是很好的方法，如喝小米粥，小米的营养价值很高，有清热解渴、健胃除湿、和胃安眠等功效，内热者及脾胃虚弱者更适合食用，可以改善失眠、胃热、反胃作呕等症状，并对产后口渴有良效。

苹果有生津止渴的功效，适量食用可以改善产后口渴症状。不过，产后脾胃虚弱，不宜生吃苹果，最好蒸熟或煮熟了吃，也可榨汁后温热饮用。

★ 少量饮红酒可助身体恢复吗

1.有利于补血

新妈妈产后由于大量失血，身体虚弱，而优质的红葡萄酒中含有丰富的铁，可以起到补血的作用，使脸色变得红润。

2.有利于产后恢复

新妈妈在怀孕时体内脂肪的含量会有很大增加，产后喝一些葡萄酒，其中的抗氧化剂可以防止脂肪的氧化堆积，对身材的恢复很有帮助。

3.有利于恶露排出

适量的红葡萄酒具有健脾暖胃、活血化瘀的功效，有利于促进新妈妈产后子宫的收缩，恶露的排出。

4.防病抗癌

葡萄酒除富含人体所需的8种氨基酸外，还有丰富的原花青素和白黎芦醇。原花青素是保卫心血管的标兵，白黎芦醇则是出色的癌细胞杀手，可以有效预防乳腺癌、胃癌等疾病，对新妈妈有很好的保健作用。

新妈妈每天可以喝一小杯（大约50毫升）红酒，过量饮用会造成身体不适，不利于哺乳。另外，新妈妈最好在给宝宝哺乳后喝，这样到下次哺乳时，体内的酒精已被大部分降解，对宝宝不会有影响。

★ 产后能服用人参吗

产妇服人参有利有弊，只有根据不同阶段少量服用，才能有益无害。产后1周不要服用人参，这是因为：

1.使新妈妈失眠

人参含有能使中枢神经系统和心脏、血管产生兴奋作用的物质，能产生兴奋作用，服用后会出现失眠、烦躁、心神不宁等现象，刚分娩完的新妈妈十分疲累，如果立即服用人参，必将使新妈妈不能很好地休息，甚至失眠，影响产后的恢复。

2.加重新妈妈出血

人参是一种大补元气的药物，中医认为："气行则血行，气足则血畅。"服用过多，可加速血液循环。而新妈妈在分娩的过程中，内外生殖器的血管多有损伤，若服用人参，不仅妨碍受损血管的自行愈合，而且还会加重出血状况。

　　一般来说，新妈妈要在产后2～3周产伤已经愈合、恶露明显减少时才可服用，但不可大量使用，以每天3克左右为宜。产后2个月新妈妈如果还有气虚症状，可每天服食人参3克～5克，连服1个月就可以了，千万不要过量。

★ 产后如何正确喝姜汤

1.产后不能马上喝姜汤

由于姜是辛温之物，可促进血液循环，过多食用会增加血性恶露，使恶露排不尽，子宫内膜修复不好，造成贫血，产后体弱，所以产后不能马上就吃姜或姜制品。

2.选择最佳时机

新妈妈可以自己观察，如果恶露转为颜色淡黄或白色时，是进食姜汤较理想的时机。但也不能天天喝一大碗，通常可以隔天喝小半碗姜汤为宜，不宜饮用浓姜汤。

3.不宜长时间饮用姜汤

同时，饮用姜汤的时间不宜太长，一般可持续10天左右。如果恶露突然增多或颜色变鲜红，应暂时停止或减少姜汤的量。

剖宫产不久的新妈妈，应禁忌过早食鸡汤、鲫鱼等汤和催乳食物，可在产后7～10天再食用。

★ 哪些食物能预防产后抑郁

新妈妈在坐月子期间应多摄取含有丰富的B族维生素、维生素C，矿物质如镁、锌的食物，这些食物都有抗压及抗抑郁的功效。

1.富含鱼油及Omega-3脂肪酸的食物

深海鱼（如鲑鱼）含有丰富的鱼油及Omega-3脂肪酸，海鱼中的Omega-3脂肪酸与常用的抗忧郁药如碳酸锂有类似作用，能阻断神经传导路径，增加血清素的分泌量，可以部分缓解紧张的情绪，能明显舒解抑郁症状，包括焦虑、睡眠问题、沮丧等。

2.富含钾离子的食物

香蕉、瘦肉、坚果类、绿色蔬菜、西红柿、酪梨富含钾离子，钾离子有稳定血压、情绪等作用。香蕉中含有一种称为生物碱的物质，可以振奋人的精神和提高信心。而且香蕉是色胺酸和维生素B_6的来源，这些都可帮助大脑制造血清素。

3.富含B族维生素的食物

鸡蛋、酵母粉、深绿色蔬菜、牛奶、优质肉类、谷类、南瓜子、芝麻富含B族维生素。B族维生素是维持神经系统健康，以及构成脑神经传导物质的必需物质。能减轻情绪波动，有效地预防疲劳、食欲不振、抑郁等。

4.含有丰富的维生素C的食物

葡萄柚、柑橘类、木瓜、香瓜含有丰富的维生素C。维生素C具有消除紧张、安神、静心等作用。葡萄柚里大量的维生素C不仅可以维持红细胞的浓度，使身体有抵抗力，而且维生素C也可以抗压。最重要的是，在制造多巴胺、肾上腺素时，维生素C是重要成分之一。

5.含有丰富镁的食物

空心菜、菠菜、豌豆、红豆这些食物含有丰富的镁，镁具有放松神经等作用。此外，研究人员发现，缺乏叶酸会导致脑中的血清素减少，导致忧郁情绪，而菠菜是富含叶酸最著名的食材。

产后抑郁症会给新妈妈和婴儿带来不良影响，家人一方面要注意安排好新妈妈的饮食，多给新妈妈吃抗抑郁的食物；另一方面要做好新妈妈的情绪安抚工作，改善新妈妈产后抑郁和焦虑的症状。

★ 坐月子能喝豆浆吗

豆浆含有丰富的植物蛋白、磷脂、维生素B_1、维生素B_2，烟酸和铁、钙等矿物质，有补虚润燥、清肺化痰的功效。

新妈妈分娩后很容易贫血，豆浆对贫血病人的调养作用比牛奶要强。另外，豆浆中含有一种特殊的植物雌激素"黄豆苷原"，可调节女性内分泌，每天坚持喝豆浆的女性，可明显改善心态和身体素质，延缓衰老，美容养颜。

但是，月子饮食最忌辛辣寒凉，豆浆略带寒性，所以新妈妈坐月子能喝豆浆，但是要少喝。

剖宫产本身就会导致产妇胀气，再喝豆浆会加重胀气，而且豆浆加砂糖会造成缺乳。因此，剖宫产新妈妈排气前不宜喝豆浆。

★ 月子里能用米酒代替水吗

有人认为，产后半个月内严禁喝水、饮料和汤，而应该喝烧开的米酒。其实，月子里用米酒代替喝水的做法不科学。产褥期的新妈妈可以喝水，只是需少量多次，而米酒无论煮开与否，都对月子里的妈妈没有太多益处。

1.产后喝水并非禁忌

为了恢复孕前的血容量，分娩后，机体需要通过排尿等方式恢复到正常的血容量，因此新妈妈往往尿量很多。但这并不意味着不需要喝水，因为血容量从大到小的恢复过程往往需要数周，它与机体代谢是同时进行的，还需要保持体液内环境（如pH值；离子浓度）稳定。此外，受饮食、哺乳、出汗等影响，人体仍时常需要摄入水分。何时喝水、喝多少水则取决于口渴感。注意产后第1周要少量慢饮，饮料、汤和牛奶等均可用于补水。

2.米酒不宜月子喝

虽然米酒口味香甜，但却并非月子里的良好食物。米酒是由稻米经发酵后的产物，其主要成分为水、酒精、糖类及氨基酸等，这其中的酒精成分是一种中枢神经毒性物质，可以进入乳汁，对婴儿神经系统发育造成影响。

米酒大火煮沸后，虽然酒精会蒸发掉，但是米酒的营养成分随之转变为以糖水为主的液体混合物，大约等同于以糖煮的水，但是却没有糖中的矿物质等成分。所以，无论米酒煮开与否，其营养成分都并非是最适合月子饮食要求的。

第03节
产后生活保健

● 产后6周生活保健

　　传统观点认为生孩子很辛苦，要多休息，一个月内最好别下地，多躺多睡，才能恢复元气。但是，科学调查表明产后新妈妈休息的同时要配合适当的运动来恢复身体，不可长久卧床不起。

　　新妈妈在产后24小时就可起床，睡多了反而会带来负面影响，如导致脂肪堆积，腰酸背痛，易滋痔疮、便秘等。

　　产后6周内，新妈妈应避免过度运动和重体力劳动，以防子宫脱垂。如果新妈妈身体素质比较好，产后没有出血等异常情况，可以在分娩之后马上开始锻炼，但要注意控制好运动项目及运动量，体质略差及剖宫产的新妈妈在产后6~8周就可以开始进行产后恢复锻炼了。坐月子要讲科学保健，不要老受传统"月子经"的限制，而影响了产后的身体健康。产后6周生活保健

★ 产后第二周

1.关注新妈妈的身体恢复

　　（1）体重仍有下降

　　随着恶露的排除，以及尿量的增加、出汗和母乳分泌等因素，新妈妈的体重还会有一定的下降，具体减重量因人而异。

　　（2）恶露量变少

　　进入本周后，新妈妈的恶露量会逐渐变少，颜色也由鲜红色逐渐变浅为浅红色直至咖啡色。恶露中的血液量减少，浆液增加，也叫浆液恶露（一般发生

于产后5～10天）。如果本周新妈妈排出的恶露仍然为血性，并且量多，伴有恶臭味，请及时咨询医生。

（3）子宫缩小至棒球大小

新妈妈的子宫位置在继续下降，并逐渐下降回盆腔中，子宫本身也在变小，缩小至棒球大小。

（4）开始规律哺乳

本周开始，大多数妈妈的乳汁已开始正常分泌，虽然新妈妈的身体还没有完全恢复，但却要开始规律地为宝宝哺乳。这时的宝宝每天需50毫升左右的奶水，妈妈在这周可以适当喝一些有催乳功效和汤粥。同时，应保持乳头清洁，哺乳前后都要对乳头进行清洁护理。每次哺乳后都要挤出剩余的母乳，预防乳腺炎。

每天昼夜不停地哺乳工作，会极大地影响妈妈的休息，所以新妈妈在第2周会比较劳累。家人应多分担并协助新妈妈照料小宝宝。

（5）尝试俯卧

分娩2周后，可以尝试俯卧，每天1～2次，每次15分钟左右，让子宫向前倾，能有效避免其后倒。

2.剖宫产妈妈特别注意

（1）出院后需要注意休息，不要提举任何比自己的宝宝更重的东西，新妈妈的体力会随着时间推移而逐渐恢复并增强。

（2）不要自己开车：踩离合器、刹车和油门是一件费劲儿的事情，在遇到紧急情况的时候，很可能不能做出迅速的反应。

（3）适当锻炼，可以开始做一些运动骨盆的体操，但仍要注意运动的量且动作要适宜。

★ 产后第三周

妈妈的精神有所改善，建议做些产后恢复的轻微活动。同时保持均衡营养，注意铁的摄取。这一时期，要注意观察身体状态，出现异常时，尽快检查、治疗，以免留下后遗症。肥胖的妈妈要适当进行体形恢复锻炼，使之恢复到怀孕前的状态。

1.关注新妈妈的身体恢复

（1）恶露逐渐变成白色

进入本周之后，大多数新妈妈的浆液恶露会逐渐变成白色恶露。恶露呈白色或黄色，比较黏稠，类似白带，但量比白带大。恶露中的浆液逐渐减少，白细胞增多，并有大量坏死组织蜕膜、表皮细胞等。偶尔恶露中还会带少量血丝，这是正常的，不必太过担忧，继续观察即可。

（2）子宫已经完全进入盆腔

子宫继续收缩，子宫的位置已经完全进入盆腔，在外面用手已经摸不到了。不过，宫颈口还没有完全闭合，所以新妈妈仍需要注意阴部的卫生。

2.逐渐适应新生活

经过两周的哺育实践，大多数新妈妈逐渐熟悉了喂养宝宝的规律，能及时调整自己的作息时间，尽量同宝宝保持步调一致，从而避免太过劳累。所以在这一周，新妈妈精神欠佳的状况会有所改善。

从本周开始，新妈妈可以适当做一些轻体力的家务活儿了。建议新妈妈舒展舒展自己的身体，适当地做一些散步或其他有助于产后恢复的轻微活动，这样有利于筋骨的恢复。

★ 产后第四周

本周妈妈可以接受产后第1个月的产后检查，宝宝则做出生后第1个月的检查。

1.关注新妈妈的身体恢复

（1）恶露大多已经结束

大多数新妈妈的恶露此时已经排干净，开始出现正常的阴道分泌物——正常颜色的白带。不过，恶露持续的时间与新妈妈的体质相关，也有一些新妈妈在本周仍会排出黄色、白色恶露。一般来说，剖宫产的妈妈恶露的结束时间相对更早。

（2）外子宫口关闭

子宫的体积、功能仍然在恢复中，只是妈妈对此已经没有感觉。一般来说，子宫颈在本周会完全恢复至正常大小。同时，随着子宫的逐渐恢复，新的子宫内膜也在逐渐生长。如果本周新妈妈仍有出血状况，很可能是子宫恢复不良，需要咨询医生。

2.新妈妈精神逐渐饱满

新妈妈在哺喂宝宝、与宝宝的不断接触中，彼此间的感情越来越深厚，加上身体恢复良好，新妈妈这时候的心情愉悦、精神饱满。

3.新妈妈开始恢复锻炼

除了进行一些简单轻巧的家务活儿以外，新妈妈也可以开始做一些产后恢复的锻炼了，只是做的时候要尽量选活动幅度较小、有针对性的动作。分娩后，有不少新妈妈深受小便失禁的折磨。如果在产褥期坚持做锻炼括约肌的凯格尔体操，可以加强会阴部肌肉的力量。

★ 产后第五周

新妈妈身体大多已调整至原来的状态。可以独自进行育儿和家务，不过不能过于劳累，也不要做整理房间、大量的清洗工作，应以做饭、洗衣等简单的家务为主。出现疼痛、出血、发热等症状时，应到医院检查。

1.关注新妈妈的身体恢复

（1）阴道分泌物开始正常

正常情况下，新妈妈的恶露此时已经全部排出，阴道分泌物开始正常分泌。如果此时新妈妈仍有恶露排出，就不太正常，需要咨询医生。

（2）子宫在继续恢复

随着子宫的进一步恢复，其重量已经从分娩后的1000克左右减少为大约200克。

（3）阴道逐渐恢复中

一般在产后1周左右，阴道就会恢复至分娩前的宽度（自然分娩的新妈妈阴道会比分娩前略宽），但直到分娩4周后，阴道内才会再次形成褶皱，外阴部也会恢复到原来的松紧度。骨盆底的肌肉此时也逐渐恢复，接近于孕前的状态。

（4）排尿量恢复正常

此前的几周内，新妈妈由于孕期在体内滞留了大量水分，所以尿量比孕前明显增多。进入本周之后，随着身体的恢复，一般新妈妈的排尿量会逐渐恢复正常水平。

2.新妈妈可以进行户外活动

身体恢复得好的新妈妈，已经可以出门呼吸新鲜空气了。在天气适宜的时候，还可以偶尔带着宝宝到户外呼吸新鲜空气，但宝宝在户外待的时间不宜过长。

★　产后第六周

新妈妈子宫完全恢复，可以开始性生活，不过哺乳期间，应实施避孕措施。为了尽快恢复身材，还可以练习塑身操。可以进行轻微的运动或短途旅行。还可以到附近公园散步或到郊外呼吸新鲜空气，也可以带着宝宝一起晒太阳。

1.关注新妈妈的身体恢复

（1）子宫颈完全闭合

产后第六周，宫颈口已经恢复闭合到产前程度，从理论上来说，本周之后新妈妈已经可以恢复性生活了。

（2）月经可能已经恢复

有些不进行母乳喂养的新妈妈，可能在本周已经恢复月经。母乳喂养的新妈妈一般月经恢复要较迟一些。研究资料显示，40%进行人工喂养的妈妈在产后6周恢复排卵，而大多数母乳喂养的妈妈则要到产后18周左右才完全恢复排卵机能，有些甚至到产后1年左右才恢复月经。

（3）腹部色素逐渐变淡

有妊娠纹的新妈妈会发现妊娠纹颜色逐渐变淡了，因为怀孕造成的腹壁松弛状况也逐渐改善。最终，妊娠纹会淡至银白色，不仔细看都不会发现，而新妈妈的腹壁肌肉也会恢复得较为紧致。

2.本周可以开始性生活

在产后第6周，也就是第42天左右，新妈妈通常需要先去产科进行产后检查，特别是对生殖系统进行较为细致的检查，如果检查后医生认为生殖器官复原良好，同时新妈妈也认为自己心理准备好了，这时再开始性生活也不迟。

在进行性生活时，夫妻双方动作一定要轻柔，频率不要太高，每周最多1～2次，时间也不宜太长，以20～30分钟为宜。

这周新妈妈一般会去医院做产后身体恢复状况的体检。如果恢复良好，医生会建议你开始进行适当的身体锻炼，以达到减轻体重的目的。

● 不同季节坐月子注意事项

★ 春天坐月子需要注意什么

春季坐月子的妈妈是否可以到室外活动，要根据妈妈自身的体质而定。体质好的妈妈可在产后两周到室外走一走，但要在风和日丽的好天气时到室外活动，时间不宜过长，以不感到疲劳为宜。

1.房间要注意通风换气

在气候适宜的春季，爸爸需要为母子俩创造一个良好的室内环境，最重要的当然是不要吸烟了。每天要定时开窗换气，让早春的新鲜空气进入房间，让大人孩子呼吸到宜人的空气。

室温一般应保持在20℃~24℃，湿度在60%左右比较合适。但也要根据气候灵活掌握，妈妈感到环境很舒服，宝宝也会感到舒服的。

2.不吃燥热、辛辣、油腻的食物

春季好多蔬菜都陆续上市了，可以适当吃些新鲜的蔬菜。尽管补养很重要，最初几天还是吃些清淡、易消化、营养丰富的食物为好。可多喝些汤类。

产妇身体消耗大，卧床休息多，还要给婴儿喂奶，油炸、油腻食物及辛辣饮食容易加重便秘，也会影响乳汁分泌，或通过乳汁刺激婴儿诱发湿疹、腹泻等疾病。如果配以适量的新鲜蔬菜、水果，就更有益于产妇身体复原和哺乳。

3.不要忽视产后健康检查

妈妈应该在产后42天进行健康检查，以便医生了解妈妈的恢复情况。了解全身和盆腔器官的恢复情况，及时发现异常，防止后遗症，有的产妇因为初为人母，忙得头昏脑涨，抽不出时间做产后检查，这是不对的。

4.休息睡眠很重要

新妈妈身体相对比较虚，夜间要频繁喂奶、照顾宝宝，缺乏睡眠。而且"春困秋乏"，春天更容易想睡觉，因此要抓紧一切可能的时间休息。休息不好，乳汁分泌就减少，给母乳喂养带来困难，还会使产妇出现焦虑、疲倦、精神抑郁。分娩后一些器官需要复原：子宫韧带松弛，极易移位。产后阴道分泌物中有血液、坏死的蜕膜组织及黏液，**局部抵抗力比较低**，如不注意休息则会导致感染。

5.应多饮水、多喝汤

春季空气比较干燥，尤其是北方，室内外湿度比较小，月子妈妈要注意多饮水，母乳喂养的妈妈更应保证充足的水分，这样不仅可补充由于空气干燥过多丢失的水分，还可以增加乳汁的分泌。

6.注意预防传染病

春季是传染病多发季节，妈妈要注意休息，避免过多接触外来人员。

宝宝虽然在母体中获得了免疫能力，但刚刚离开妈妈子宫保护的新生儿抵抗力是有限的，成人呼吸道中的微生物可能成为新生儿的致病菌，使新生儿患呼吸道感染。

春季，新妈妈穿得相对少了，喂奶比较方便了，但穿开衫还是比套头的好些。这样宝宝吃起奶来比较舒服，套头衣服有时会挡住孩子的面部，还会挤压乳房，使乳房变形，宝宝吃奶也不舒服。

★ 夏天坐月子需要注意什么

产后新妈妈的身体比较虚弱，免疫力降低，与正常人相比更容易生病，因此要多加小心。但如果天气炎热的话，也要根据自身情况适当减少衣物，千万不要受传统思想的影响，一味地多穿、多盖，从而导致中暑。

1.月子里如何穿衣

材质应该选择棉制的，既保暖又吸汗。产后，最常见的身体现象就是出汗多，俗称"褥汗"，尤其是以夜间睡眠和初醒时最为明显。因此，新妈妈的衣物一定要选择纯棉的、透气性好的。袜子也是一样。

应该穿长衣长裤，穿薄袜子。户外晒太阳时可以选择短袖上衣。平时穿好长衣长裤和袜子，尤其是淋浴后。如果天气好，可以到户外晒太阳，为了能更好地接受阳光照射，上衣可以选择半袖衫，不过一定要做好防晒。

睡衣要宽松，必要时可以穿着袜子睡觉。有些新妈妈在清醒的时候会十分小心，可是一旦睡着了就会蹬被子，很容易着凉，最好的办法就是穿着睡衣和袜子入睡。

衣物一定要勤洗勤换。产后多汗，有时不到半天衣服裤子已经湿透了。千万不要怕麻烦，要多准备一些内衣内裤和贴身的衣物，一旦感觉不舒服马上换下来，避免着凉。

2.月子如何吃

从流食慢慢过渡到正常的饮食。产后，消化系统的功能需要一段时间才能恢复，因此，产后几天可以选择一些比较容易消化的食物。可以从粥、面条过渡到稀饭，然后再吃米饭和面食。

适当饮用红糖水，补铁、利尿。红糖的铁含量很高，还含有多种微量元素和矿物质，能够促进恶露排出，防治尿失禁。不过，饮用过多会导致新妈妈出汗更多，体内盐分流失。因此不宜饮用时间过长，最多不要超过10天。

产后两周内避免大鱼大肉。在肠胃功能恢复之前可以将鱼、肉熬成汤食用，两周之后再食用肉类。不过比较油腻的汤也要谨慎食用。

3.坐月子该怎么活动

产后尽早下床活动，但不宜过于劳累。自然分娩的产妇产后8小时左右就可以下地行走，做过会阴切开术的产妇，在12小时后可以下地。剖宫产的产妇头6小时内应卧床休息，12小时后可翻身，24小时后可下床慢慢活动。

可以散步，但一定要避免提重物。提重物、咳嗽等能使腹压升高的行为都要尽量避免，因为这些都可能导致子宫脱垂。

外出晒太阳，接受日光浴。新妈妈可以到户外接受日光浴，半个小时就足够了。这时可以选择半袖衫和长裤，适当地裸露一些肌肤，有助于接受紫外线照射，使体内产生维生素D，促进钙的吸收。

产后新妈妈需要一定的时间适应新的生活，因此在月子期间最好谢绝亲戚朋友的探望，这样也可以避免人多使室内空气污浊，或带来细菌和病毒，威胁妈妈和宝宝的健康。

★ 秋天坐月子需要注意什么

秋季气候变化多端，忽冷忽热，就容易感染风寒。在秋季，稍微开窗通风是可以的，但要注意不能风直接吹头，特别要避免门窗打开的过堂风。可以将一个方向的门窗打开，将对面门窗关闭。如果风很大，有产妇居住的房间内尽量不要开窗，以免受风。

1.秋天坐月子要注意滋补适宜

产后饮食不宜大补。滋补过量的妈妈易患肥胖症，从而引发多种疾病。妈妈肥胖还可以造成乳汁中脂肪含量增多，最终导致婴儿的肥胖或腹泻。

禁食寒凉、辛辣之物。生冷多伤胃，寒凉则血凝，恶露不下，会引起产后腹痛、身痛等诸多疾病。产后失血伤津，多阴虚内热，故葱、姜、大蒜、辣椒等辛辣大热的食物应忌食。如果进食辛辣的食物，不仅容易引起便秘、痔疮等，还可能通过乳汁影响宝宝的肠胃功能。

蔬菜、水果不可少。新鲜的蔬菜和水果不仅可以补充肉、蛋类所缺乏的维生素C和纤维素，还可以促进食欲，帮助消化及排便，防止产后便秘的发生。

2.秋天坐月子要注意室内温度和湿度

白天气温较高，室内的温度也会上升。如果温度在25℃~26℃，可不必开空调，注意保持室内空气清新就可以了。如果气温高于28℃，就应当轻微开窗通风或短时开空调，以便使室温合适。一般秋天有两个特点：风和燥。刚分娩后的妈妈由于身体较虚，应当避免在通风处乘凉。

适当的室内湿度不仅可以使妈妈舒适，对于新生宝宝更是重要。由于宝宝的皮肤很娇嫩，干燥的空气会对宝宝造成伤害，适当的湿度对于宝宝的健康非常有益。秋天风多，产妇一旦到室外去，一定要戴顶薄帽，以免受风感冒。

3.秋天坐月子要注意休息、活动两不误

由于秋天温差较大，应该注意及时更换衣服。中午较热的时候可以适当少穿，但仍应穿长裤和较薄的衣衫，穿布袜和平底布鞋。产褥期本来褥汗就多，不要再特意加衣服，以免大量出汗，反而容易感冒。

秋天天气虽然已经变凉，但在医院仍偶尔会见到中暑的产妇，原因就是过于保暖。如果本身褥汗很多，就应该增加食物中的盐含量，以保证体内电解质的平衡。晚上温度比较低，不要开窗睡觉，并且注意加盖适当厚的被子，以保暖不过热为度。晚上起来喂哺宝宝的时候，不要因为过急而不穿衣服，以防受凉。

秋天是干燥的季节，而且灰尘较多。这时需要在屋里安置加湿器，加湿的同时可净化空气。

★ 冬天坐月子需要注意什么

冬季空气干燥，容易引发过敏性疾病，所以要注意通风。即使天气寒冷也应每天开窗换气至少20分钟，尤其在房间里使用电或煤等取暖用品时，更需要经常开窗换气。开窗时妈妈和孩子可以先转移到别的房间里，待房内的温度回升后再回来。

1.注意个人及环境卫生

勤洗头发、勤剪指甲。洗头时要用温热的水来洗，洗完后要注意及时擦干，以免着凉。

保证口腔卫生。要用温水来刷牙漱口。使用的牙刷要选择软一点儿的。学会正确的刷牙方法，保护牙周健康。

注意室内空气新鲜。对室内进行通风时要将妈妈和宝宝换到另一间房间或盖好被子，不要让风直吹妈妈和宝宝。通风一般20~30分钟，每天1~2次。

2.注意劳逸结合

刚分娩的新妈妈在产后需要进行适当的运动，保证气血流通。要注意卧床休养与适宜的活动相结合，在冬天不宜出门的话，可以选择在床边和房间内慢慢走动，并练习一些产后体操。这样既可以尽早恢复体形，也可减少便秘的发生。

3.补充营养时别忘了补钙

怀孕后期以及产后3个月，新妈妈体内钙的流失量较大。特别是北方天气寒冷，在冬季坐月子不可能开窗晒太阳，这样就不利于钙的合成和利用。妈妈缺钙会减少母乳喂养婴儿钙的摄取，影响婴儿牙齿、头发和骨骼的正常发育。哺乳期一旦母体钙代谢出现负平衡，而产后又不注意补钙，不良状况可延续到分娩后2年，对孩子的影响更加深远。

在月子里，爸爸无论什么时候回到家，最好先脱掉外衣，洗干净手和脸再去接触妈妈和孩子，以免把从外面带回来的细菌和病毒传染给他们。

● 哺乳期保健常识

★ 产后乳房有哪些变化

产后新妈妈的乳房在雌激素、孕激素、催乳素的刺激下，乳腺导管和乳腺腺泡会进一步发育，双侧乳房会充血而开始发胀、膨大，有胀痛感及触痛。

1.分泌初乳

产后，新妈妈的乳房在垂体分泌的大量催乳素的作用下，会迅速胀大而坚实，新妈妈会感觉胀痛难耐。在轻轻用手按摩或经过小婴儿的吸吮后开始分泌乳汁。一般把生后5天内的乳汁称为初乳。初乳中的蛋白质含量高而脂肪与乳糖较低，适合刚出生婴儿的消化特点。初乳中含有大量免疫细胞的抗体，能保护新生儿的呼吸道和消化道上皮细胞完整，不易患呼吸道病和腹泻。

2.初乳变成成熟乳

随着规律哺乳的建立，15天之后，初乳变成成熟乳，新妈妈的乳房会规律地充盈、排空，再充盈、再排空。

乳房虽因哺乳而变大了许多，但只要注意哺乳期卫生及保健，避免发生感染等问题，一般不会感觉乳房疼痛不适，只是在哺乳之前会感觉乳房发胀，有时乳汁会自行溢出，哺乳之后随着乳房的排空，胀感消失。

新妈妈产后如果没有太明显的乳房发胀感，手摸着乳房也没有充盈感，这类新妈妈可能会少乳，可在饮食中适当增加催乳食品，并让宝宝尽早吸吮乳头，这会有助于刺激母体，增加乳汁分泌。

★ 哺乳文胸的选购细节

哺乳期新妈妈一定要佩戴文胸，由于这段时间乳房增大，又经常被宝宝吸吮，很容易下垂，所以不能因为怕麻烦而不佩戴文胸。

1.应方便放置乳垫
怀孕后期至产后哺乳期，乳房都可能会溢乳，使用乳垫可以吸收溢出的乳汁。

2.有授乳开口设计
罩杯的授乳开口设计，不但增加了文胸的附加价值，并可将穿着期间由孕期延长至哺乳期。如果婴儿饿了，准备哺乳时，可以一只手抱着宝宝，另一只手解开扣环，非常方便。

3.注意罩杯设计
罩杯的角度明显上扬而且有深度，应是4/4全罩杯，最好为较薄有弹性的纯棉针织面料。

罩杯的底边有钢丝托衬，它可给乳房一个向上的托起力。

罩杯的下方底边要宽，由弹性的面料制成（棉加莱卡），在号型的选择上稍大点，这样腋下及后背部就不会勒得过紧。

4.肩带宜宽
胸罩的肩带方向应垂直，而且要宽一些，这样不会因丰满的乳房造成肩部酸痛。

怀孕期间由于支撑乳房的韧带被拉伸，乳房有些下垂，可以穿产后塑身专用文胸，可有效集中托高乳房。

★ 保持乳房完美形态的方法
怀孕会使乳房变得比以前丰满许多，皮肤拉伸紧绷。由于乳房都是脂肪和结缔组织，没有肌肉，当停止哺乳后，乳房腺体组织的收缩速度比乳房皮肤要快得多，所以孕期和哺乳期结束后，妈妈的乳房会下垂、松弛。

那么，如何预防乳房变形呢？正确的哺乳方法、各种按摩保健措施都会改善乳腺组织营养、提高张力，有利于维持乳房的完美形态。

1.正确哺乳
每次哺乳，先让宝宝吸一侧乳房，吸空后，再吸另一侧，反复轮换。并且，哺乳时不要让宝宝过度牵拉乳头，每次哺乳后，用手轻轻托起乳房按摩10分钟。

哺乳时应让宝宝把整个乳晕都含住。宝宝如果只含住乳头，容易造成乳头皲裂、疼痛，进而诱发乳腺炎。千万不要让宝宝过度地牵拉乳头，也不要强行牵引着乳头往宝宝嘴里送，以免拉长乳房的韧带，使乳房下垂。

2.按摩

在进行淋浴或其他形式沐浴之前，要在乳房上敷一层起软化作用的润肤乳液，同时轻轻做滑动性按摩，可以保证乳房的清洁卫生，并能防止乳房下垂。

不管是否哺喂母乳，做好乳房护理都是很必要的。

★ 乳房胀痛、乳头疼痛的护理方法

随着内分泌的变化及激素水平的改变，产后两三天，妈妈的乳房开始胀痛，让宝宝反复吸吮的乳头也会疼痛难忍，有时乳头还会被宝宝吸吮出流着鲜血的小口子。这时许多妈妈会对母乳喂养产生畏难情绪，不想让宝宝再吃母乳，很可能会失去母乳喂养的机会。

乳房胀痛主要是因为乳汁大量分泌，乳腺开口处不是很通畅，乳汁储存在乳腺中造成的，严重者腋下淋巴结也肿胀疼痛。乳头疼痛的原因大多与宝宝的不正确含吮乳头有关，掌握正确的哺乳姿势是预防乳头疼痛的关键。

1.正确的哺乳方法

哺乳前，新妈妈取舒适的体位，用湿热的毛巾敷乳房和乳晕3～5分钟，同时按摩乳房，以刺激排乳反射，使乳晕变软，便于婴儿含吮。

注意将乳头及乳晕的大部分含入宝宝的口腔中，这样才有利于宝宝的吸吮动作压迫乳晕下面的乳窦挤出乳汁。还要注意变换宝宝的吃奶位置，以减轻宝宝吸吮对乳头的刺激。

要中止喂奶时，新妈妈应用食指轻轻将宝宝的下颌按压一下，宝宝会自动吐出乳头。千万不要强行将乳头拉出，这样会损伤乳头。

2.乳房胀痛的哺乳护理方法

为避免乳房过于胀痛不适，在产后3～4天内不要喝过多的肉汤。胀痛时最好用合适的乳罩悬托乳房，以利于血液循环，使疼痛减轻。为疏通乳腺管可以用手按摩，按摩的方法是：由乳房的四周向乳头的方向轻轻按摩，可以自己操作或由别人协助。也可用干净的木梳背蘸些滑润油，从乳房的四周向乳头的方向

按顺序滑动。然后让宝宝吸吮乳头或用吸奶器将乳汁吸出，使乳腺管通畅。乳汁排出后既可避免乳汁淤积，乳房胀痛也会明显减轻。当每个乳腺开口都通畅后，挤压时乳汁可呈线状喷出，宝宝可不用很费力地吸吮，短时间内即可满足其需要。

3.乳头疼痛的哺乳护理方法

如果已发生乳头皲裂，哺乳后再挤出一些乳汁，涂抹在乳头和乳晕上，并待其自然干燥。穿戴宽松的内衣和棉质胸罩，必要时放置乳头罩，以利空气流通，促进乳头皲裂愈合。

如若乳头疼痛剧烈难忍，可暂时停止母乳喂养24小时，但应当将乳汁挤出，用奶瓶或小杯和小匙喂宝宝。

如有乳头破溃，除注意保持乳头清洁、干燥外，裂伤轻的仍可继续哺乳，裂伤重的要及时上药。局部可涂以复方苯甲酸酊或10%的鱼肝油合剂，也可用枯矾油。枯矾油的制法为：枯矾3克，研成细末，加热植物油10毫升，混合均匀，将油膏涂于乳头上。喂奶前应将药液清洗干净，然后采用乳头罩间接哺乳，直到痊愈后方可直接哺乳。

产前每晚入睡前用对侧手掌顺时针方向按摩双侧乳房，可以使乳腺组织大量增加并促进胸部血液循环，增加产后泌乳功能，防止产后乳房疾病的发生。

★ 剖宫产哺乳注意事项

剖宫产的新妈妈比顺产新妈妈增加了腹部的伤口，哺乳受到一定影响。为了缓解哺乳时的不适感觉，剖宫产新妈妈应该尽早给宝宝哺乳，并且哺喂宝宝时要避免拉扯到伤口。

1.相信自己，放松心情

产后伤口的疼痛会使剖宫产新妈妈对哺乳产生畏惧情绪。另外，剖宫产的新妈妈乳汁分泌时间比顺产新妈妈稍晚一些，会让新妈妈对乳汁的分泌情况产生忧虑，从而产生较大的压力。新妈妈要尽力克服这些困难，调整心态，做好哺喂宝宝的心理准备。

2.尽早给宝宝哺乳

剖宫产的新妈妈较顺产新妈妈泌乳时间有一定程度的延迟，而宝宝的吸吮可以促进新妈妈泌乳素的分泌和新妈妈射乳反射的形成。所以，如果新妈妈没什么异常或不适，应在医生确定宝宝可以吸乳的时候让他吸吮。

3.哺喂宝宝时避免拉扯到伤口

正确的哺乳姿势是使妈妈伤口不受到拉扯的最好保护，为此妈妈要调整自己的姿势，使自己处于舒适的状态。

剖宫产妈妈的初乳会比较少，即便如此也要让宝宝多吸吮。

★ 哺乳期生病用药原则

近年来，随着母乳喂养率的提高，人们对授乳的妈妈用药是否会对宝宝造成危害越来越关注。哺乳妈妈生病时如果随便服用药物，药物会随乳汁进入宝宝体内，就有可能引起宝宝发生药物不良反应，所以，新妈妈用药要谨慎。

在同类型药物中尽量选用对母婴危害较小的药物，如卡那霉素和庆大霉素能引起婴儿听神经损害，可改用青霉素类和其他毒性较小的抗生素。

不是非用不可的药物尽量不用。如果是必须使用的药物，应在临床医师指导下用药，并密切观察宝宝的反应。如果妈妈必须用药，但该药对婴儿的安全性又未能证实，应暂停哺乳，改用人工喂养。

尽量减少联合用药，减少辅助用药。

在哺乳后立即用药，并适当延迟下次哺乳时间，有利于婴儿吸吮乳汁时避开药浓度的高峰期。

免使用禁用药物，如必须应用应停止哺乳。

抗生素类药、磺胺类药、抗甲状腺制剂和碘剂、降血压类药、抗疟疾类药、解热止痛类药、避孕类药、抗结核类药、镇静安眠类药等，都是哺乳期间不宜服用的药。

★ 重视哺乳期间的心理护理

分娩后的头几天，不少新妈妈往往因分娩时疲劳未完全恢复，下奶少或晚，新生儿体重下降，往往会出现烦躁、紧张、焦虑的心情，疑虑自己是否能承担哺育宝宝的任务。

1.孕前做好哺喂宝宝的心理准备

新妈妈的心理护理应从产前开始，应让孕妇做好母乳喂养的心理准备，相信自己的奶水能够满足婴儿需要，排除哺乳影响形体美的想法，不要轻信不利于母乳喂养的传言。哺乳是乳房最好的生理运动。坚持正确哺乳能带走新妈妈多余的热量，使新妈妈在哺乳期结束后基本保持产前体形，乳房更丰满。

2.新爸爸和家人的语言和行动支持

新爸爸和家人的语言与行动的支持，可以防止新妈妈不良心理的产生。新爸爸应该密切注意新妈妈情感变化，多给予她鼓励和支持，多和新妈妈一起了解早期母乳喂养的一些常见问题，消除她的紧张心理，为母乳喂养成功奠定一个良好的基础。

● 产后性生活

★ 产后多久可以开始性生活

产后什么时候恢复性生活，要依据产妇分娩的方式（顺产还是剖宫产）、身体健康状况等而定，一般情况下，合适的过性生活时间在产后第2个月及以后。

1.恢复性生活的最佳时机

在产后6周即42天后，新妈妈应该先去产科进行全面检查，特别是对生殖系统进行较为细致的检查。如果医师认为生殖器官复原得很好，也就是说恶露全部干净，会阴部、阴道及宫颈的伤口已经完全愈合。同时新妈妈也感到自己的心理准备好了，这时就是恢复性生活的最佳时机。

剖宫产的妈妈一般需在产后3个月才能开始房事。因为剖宫产除了腹部的切口外，子宫上的伤口也需要一段时间的愈合，所需要的复原时间会比自然分娩的妈妈更长一些。若性生活过于粗暴，很可能会引起伤口的疼痛。确认身体健康后开始进行性生活时动作要轻柔、温和，不要太粗暴，还有性生活不要太频繁，要注意卫生。

剖宫产的妈妈特别要注意的是，性生活时一定要采取可靠的避孕措施，因为一旦怀孕的话，刚愈合的子宫伤口很可能在施行人工流产时被穿破，那就太危险了。

2.产后提早进行性生活的危害

产后提早进行性生活容易引起生殖器官感染。产后的新妈妈，子宫颈充血、水肿、宫颈壁变薄、宫颈管变宽，直到产后10天左右宫颈口才开始关闭。胎盘附着处的子宫内膜，正常情况下需要6~8周才能完全长好、愈合。加之分娩时体力消耗大，身体虚弱，抵抗力下降。因此，提早进行性生活容易将细菌带入，影响子宫内膜创面的愈合，延长恶露排出时间，发生阴道炎、子宫内膜炎、输卵管炎、盆腔结缔组织炎及月经不调等妇科疾病。

此外，新妈妈身体内的雌激素水平低，阴道黏膜平坦、皱襞少，性兴奋启动慢，因此，阴道分泌物较少，阴道内干涩而且弹性差，提早开始性生活容易损伤阴道，甚至造成撕裂，引起大出血。

3.必须延迟性生活的情况

产后6周后发现血露仍没有干净，说明子宫恢复得还不好，应继续禁止性生活。
产道有裂伤，并且伤口还没有愈合好，最好等伤口愈合了再开始性生活。

新妈妈无论是处于哺乳期，还是已经过了哺乳期，都有可能怀孕。一旦产后恢复性生活，就应认真采取可靠的避孕措施。在母乳喂养期间，月经未恢复前最好坚持使用安全套避孕。

★ 测一测，是否可以重涉"性福"之旅

新妈妈到医院例行检查过，征得妇科医生同意后就可以开始性生活了，但实际生活中新爸爸新、妈妈或多或少都会遇到一些身心方面的障碍，导致无法恢复正常的性生活。在重温性爱之前，新妈妈不仅需要检视身体状况，更要在心理上做好准备。

下面是一个测试，回答下面的问题，选择A时给自己记1分，B记2分，C记3分，看看重涉"性福"之旅的路上还需要注意什么：

问题1：孩子降生以后，你和老公：

A.有了很多沟通上的问题，老公总让我很生气。

B.谈过产后性生活，但是没有涉及我们之间内在的渴望。

C.我们已经讨论过产后性生活，包括我们的生理和心理需求。

问题2：刚生完孩子，我觉得自己：

A.属于我的宝宝，毕竟这是最重要的事。

B.属于抱怨的老公和哭闹的孩子，不属于我自己。

C.属于我自己，和原来一样。

问题3：清晨醒来，我时常觉得：

A.头痛，对白天将要发生的一切感到吃力和紧张。

B.对新妈妈的身份有点儿烦，有点儿压力。

C.有点儿头晕，主要是由于半夜喂奶，睡眠不佳。

问题4：对于产后避孕节育，我：

A.没想到什么保护措施，因为我知道刚生完孩子的受孕概率非常低。

B.开始预警，因为感觉如果再次怀孕实在是太恐怖的事情。

C.向医生咨询，采用一种老公和我感觉最舒服的方法。

问题5：我知道老公已经准备恢复性生活，因为：

A.他经常暗示我并且像个初恋的小情人一样爱抚我。

B.他暗示如果我不协作的话，有可能会寻找其他途径。

C.和我诚恳温和地谈起这件事。

问题6：生孩子改变了你的身体，你觉得：

A.自己是个很胖、很难看的女人。

B.这是很正常的现象，但我仍然觉得对自己体重不放心。

C.自己的母性体态非常美丽，虽然减掉几斤可能更完美。

问题7：我最希望老公：

A.能帮忙照看宝宝，或者能做点儿其他杂事。

B.能和我过性生活。

C.能拥抱我、安慰我。

问题8：如果过性生活的时候有乳汁从胸部渗出：

A.我的兴致会降低，这使我自己不太性感。

B.我会把老公推开，自己觉得很羞。

C.我会不在意或者继续亲热。

问题9：对于产后性生活经常会有阴道干燥的症状，你：

A.那种感觉太让人害怕了，我认为润滑剂很重要。

B.觉得使用润滑剂会使我觉得舒服点，不知道老公怎么感觉。

C.和老公已讨论如果需要就使用润滑剂。

问题10：如果此刻和老公过性生活，你认为：

A.有这个义务。

B.非常渴望这么做。

C.通常我有这个愿望。

测试结果：

10～15分：看上去，你对产后性生活有些矛盾和犹豫，可能无法想象自己同时是慈爱的母亲和性感的妻子，也许是生活琐事让你没有余力去谈情说爱，先不要给自己加压，逐渐花一些时间去重燃你和老公之间的情感，鼓励和相信自己，和谐性生活需要一定的时间磨合。

15～20分：你对重新开始性生活已经有所准备，并试图理解丈夫，但还是会因为身材、哺乳、疲倦等原因而烦恼。多与丈夫沟通，当你觉得不舒服时，应当向他说出自己的想法，做一个自信的新妈妈，用魅力来征服老公。

20～30分：恭喜，你已经准备好了。虽然你身处生活转型的阶段，但身心却都非常自如和舒服，和爱人可以重浴爱河。假如有不适，沟通仍然是关键。除此之外，就尽情享受吧。

★ 产后开始性生活前的身心恢复

调查显示，产后1年之内，女性的性欲往往都是偏低的。刚恢复性生活时，一定要注意两个人的和谐。爸爸要理解妈妈的难处，待妻子身心都恢复得比较好之后再开始性生活。而作为妻子也应当努力恢复自己的身心状况，配合好丈夫。

1.心理上的恢复

在心理学上，影响产后性生活的因素包括：担心会感染、怕伤口（会阴切开部位等）痛、伤口受伤，或性生活时会不舒服及害怕再怀孕等原因。也有人觉得腹部松弛，不想被丈夫瞧见，因此排斥性生活。另外，经常被小宝宝打断，久了也会没有兴致了。所以，丈夫首先要帮助妻子在心理上解决这些问题。

2.生理上的恢复

生理上的因素也会影响产后性生活。包括剖宫产的伤口未复原，睡眠不足没有力气，喂母乳的妈妈会泌乳不方便行房事，还有产后忧郁症、没有性欲等。

女性生殖器官需要6～8周才能恢复正常，分娩时撑大的阴道黏膜变得很薄，容易受损伤，需要一段时间才能恢复。

子宫口没有完全关闭的情况下过性生活，细菌就会通过子宫口侵入子宫，再经没有修复好的胎盘附着面侵入母体，很容易引起生殖道炎症，如子宫内膜炎、子宫肌炎、急性盆腔结缔组织炎、急性输卵管炎及败血症等。

产后不能过性生活，最常见的原因是性交疼痛，说明会阴伤口的愈合不佳，或是愈合时间不够久，以及夫妻两人太久没有性生活，两人配合不默契所致。

★ 产后"性冷淡"的原因

分娩后，除了担心身体的恢复状态，新爸爸、新妈妈还会烦忧产后性生活的问题，新妈妈常常对性生活提不起兴趣。这是什么原因导致的呢？

1.过早开始性生活

女性生育后，因怀孕、分娩所引起的全身及生殖系统的变化，对性欲会产生一定的抑制作用。一般到产后两个月，各器官才能恢复正常，性欲才会逐步恢复到孕前状态。如果产后过早地开始性生活，尤其是有些丈夫在妻子不情愿的情况下我行我素，这样不仅影响了妻子的身体康复，而且还会引起妻子对性生活反感、厌恶，进而发展成性冷淡。

2.过度劳累

女性生育后，在照顾孩子时，如果得不到爸爸和家人的帮助，体力和精力透支过度，自然会影响"性"趣。如果爸爸能及时给予帮助，分担妈妈的负担，情况就会好很多。

3.生殖系统疾病

有的女性因分娩时外阴、阴道撕裂留下疤痕，使阴部的性敏感度降低或阴道狭小，性生活时引起疼痛；有的因产后并发子宫内膜异位症或慢性盆腔炎出现性交不适；也有的女性因患有滴虫性、霉菌性阴道炎等妇科疾病，也会不同程度地使性欲受到压抑。这种情况，只有治疗痊愈了，性欲才可能恢复。

4.心理障碍

女性在产后恢复阶段，因为担心性生活会使伤口感染，就会从心理上排斥性生活。有的女性产后未采取有效的避孕措施，过性生活时，因害怕怀孕总是提心吊胆。还有很多妈妈对自己生孩子后体形的改变很不满意，担心丈夫不会像从前那样喜欢自己的身体了。这些需要爸爸好好配合，慢慢纠正，只要夫妻感情沟通好，性生活的质量就会恢复如初。

★ 恢复性生活前的情绪准备

新妈妈在产后恢复这段时间体内的雌激素水平低，阴道黏膜平坦、皱襞少，性兴奋启动慢，阴道分泌物较少，阴道内干涩并弹性差，提早开始性生活，容易损伤阴道，甚至撕裂造成大出血，对新妈妈造成心理压力，这一时期应着重于调整情绪，以便更好地唤起性欲。

1.情绪准备

许多新妈妈在生产后都会感到自己没有魅力，体态臃肿，阴道干涩，护理宝宝又十分疲惫，难以感觉到性生活的欲望。这时新爸爸要多加安慰、鼓舞，使新妈妈恢复自信，解除心理障碍。

当新妈妈对性生活缺少兴趣、反感或有很多疑虑时，丈夫不应加以强迫，等到她心里感到舒服再开始。

会阴切开术是许多妈妈在分娩过程中都会经历的一项小手术。会阴的伤口一般会在产后两周内愈合。有的妈妈担心性生活会使伤口撕裂，从而对性生活感到恐惧。这种担心实际上是不必要的。因为性生活不会使正常愈合的伤口再次裂开。只是产后在开始性生活时，丈夫的动作应该轻柔、温和，不要太粗暴。

2.性感训练

新妈妈应该积极接受性感训练，站在镜子前，好好审视自己的身体，细细抚摸每一个部分，告诉自己要接受并喜欢这些变化。然后，可以和丈夫预约一个"性爱时间"。在此之前，先洗个热水澡，做一些简单的按摩，放松身体各处。或者晒晒日光浴，看一些爱情小说，以提高"性趣"。其次，新妈妈要及早开始锻炼盆腔和腹部肌肉，力求恢复产前的身体状态。同时，要准备一些润滑剂（最好是水溶性的）或加强前戏时的爱抚和亲吻，以便更好地唤起性欲，减轻性生活可能出现的疼痛感。

3.相互理解

丈夫要体贴妻子的辛苦，想一下妻子承受了10个月的怀孕之苦，到分娩那一刻还不得安宁，要承受更大的痛楚，这是做丈夫所想象不到的。妻子的"性趣"因为分娩而减淡了，而作为丈夫可能已经忍受了几个月还不能排解。这时候就需要妻子与丈夫坦诚地谈一谈，以增加夫妻感情。

妻子要学会调整心态，将自己的感受与丈夫分享。在产后这段时间里，大多数妻子都渴望丈夫能给予更多的爱抚和鼓励，应该把这些想法告诉丈夫。

★ 给新爸爸的性生活建议

产后，子宫颈及阴道口分泌的润滑液比较少。因此，产后第一次亲密接触时，丈夫最好先多一些浪漫温柔的"前戏"，如耳语、亲吻及爱抚等。

1.产后性生活要轻柔、缓慢

新爸爸长时间没有性生活，"第一次"难免会比较热烈，但不能为了自己的欲望就不顾及新妈妈的感受。产后"第一次"一定不要过于"勇猛"，动作应轻柔、缓慢，否则容易造成阴道裂伤。另外，当新妈妈在生理、心理上排斥性生活时，新爸爸要理解、体贴，并一起讨论如何解决这个问题。

2.外阴干燥，多抚摸

一般产后新妈妈外阴会比较干燥，容易造成行房阻碍，这时爸爸要多爱抚妈妈，绝对不要强行进行性生活，否则容易造成伤害或对"第一次"不满，而影响之后的性生活。建议新爸爸或新妈妈在"第一次"时准备阴道润滑剂。

3.“第一次”时间不宜过长，不要玩创新

为了保证妈妈的休息，建议每次性生活时间不要超过30分钟，更不要玩创新，尽量配合新妈妈的感觉，以新妈妈感觉舒服的方式进行。当然，爸爸也可以提出自己的要求，但不能强求。

4.忌强力挤压乳房

乳房受外力挤压有两大弊端：一是乳房内部软组织易受到挫伤，或使内部引起增生等；二是受外力挤压后，较易改变外部形状，使上耸的双乳下塌下垂等。

作为新爸爸，尽量克制性冲动，切忌急躁。强人所难难免产生对抗情绪与逆反心理，应任其自然，除房事以外，让妻子得到更多的温暖和情爱。也可主动与妻子分居或分床一段时间，激起妻子对丈夫的思念之情，所谓“小别胜新婚”。要迎合妻子对孩子的情感，主动承担管理孩子的任务，甚至比妻子料理得更仔细、更体贴，这样会重新唤起夫妻生活的兴趣，这对融合感情、消除性冷淡极有帮助。

新妈妈也应多体谅丈夫对恢复性生活的要求，只要身体许可，就要尽力与丈夫配合。夫妻双方全身心地投入，既可达到性生活和谐，又可增加夫妻感情。这一点非常重要，如果处理得不恰当，很容易出现夫妻裂痕。

★ 产后哪些性生活姿势比较安全

产后最初的性生活不容易给新妈妈带来舒适感，还可能因分娩造成的阴道及盆骨底松弛而引起小便失禁，在性生活上可采取受孕概率低、女性主导为主的姿势。

1.站位

一般认为站位是最不容易受孕的性交体位。因为性生活时女性生殖器官下垂，阴道口开放，性生活结束后绝大部分精液随着阴茎的抽出而流出体外，受孕概率是极低的。

站立性交可以面对面，或男性面对女性背部。面对面性交要求男女身高相

近，否则男性只能将女性托起，女性双腿盘于男性腰间。而背向时，可以用其他特点弥补身高的不足。面对面站式性交会为女性带来极大的阴蒂刺激，可以有强烈的拥抱。

2.坐位

坐位可以减少受孕机会。如果男女双方能互相配合，既可以得到性生活的满足，又可以减少受孕的机会，不失为一种较好的性交姿势。

站位和坐位性交可以发生在任何地点，因为它们不需要舒适的床褥和卧室。然而，也正由于站立或坐式性交无床褥之求，而异于寻常，显得更具有新奇感和刺激性。

3.女上男下姿势

女上男下姿势，这样可以使妻子成为性生活中的主导，同时也不会感到疼痛。对已经接受过剖宫产的新妈妈来说，让丈夫在自己身上会压迫腹部下方以及手术疤痕，会产生令人不悦的紧张感。

当妻子位于丈夫下方时，妻子最好将双腿抬高——至少在头几次性爱时，以避免丈夫的阴茎插入太深而过分刺激子宫。平时，妻子可以多进行凯格尔练习，促进阴道恢复。

★ 改善产后阴道松弛的小方法

自然分娩后，阴道会有不同程度的变化，完全恢复前会对性生活的质量有一定的影响。但只要注意产后的恢复锻炼，一般产后3个月阴道即可恢复到以前的状态。

1.随时随地收肌练习

站立，双腿微分开，收缩两半侧臀部肌肉，使之相挟，使大腿部靠拢、膝部外转，然后收缩括约肌，使阴道向上提。

阴道恢复速度较快，大约在分娩1周后宽度就会大大缩小，接近分娩前，但最终也会比分娩前略微宽一些，但不会特别松弛，不需要担心。

2.举腿缩阴操

靠床沿仰卧，臀部坐在床沿，双手把住床沿，以防滑下，然后把双腿挺直伸出悬空，慢慢合拢，向上举起向上身靠拢，保持双膝伸直。

当双腿举至身躯的上方时，双手扶住双腿，使之靠向腹部，然后慢慢地放下，双腿恢复原来姿势。

如此反复6次，每天1次，在恶露排净以后练习，可常年坚持。

3.收紧阴道练习

新妈妈可以将收缩的动作专注在阴道、尿道上，持续重复一缩一放的频率，每天1~2次，每次10分钟。

在产后第2天就可以开始练习，当练习持续6~8周时，不但阴道肌肉会呈现较为紧绷的状态，对于阴道的敏感度也会有所增进。

4.中断排尿练习

小便时进行排尿中断锻炼，排尿一半时忍着不排让尿液中断，稍停后再继续排尿。如此反复。经过一段时间的锻炼后，阴道周围肌肉张力提高，阴道就变窄了。

5.缩肛练习

每天早晚在空气清新的地方，深吸气后闭气。同时如忍大小便状收缩肛门，如此反复100次以上。当习惯以后，平时生活中都可以进行。不在于次数的多少，有时间就可以进行上述锻炼。经过一定时间的训练，盆腔肌肉的张力就会大大改善，阴道周围肌肉也就变得丰实、有力，阴道松弛就可以不药而愈了。

小贴士　　如果阴道的确变得很松弛，无法通过锻炼恢复，或者阴道壁有膨出现象，可以到正规医院施行阴道紧缩术。这种手术痛苦较小，恢复也较快，但术前3天不能有性生活，术后要严格遵医嘱保持卫生并防感染。

★ 凯格尔运动改善产后性生活

凯格尔是一种练习耻骨、尾骨肌收缩能力的方法，练习时需要首先找到耻骨、尾骨肌。耻骨、尾骨肌在双腿之间，收缩直肠于阴道时就可感受这两块肌肉的存在。

1.凯格尔练习步骤

找到双腿之间的耻骨、尾骨肌——收缩直肠与阴道时可以感受到这两块肌肉的存在。

洁净双手，仰卧于床上，将1个手指轻轻插入阴道，此时尽量将身体放松。

主动收缩肌肉夹紧手指，在收缩肌肉时吸气，你能够感到肌肉对手指的包裹力量，当放松肌肉时呼气。

反复几次，每次肌肉持续收缩3秒钟，然后放松3秒钟。做10个3秒钟后拿出手指，继续练习放松收缩肌肉，同时集中精力感受肌肉的收缩与放松。练习时如果能够收缩与放松自如，可以进行从收缩到放松的快速转变练习，达到1秒钟内可以收缩放松各1次。

2.锻炼应注意

每次做10个3秒钟的收缩与放松，每天至少要做几次，并逐渐增多肌肉收缩次数和收缩强度。比如从收缩肌肉5秒钟到收缩10秒钟，大约要用几周时间才能达到这个目的。

凯格尔练习至少要持续6周，练习时如果能够收缩与放松自如，可以自行从收缩到放松的快速转变练习，达到1秒钟可以收缩放松各1次。

容易达到性高潮或性高潮反应强烈的妈妈，这两块肌肉收缩能力也较强，相反亦然。为此通过训练可以提高肌肉收缩能力，提高性快感，对爸爸而言阴道对阴茎的紧握作用增强，同房时感受更明显。有助于性生活的改善。

★ 可提高女性性生活质量的运动

运动不仅能使人的形体健美，而且还能加强人们对性生活的兴趣，性学专家研究发现从事有氧运动的妇女，有83%的人1周至少有3次性生活。

运动期间体内可释放一种令人心情振奋的内啡肽物质，这种物质恰恰是机体自然发生的内分泌物，可以使人产生愉悦感，这对增加性欲亦大有好处。

运动还能使人体血清高密度脂蛋白胆固醇水平增高，这类对身体有益的胆固醇，能"加班加点"清除动脉中的填塞物，从而增加包括骨盆部位及性器官在内的全身血流量。因此，每周只要进行3次、每次1小时的"适度运动"，就可大大改善性生活。

1.自行车

这是一项最易于坚持的运动方式，它可以锻炼妈妈的腿部关节和大腿肌肉，并且对于脚关节和踝关节的锻炼也很有效果。同时，它还有助于改善妈妈的血液循环系统。

注意，由于骑自行车可能摩擦阴道、对腹部力量要求也较大，因此月子期间不宜骑自行车，这项活动需要等到身体完全恢复之后再进行。

2.慢跑、散步

对心脏和血液循环系统都有很大的好处，每天保持一定时间的锻炼，如30分钟以上，会有利于减肥，而这能提升女性的性欲望。

3.蹲马步

蹲马步能使女性骨盆肌、会阴区域的肌肉收缩，有助于骨盆肌肉血管分布的改善和血管密度的增加，加大会阴部的充血量，加快血流速度，从而增加性器官的敏感性。而且盆肌血管分布的增加，还会增强女性性快感和性高潮时阴道黏液的分泌。

4.游泳

不同的游泳姿势所运动到的肌肉不同，对身体带来的影响也就不同，其中以蛙式及蝶式最适合女性。蛙式及蝶式必须运用到大腿及骨盆腔的肌肉，经常采用这两种姿势，长期锻炼下来，除了可以有效预防子宫脱垂、直肠下垂、膀胱下垂的疾病外，因腹部肌肉的结实，还可以提升女性性功能，在性生活时感觉会更为美好。

注意，在坐月子期间妈妈不宜游泳，游泳运动应等待身体恢复之后再进行。

5.排球

对臂部肌肉和腹部肌肉的锻炼效果尤为明显，同时，对女性灵敏性的提高也很有帮助，让女性的协调能力更强，享受更多床笫间变化的乐趣。

在性生活过程中，臀部、腹部、骨盆深部和大腿肌肉的协调控制最为关键，因此，平时闲暇时，爸爸妈妈都可以扭动、伸展一下以上部位。

★　哺乳期是安全期吗

哺乳期对排卵有一定的抑制作用，这种抑制可能会造成月经推迟、不规律等情况，但不是不排卵。研究显示，产后无论是否哺乳，妊娠发生概率都很高。产后6个月内，采取有效的避孕措施是非常必要的。

1.哺乳期不是"安全期"

有人认为，产后哺乳期就是"安全期"，过性生活可以不用采取任何避孕措施。这是不科学的。据调查统计，约有1/3的哺乳妈妈会在月经恢复之前怀孕。这说明，哺乳期绝对不是安全期，利用哺乳期避孕是不可靠的。

一旦怀孕，只好去做人工流产，而这时的子宫比较薄、脆、软，做人工流产时容易造成子宫穿孔引发大出血，对身体非常不利。若剖宫产的妈妈怀孕，再做人工流产难度就更大，对身体的危害也就更大。

2.哺乳期不是"安全期"的原因

能否怀孕，在女方来说取决于有无排卵。排卵的恢复不一定是与月经的恢复同步的，特别是在月经刚恢复的几个周期，常常是无排卵的月经周期，但也有不少人在月经恢复之前就已开始排卵，尤其是不哺乳的妈妈，排卵往往恢复较早。因此，妈妈在哺乳期间同房，随时都可能因已恢复排卵而怀孕。

纯母乳喂养的妈妈，如果昼夜喂婴儿并闭经，那么6个月内避孕效果可达95%以上。但必须坚持哺乳，而且必须是闭经状态下，如果仅喂少数几次母乳，或月经已经复潮，那么效果就不可靠了。

★　产后性生活的避孕措施

产后6个月内，无论是否哺乳，新妈妈都应采取有效的避孕措施，应该了解不同避孕工具的避孕原理和避孕方法，选择自己最佳的避孕手段，避免意外怀孕。

1.宫内节育器

优点：在子宫内安置一个塑料或者铜的节育器，这种节育器可以提供方便、长期的避孕效果。一旦取出来，又可使女性恢复生育能力。此外，目前还有一种黄体酮节育器，可恒定缓慢释放黄体酮，产生长效避孕作用，每个节育器可使用1年，并且有缓解月经痛以及减少月经血量的效果。

缺点：安置节育器可能会感觉到轻微不适。铜制的节育器还可能导致某些女性大出血或者月经痛。而且该方式无法预防性病。已经患有性病的女性或者未生育的女性不宜采用。

2.避孕套

使用简便，能够预防感染。在产后6个月内，产妇体内处于激素系统不稳定、子宫恢复不完全的状态，最好使用避孕套。

优点：可直接在药店柜台购买。在性生活时，男性使用避孕套可以防止细菌被引入阴道，还有预防性病的作用。

缺点：男性避孕套可能会出现裂缝或者滑落，含有杀精子剂的避孕套还可能刺激阴道。并且必须是在男性愿意使用的情况下才能起到避孕作用。

3.口服避孕药

优点：安全、正确服用后避孕效果好。停药后生育能力很快恢复。能预防和减少缺铁性贫血，减少经期出血量，缩短经期，治疗月经失调，使痛经减轻。

缺点：哺乳妈妈在整个哺乳期间都不宜使用，新妈妈最好选择工具避孕，否则会影响乳汁的分泌及乳汁质量，不利于宝宝发育。

4.节育手术

节育手术是在今后不打算妊娠时实施的手术，包括输精管结扎和输卵管结扎手术。这种方法虽然避孕成功率高，但是想要再次妊娠时，必须实施复原手术，因此需要慎重考虑。

5.避孕隔膜

优点：这是一种简单易行的避孕方法，能够迅速恢复生育能力，而不需改变激素的分泌状态。在使用前要到医生那里去定制适合自己子宫颈直径的避孕隔膜，之后，可以自己按照需要放入或取出隔膜。这种方法可阻止精子进入子宫颈，在它的底部还涂有杀精剂，能够杀死任何接触到它的精子。一旦放入效果可长达6小时。

缺点：由于许多人不会正确使用避孕隔膜，因此失败率相对较高。生育后子宫颈直径有变化，在开始性生活之前要重新定制新的避孕隔膜。在放入隔膜时可能会感觉到不方便或较困难。

哺乳期妈妈不可服用任何避孕药，因为产后身体正处于调整状态，此时吃避孕药会影响乳汁质量，对新生儿健康不利，另外，口服避孕药还能抑制乳汁分泌，当然不哺乳的妈妈在月子后身体基本恢复正常的情况下，可选择使用合适的避孕药。

● 产后生活常见问题

★ 亲友探望产妇时应注意什么

产妇分娩是一件喜事，同时也会引起亲朋好友的关怀，会有很多人想要探望产妇，会给产妇带来欣慰，但也可能带来不利，亲友探望产妇需要注意的事情是：

1.探望产妇前应先沟通

无论是去医院还是家中探望产妇，都应该先了解被探望的人目前是否能接受探视，可打电话问一下亲属了解情况，以便对探望时间、探望时应带的礼物、探望时的交谈尺度有所把握。

2.不要过早探望产妇

除了家人，亲戚朋友不要过早探望产妇和婴儿。刚分娩后的产妇需要静养以恢复体力，在刚生完宝宝的1～2周，亲友最好不要来探望。若来探望，时间也不宜超过半小时，要给产妇尽量多的时间休息。

3.不要过多探望产妇

虽然在母体中获得的免疫能力能够让新生儿6个月内成功抵抗外部细菌的侵

袭，但过多探视，成人呼吸道中的微生物，可能成为新生儿的致病菌。新生儿的生活环境要安静舒适、空气新鲜，远离感染源。

此外，过多探视对新妈妈产后恢复也不利，尤其是会给手术的产妇带来劳累之感，休息不好，乳汁分泌就减少，会给母乳喂养带来困难。

4.患慢性病、传染病及感冒时不宜探望

如果亲友自身患有慢性病或某些传染病，或者恰逢感冒期间，最好不要去探视产妇及新生儿，这样极容易引起交叉感染，尤其是春季，这个季节是传染病和小儿肺炎易发季节，产妇及家人也应礼貌性地拒绝探视，为了母婴健康着想，相信会得到人们的谅解。

5.探望产妇时要注意卫生

探望产妇时，亲友总喜欢哄逗、触摸新生儿的面颊和肢体，这些做法不太好，不利于新生儿的健康。尽量先洗手再碰触，哄逗也不应距离太近。

家人在照料和护理产妇及新生儿时也必须注意卫生，先用肥皂或洗手液清洗双手，必要时应戴上口罩。

6.探望产妇不宜送鲜花

探望病人送鲜花是比较流行的做法，但是探望刚生下小宝宝的产妇则不宜送鲜花，鲜花对刚出生的婴儿非常不利：

鲜花鲜艳的颜色会刺激新生儿的眼睛，影响视力。新生儿应该先接触较柔和的光线，再逐渐适应鲜艳的颜色及略强的光线。

新生儿免疫力不强，如果是过敏性体质，很容易因花粉而过敏，甚至休克。

7.探望产妇时注意说话艺术

产妇初为人母，有着特殊的心理状态，对一些家庭、单位、朋友之间的话题显得敏感和激动，探视时要多说一些愉快、激励的话题，语调要适中，不要过于大声，评价婴儿时要顾及产妇的心理状态。

★ 产后需要尽快排尿、排便吗

产后排出尿、便非常重要，它们在体内滞留不利于身体恢复，严重时还会引起伤口感染、产后出血等。由于生理上的原因，产后第一次排尿、便不像常人那样容易，容易造成精神紧张，解不出大小便。

1.产后6～8小时：主动排尿

正常情况下，顺产后2～4小时新妈妈就会排尿，产后12～24小时排尿会大为增加。如果4小时后仍没有排尿，建议新妈妈及时找医生就诊，以免发生尿液滞留。尿液滞留会提高泌尿道感染的机会，且胀满的膀胱也可能使子宫移位，影响子宫收缩，甚至造成子宫出血。

为了避免尿液滞留，建议新妈妈这样做：

每15～20分钟收缩和放松骨盆肌肉5次，这样可以刺激排尿，避免使用导尿管（如果使用导尿管，产褥垫要经常更换，3～4小时更换一次，同时清洗会阴部）。用手按一按小腹下方或使用温水袋敷小腹也会有尿意。

产后最初几个小时尽量多喝水，吃蔬菜水果、高纤维食物。

排尿时可尽量放松，最好在床上小便，因为这时产妇要完全卧床休息。当然，无特殊情况也可以起床或如厕排尿。

上厕所的时间如果较长，站起来的时候动作要慢，不要突然站起来。

2.产后2～3天：及时排便

一般情况下，产后2～3天内新妈妈会排便，但是由于产后肠肌松弛，腹内压力减小，会阴疼痛，产褥期出汗多等原因，产后第一次排便的时间往往会延后。

为了促进产后的排便，建议新妈妈这样做：

◎ 适量喝水，多吃新鲜水果，有条件的话，吃全麦或糙米食品。避免咖啡、茶、辣椒、酒等刺激性食物。避免油腻的食物。

◎ 常下床行走可帮助肠胃蠕动，促进排便（排便之后，使用清水由前往后清洗干净）。

◎ 避免忍便，或延迟排便的时间，以免导致便秘。

◎ 如果有便秘情况，可采取食疗法，如睡前饮蜂蜜水一小杯，每天早晨空腹吃香蕉1～2根，每晚空腹吃苹果1～2个，每天饮果子露或三餐吃稀饭，均可缓解便秘。必要时，可在医生指导下服用麻仁润肠丸或用甘油栓、开塞露，均可见效。

★ 产后出汗多是病态吗

不论气温高低，在产后最初几天，新妈妈总是出汗较多，特别是在夜间睡眠和初醒时更明显。这是由于在产褥早期皮肤排泄功能旺盛，排出大量的汗液，尤其在入睡后和初醒时更为明显，医学上将这种生理现象称为"褥汗"。

1.分娩后为什么出汗多

分娩后之所以出汗多，是因为女性怀孕后体内血容量增加，这其中大部分都是水分。分娩以后，身体的新陈代谢和内分泌活动降低，体内潴留的水分必须排出体外，才能减轻心脏负担，有利于产后机体的康复。新妈妈排泄水分主要有两个途径，一是排尿，二是通过皮肤大量出汗的方式排出。所以，新妈妈在产褥早期不仅尿量增多，而且皮肤排泄功能旺盛。同时，妈妈也会发现，体重在产后1周内迅速减轻。

2.新妈妈可以这样做

褥汗是身体排出体内多余水分的一个重要途径，一般于产后10天左右慢慢好转，虽然是一种正常的生理现象，但同时也应注意护理。主要护理细节包括以下几点。

◎ 室温不要过高，冬春秋季在20℃左右，夏季在28℃以下为好。

◎ 每天开窗通风，保持室内空气流通、新鲜，但新妈妈不要对着窗口吹凉风。

◎ 穿衣、盖被要合适，"捂"的做法完全是错误的。

◎ 出汗多时用毛巾随时擦干，内衣、内裤及时更换。

◎ 自然分娩的新妈妈产后第2天即可淋浴，但每次不超过5分钟。剖宫产的妈妈应每天擦洗身体，等腹部伤口完全愈合后再进行淋浴。

室内温度不要过高，要适当开窗通风，保持室内空气流通、新鲜。其次妈妈穿盖要合适，不要穿戴过多，盖的被子不要过厚。出汗多时用毛巾随时擦干。

★ 产后居室环境有何要求

产后第一个月是新妈妈恢复身体、开始承担并适应妈妈角色的重要时期，需要一个良好的环境来进行身体康复和哺乳。适宜的居室环境包括：

1.清洁卫生

在妈妈和宝宝出院之前，室内最好用3%的来苏水（200毫升/平方米～300

毫升／平方米）进行湿擦或喷洒地板、家具和2米以下的墙壁，两小时后通风。同时，卧具、家具也都要消毒，在阳光下直晒5小时可以达到消毒的目的。除此以外，保持卫生间的清洁卫生不可忽视，要随时清洗便池，以免产生臭气，污染室内空气。被褥要清洁、松软。

2.温湿度适宜

房间的温度应该温暖适宜，即冬天室温在18℃～25℃，湿度30%～50%。夏天温度23℃～28℃，湿度40%～60%。夏天可以将房间内不直接对着妈妈和宝宝的窗户打开通风，冬季房间内要注意保暖。

3.空气清新

现在提倡产后的居室一定要清洁舒适，空气新鲜，定时通风换气。夏天更要打开窗户，以利通风，但要避免强大的对流风直吹，因凉风直吹容易产生关节疼痛。室内温度最好保持恒定，如果忽高忽低易使产妇着凉，发生感冒。通风换气时室内温度变化最好不超过3℃，夜间睡眠时室温可稍低。冬季取暖炉不可靠近妈妈和孩子。居室内应有充足的阳光。

空气清新有益于新妈妈保持愉快的心情，还有利于产后休息。如果室内空气不流通，空气混浊，易使母婴患呼吸道感染疾病。居室采光要明暗适中，随时调节。要选择阳光辐射和坐向好的房间做寝室，这样夏季可以避免过热，冬天又能得到最大限度的阳光照射。

★ 产后失眠怎么办

经过分娩的劳累，新妈妈会感到身体极度疲乏，可产后又要给孩子喂奶，很容易出现睡眠不足的问题。睡眠不足会造成乳汁分泌不足，还会影响新妈妈的情绪，严重的会导致产后抑郁症的发生。

产后失眠的情况是可以避免的。首先，妈妈不要在新生儿睡觉的时候做别的事情，应该利用这一机会和宝宝一起睡，多利用白天的时间休息；其次，可以在晚上较早入睡，由其他家人带孩子，到入夜时分再把婴儿带到妈妈的身边，让妈妈给孩子喂奶，然后安置其入睡，这样妈妈又可以连续睡上好几个小时。过了最初这段令人疲惫的时期，孩子晚上的睡眠时间就会逐渐延长，有时一晚上只需要起来一次，这时妈妈的身体就会逐渐好转，疲劳程度也会逐渐降低。

★ 产后能刷牙吗

传统习俗认为新妈妈在产后不宜刷牙，这主要是因为怀孕期间在内分泌激素的作用下，牙齿出现牙龈充血、水肿、易出血的现象，而刷牙时出血更厉害。此外，由于产后缺钙，使很多人在生完孩子后牙齿确实变坏了，刷牙会使牙齿更加松动。因此导致许多新妈妈在月子里不刷牙，其实这种做法是错误的，产妇比一般人更应注意口腔卫生。

1.为什么要刷牙

因为分娩时体力消耗很大，很容易使抵抗力下降，口腔内的条件致病菌容易侵入机体致病。只要体力允许，产后第2天就应该开始刷牙，最好不超过3天。

另外，为了迅速康复，在坐月子期间，新妈妈经常吃富含维生素、高糖、高蛋白的营养食物，如果饭后不刷牙，食物残渣长时间停留在牙齿的缝隙、沟凹内，发酵、产酸后可使牙釉质脱磷、脱钙，牙质软化，这时口腔内的致病菌就会乘虚而入，导致牙龈炎、牙周炎和多发性龋齿的发生。月子里一天吃好多顿饭，食物残渣存留在牙齿表面和牙缝里的机会增多，使新妈妈口腔感染的机会增加，而口腔感染是产褥感染的来源之一。因此，产后应该每天早、晚各刷一次牙，如能在每次进餐后都刷牙漱口对健康更为有利。

2.新妈妈如何护牙

新妈妈在产后应注意多摄取含钙丰富的食物，避免使牙齿受到损害。钙的最佳来源是乳类及乳制品，乳类及乳制品中不但钙含量丰富，而且吸收率高，在粗粮、黄豆、海带、黑木耳等食物中也含有较多的钙、磷、铁和氟，有助于新妈妈牙齿的钙化，坚固牙齿。

产妇身体较虚弱，正处于调整中，对寒冷刺激较敏感。因此，切记要用温水刷牙，并在刷牙前最好先将牙刷用温水泡软，以防对牙齿及齿龈刺激过大。

如果妈妈牙齿过于敏感，可在产后3天采用指漱的方法。具体做法是：将食指洗净，或用干净纱布裹缠食指，再将牙膏挤于手指上，犹如使用牙刷样来回上下揩拭，然后用食指按摩牙龈数遍。指刷有活血通络、牢固牙齿的作用，长期使用指刷能治疗牙龈炎、牙龈出血、牙齿松动等。新妈妈如果以前患有牙疾，应当多以指刷为佳。

避免牙齿损害，新妈妈还可以在漱口或刷牙后用含有清洁、消毒作用的含漱剂漱口，每次15毫升左右，含1～1.5分钟，每日3～5次。含漱后15～30分钟内勿再漱口或饮食，以充分发挥药液的清洁、消炎作用。

漱口有盐漱、含漱、药液漱。盐漱是指每天早晨把约3克盐用温水慢慢溶化，用其冲洗牙齿，这样做可以使牙齿牢固，避免松动。含漱是指每次饭后用温水漱几次口，清除食物残渣。药液漱是指将中草药水煎或水浸泡后，用药液水漱口，用药液漱口要根据产妇的不同需求选择不同的药。

★ 产后能洗头、洗澡吗

老一辈认为产后洗头、洗澡容易被邪风入侵，留下畏寒怕冷等毛病。从科学的角度来讲，产后完全可以照常洗头、洗澡。因为后汗腺很活跃，容易大量出汗，乳房胀还要淌奶水，下身又有恶露，全身发黏，几种气味混在一起，应比平时更讲究卫生。产后及时地洗澡可使全身血液循环增加，加快新陈代谢，保持汗腺孔通畅，有利于体内代谢产物通过汗液排出。还可调节自主神经，恢复体力，解除肌肉和神经疲劳。

正常分娩的新妈妈分娩后2～5天便可以洗澡，但是不应早于24小时。洗澡以选用淋浴为佳，产后6周内不宜洗盆浴或在大池内洗浴，以免不干净的洗澡水流入生殖道内引起感染。如果分娩过程不顺利，出血过多，或平时体质较差，不宜勉强过早淋浴，可改为擦浴。

剖宫产的新妈妈，由于伤口不可沾水，因此产后10天左右都不可采取淋浴的方法洗澡。假如恶露未净，也不可采取盆浴的方法。但外阴必须每天冲洗1～2次，以避免感染，这段时间可以采用湿毛巾擦身的方法洗澡。

洗澡后要及时将水擦干，穿好衣服再出来，头发最好用干毛巾包住，以免受风着凉，洗后可用吹风机吹干，防止受冷。每次洗澡的时间不宜过长，一般5～10分钟即可。

洗澡时室内的温度以20℃最为适宜，水温调节至36℃～40℃。

产后洗头可以在洗澡淋浴时进行。剖宫产后可以根据情况单洗头，淋浴可在术后2周后。洗头时间间隔可以根据头发的长短、多少、出汗的程度来决定，不宜过勤。

洗澡前应避免空腹，防止发生低血糖，引起头晕等不适。

★ 产后要注意外阴卫生

外阴部由于生理结构的特点，易被尿液、粪便及阴道分泌物所污染。尤其在产后，恶露自阴道流出，外阴部更易受到污染，如不注意卫生、加强护理，容易发生产后感染。

1.月子期间为什么要做好阴部清洁

分娩之后，妈妈的宫颈口是开着的，这时的骨盆底肌肉尚未恢复，如果会阴做了侧切或有撕裂伤的，抵抗力都会更低。恶露的排出使这些器官所处的环境更加恶劣。如果阴部的清洁工作没做好，排出的恶露没有得到及时清理，就有可能滋生细菌，进而感染阴道、骨盆、子宫等，使妈妈患上阴道炎、宫颈炎、盆腔炎等一系列妇科病。因此，产后妈妈一定要注意阴部的清洁干燥，做好阴部的护理工作。

2.阴部清洁的护理方法

阴部清洁每天最好进行1～2次，用水、毛巾和擦洗方法都要注意。一定要用凉温的开水，不能是冷水加热水，因为冷水没有经过高温杀毒，里面可能含有细菌。清洁阴部的毛巾、水盆要专用，用完后消毒清洗干净，放到有阳光的地方晾晒干燥。清洁时用干净的毛巾从前往后进行擦洗，不要从后往前，以免肛门附近的污秽物被带到阴道。

★ 产后何时来月经

1.产后多久月经会恢复正常

产后月经恢复时间存在很大的个体差异，有的满月时即来月经，有的则会在产后10个月甚至1年后才会来。

一般而言，怀孕的周数越大、卵巢受抑制越久，月经恢复的时间也会越延后，产后月经的恢复与母乳的喂养方式、子宫恢复情况、身体素质等有着重要的关系。

未哺乳的妈妈，平均在产后的6～10周，也就是在产后的两个月内，月经会来并且排卵；有哺喂母乳的妈妈，排卵则可延长至24～27周，或是更晚才来。

第一次月经来的量也会依个人体质而定，产后的前几次月经，可能会出现与以往不同的状况，不论在月经的量或其规则性上，请注意，当出血量过大，或出血过久或太久没来时，都应该回诊检查。

2.母乳喂养怎样影响月经来潮

纯母乳喂养的妈妈恢复月经的时间会推迟，而推迟的时间也根据宝宝吃奶的频率，昼夜不分按点哺乳的宝宝妈妈恢复月经的时间会更久一些，相反睡大觉的妈妈虽然母乳喂养，但是晚上休息好，不用起来照顾宝宝，这样的妈妈会恢复得快一些，相比之下，人工喂养宝宝，妈妈不用亲自哺乳，也许出了满月月经就会"光临"。

子宫恢复好的妈妈月经复潮的时间会提前，反之会延后，同时也要看自身的身体素质，体质虚弱的妈妈会延迟月经复潮的时间。

3.区别哺乳期暗红分泌物与月经

哺乳妈妈常出现一个现象，就是恶露明明已排干净了，但一段时间后，却又开始出现一些暗褐、粉红或是暗红色的分泌物，量较小，也不会规律地持续多天，这并非月经来潮，而是因为宝宝吸吮母乳，使泌乳素升高，排卵受到抑制，卵巢所产生的激素使子宫内膜增生；加上因吸吮乳头造成的子宫收缩，使子宫内膜剥落所致。

当月经到来时，哺乳妈妈的乳汁会发生一些变化：量会有所减少，乳汁中蛋白质含量偏高些，脂肪略少，虽然这种乳汁有时会引起宝宝消化不良，但极短暂，经期过后就会恢复正常，因此无论是处在经期或经期后，妈妈都无须停止哺乳。

★ 坐月子期间能用腹带吗

腹带可以尽快帮妈妈恢复到孕前的苗条身材，但如果使用腹带不当，可造成不小的危害。单纯依靠束腹带并不能保证身体的完美恢复，还需要配合适当的运动和均衡的饮食。另外，因为束腹带是贴身穿的，所以要注意清洁并保持皮肤的干燥。

1.束腹带可以帮助妈妈恢复体形

胎儿娩出后身体内脏受到的压力突然减轻，如果没有很好地卧床休息，就容易下垂，用束腹带可以纠正这一问题。

产后妈妈腹部肌肉松弛，肚腩、腰围变大，束腹带可以贴身绑缚在耻骨到肚脐的位置，帮助妈妈补充肌肉力量的不足，使松弛的肌肉得到喘息，逐渐恢复弹性，从而去掉大肚腩和"游泳圈"，有利于恢复体形和防止内脏下垂。

2.使用腹带不当的危害

腹带束紧腹部，静脉就会受到压力，容易引发下肢静脉曲张或痔疮。

束腰紧腹时勒得太紧，还会造成腹压增高，导致韧带的支撑力下降，引起子宫脱垂、子宫后倾后屈、阴道前壁或后壁膨出等，并容易诱发盆腔炎、附件炎等妇科病。

束腹过紧还会使肠道受到较大的压力，饭后肠蠕动缓慢，出现食欲下降或便秘等。

由于腹部动脉不通畅，血管的供血能力有限，会导致心脏的供血不足，脊椎周围肌肉受压，妨碍肌肉的正常活动以及血液的供应。

3.正确的腹带绑法

仰面平躺在床上，双手掌心放在小腹处，向心脏方向推挤内脏。

将束腹带从耻骨绑起，绕过臀部，回到耻骨为一圈，重叠7圈。每到髋部就将束腹带反折一次。松紧度以感觉不松，且舒服为准。

向上螺旋缠绕，每缠绕一圈，就向上走2厘米，直到肚脐。

将剩余的束腹带头塞入即可。

束腹带需要小强度而长时间地坚持使用，不宜开始就绑得很紧，否则容易造成骨盆底、子宫、内脏受到强力压迫，使得血液流通过慢，从而影响这些器官功能的进一步恢复。

★ 产后如何护眼

分娩时，产妇全身的血液和器官都受到不同程度的影响，肝脏也不例外，产后容易肝虚。而眼睛与肝脏是互为表里的，也会随着肝虚变得虚弱。如果月子期间用眼不当，特别容易损害眼睛，使眼睛干涩、肿胀或疼痛，严重的时候还会导致视力下降、迎风流泪、过早老视等。

1.产后尽量不要哭泣

中医告诉我们怒伤肝，而产妇哭泣往往是因为生气，生气损害肝脏，肝脏受损害就可能表现为眼睛不适。

产后情绪波动比较大，如果患了产后抑郁症，情绪更加不易控制，往往不经意间便会眼泪长流。哭泣虽然暂时释放了负面情绪，但是却会伤害你的眼睛。因此，产妇要学会调节自己的情绪，尽量保持好心情，不要哭泣。事后你可能发现其实那些让你落泪的事情未必值得你哭一场，更不值得你为此伤害自己的眼睛。

2.产后避免用眼过度

妈妈在产后除了照顾宝宝、哺喂宝宝之外，在闲暇时也会想看看书报、电视等。其实，产后也不是绝对不可以用眼，只是不要过度。只要妈妈感觉不到疲劳，是可以在产后两周看一些书报读物、电视的，但是要掌握好度，每次连续用眼最好不要超过两个小时，如果感到眼睛不适，就要马上停止。

做眼保健操是比较有效的保护眼睛的方法，妈妈可以每天做2次。

★ 产后如何护腰

产后腰痛是很多新妈妈经常遇到的麻烦，因为内分泌尚未调整过来，加之骨盆韧带还处于松弛状态，腹部肌肉也较为松弛，另外，产后照料婴儿需要经常弯腰，如果再遇到恶露排出不畅，腰痛就会加剧。所以，产后新妈妈需要格外注意护腰。

1.日常护腰细节

（1）睡眠

产后保持充分睡眠，经常更换卧床姿势，睡觉时采取仰卧姿势或侧睡，床垫不宜太软。

（2）拿取重物

抬重东西时，注意动作不要过猛。取或拿东西时要靠近物体，避免姿势不当闪伤腰肌。避免提过重或举过高的物体。腰部不适时举起宝贝或举其他东西时，尽量利用手臂和腿的力量，腰部少用力。

（3）运动

不要过早跑步、走远路。每天起床后做2～3分钟的腰部运动，身体恢复良好时，可多散步。如果感到腰部不适，可按摩、热敷疼痛处或洗热水澡。

（4）鞋子

产后不要过早穿高跟鞋，以免增加脊柱压力，以穿布鞋为好，鞋底要柔软。

（5）保暖

平时注意腰部保暖，特别是天气变化时及时添加衣物，避免受冷风吹袭，受凉会加重疼痛。

（6）休息腿部

无法避免久站时，交替让一条腿的膝盖略微弯曲，让腰部得到休息。

（7）不要吸烟

吸烟可引起腰椎骨质疏松，是慢性腰痛的发病原因之一。

（8）放松精神

紧张情绪会使血中激素增多，促发腰椎间盘肿大而致腰痛，愉快心情有助于防止腰痛发生。

（9）饮食

饮食上多吃富含维生素C、维生素D和B族维生素的食物，增加钙质在饮食中的比例，避免骨质疏松而引起腰痛。

2.预防腰痛的体操

护腰的产后体操可从产后2周左右开始进行，可以先征询医生的建议。

（1）改善腰功能的运动

两腿稍分开，一边呼气，一边将腰部慢慢向前弯曲，双手碰到地板上。

起身，一边吸气，一边将上身慢慢向后仰。

坐在椅子上分开双膝，慢慢弯曲上身，将头伸入两膝之间。

两腿分开站立，用双手拿一块1千克~2千克的东西。

胳膊肘弯曲，从肩的高度开始向前方放下，同时弯腰，在腰部充分弯曲时，胳膊肘不伸直。

向左或向右转动上半身，将手举过头顶，再向相反的方向转动上半身。

仰卧，抱膝，抬起上半身，维持这一姿势回到仰卧状态，像摇椅一样，时起时落。

仰卧，双手扶住床沿。扭动腰部，把左腿伸向床的右侧。脸转向左侧。上半身尽量平放在床上。两腿交替做。

（2）强健腰肌的运动

俯卧，手放在身体上，上半身和腿向后抬起，坚持5秒钟。

站立，使身体向后仰，用力持续5秒钟。

3.护腰的若干技巧

最好能在台子上给宝宝换尿布、洗澡，减少弯腰的次数。

最好买可以升降的婴儿床，小童车的高度也要注意方便妈妈照料宝宝，避免总是弯腰。

把经常换洗的衣物放在衣橱适宜高度的抽屉里，以伸手可及为度。

选用长柄扫帚、拖把和簸箕，每次清理时间不要过长。

★　产后如何进行腹部和胸部按摩

月子期间，新妈妈往往很疲惫，身体恢复除了需要充足的休息、合理的饮食外，还需要配合适度的运动，按摩是比较安全的运动方式，新爸爸可以学一学，从旁帮助新妈妈，新爸爸的按摩对新妈妈可起到放松的作用，对身心恢复有利。

1.胸部按摩

胸部乳房按摩可以治疗急性乳腺炎、乳房胀痛、乳房肿块等问题，同时还能调节内分泌，促进子宫收缩，加速恶露排出，按摩方法是：

（1）促进乳腺管通畅

用拇指、食指、中指的指腹，顺着乳腺管进行纵向按摩。反复20次左右。

（2）使乳晕、乳窦变柔软

用拇指、食指、中指在乳晕部四周进行360度旋转按摩，手可以不断地变换方向。由于乳晕部的乳窦较硬，因此需要按摩较长的时间。

（3）加强泌乳反射

用拇指、食指、中指从乳晕部向乳头方向挤压，挤压时新妈妈可以想象宝宝吸奶的样子，将按摩的手指想象成宝宝吸奶的小嘴巴，促使乳汁分泌。反复20次左右。

（4）缓解乳汁淤积

一只手呈"C"字形托住乳房，并微微振动乳房，逐渐加大振动幅度。用另一只手的拇指、食指、中指从乳晕部向乳头方向按摩。反复20次左右。

2.腹部按摩

腹部按摩可以缓解腹部不适，按摩方法是：

（1）受凉及疲劳引起的腹胀

仰卧，轻轻按摩整个腹部，可缓解腹部紧张。

坐在椅子或地板上，两手放在腰间，用大拇指按压腹部两侧肌肉紧张的部位。

（2）便秘引起的疼痛

仰卧，两手重叠放在肚脐旁边，按顺时针方向画圈按摩腹部，可促进肠的蠕动。

（3）下腹部疼痛

仰卧，两手放在大腿根略上方，轻轻按揉。

人体对疼痛的承受力各有不同，而男性的手劲较大，所以新爸爸帮新妈妈按摩时，手法应温柔平和，力量要轻重适宜，以新妈妈感觉舒服最重要。用力过猛、刺激太强易生反效果。

★ 月子里穿戴要注意什么

月子里的穿戴除了满足防暑保暖的功能性外，还要让妈妈感觉舒服，更重要的是要保证妈妈的健康。

1.妈妈衣着应与四季相宜

根据气温变化随时增减衣物，夏天穿着应单薄，不要过于捂头扎腿，为了避免吹风也可以穿长袖清凉衣物，睡觉时在身上盖毛巾被或床单，注意防风保暖即可，以防止长痱子或引起中暑。春季秋季妈妈衣着较平常人稍厚，也要以无热感为好，冬天注意腰腹和下体保暖。

2.衣着应宽大舒适

紧身衣服不利于血液流畅，特别是乳房受压迫极易患乳痛，严重的还会引起乳腺炎。新妈妈穿衣应该以宽大舒适为宜。贴身衣服以棉制为好，增大吸汗透气性。

3.材质和颜色选择有讲究

新妈妈贴身衣服以棉制为好，增大吸汗透气性，不宜穿化纤或羊毛内衣。主要是因为化纤布中的化学纤维或者微小羊毛，可以通过胸罩或者内衣，对乳头进行摩擦、压迫，然后逐渐进入乳腺管，使乳腺管堵塞，从而影响产后乳汁的分泌，不利母乳哺养。严重的话还会引起乳腺炎。

颜色方面可以选择浅色的，一是因为浅色不易脱色，可以避免妈妈因为出汗造成的衣服颜色脱落，形成色斑块。二是因为这时候的宝宝视觉发育还不完善，不能给他过度的视觉刺激。

4.衣着要常换

月子里的新妈妈容易出汗，若汗湿衣衫，应及时更换，以防受凉，特别是贴身内衣更应经常换洗，以保持卫生，防止感染。

5.天天更换内衣裤

妈妈的内衣容易汗湿，滋生细菌。如果妈妈的乳头有皲裂情况，细菌很容易通过伤口进入乳腺，造成乳腺感染。或者在给宝宝哺乳时，进入宝宝的身体，影响宝宝健康。内裤更需要天天更换，月子里妈妈排出恶露，如果不能及时更换内裤，沾染在内裤上的恶露就会滋生细菌，感染阴部。

6.长袖长裤，厚质鞋袜

妈妈的衣着首先要有好的保暖功能，妈妈比较容易受寒的是肚子和脚，因此裤子应选择高腰的，最好高过肚脐，给肚子妥帖的保暖。脚上穿上纯棉厚质的袜子和厚底的鞋子，避免寒凉从脚底侵入妈妈身体。其次衣裤穿着尽量宽松舒适，过紧的衣服不但让妈妈感觉不舒服，还会影响全身血液循环，不利于保暖和健康。

清洗产妇的衣服时要用肥皂。肥皂刺激性较小，对产妇敏感的皮肤是一种保护。洗完之后多漂洗几遍，然后放到太阳底下晾干，阳光也可以有效地杀灭衣服上的细菌。

★ 月子期间应如何用药

很多妈妈在月子里不敢用药，因为担心用药会影响到吃母乳的宝宝。实际上，产后哺乳期用药不当不但会影响宝宝，也会影响妈妈身体的恢复，因此妈妈用药应该谨慎。

1.月子里如何用药

在月子期间，如果身体感到轻微不适，有产后痛、头痛、失眠、抑郁、腰酸背痛、贫血等毛病时，通过食疗或其他方法可以缓解，在不用药就可以调理好的情况下就不用药。但有些月子里的常见病难以自行痊愈，如重感冒、发热、乳腺发炎、宫腔感染等。如果妈妈患了这样的病就不可延误了，一定要及时寻医问药，以免贻误病情。另外，用药时一切都要遵医嘱。医生一般会根据妈妈的实际情况告诉几种方法：或错开宝宝哺乳与妈妈吃药的时间；或中止哺乳，等治疗结束之后，再行哺乳。或停止母乳喂养，改为人工喂养。

2.食疗改善月子期间的小毛病

食物不但能提供妈妈日常所需的营养和能量，适当的食物还能消除妈妈身体的不适，这就是食疗。例如风寒感冒可以用红糖姜水调理，咳嗽用白萝卜水缓解，乳汁不足用鲫鱼、猪蹄催乳等都是很好的食疗方法。妈妈可以参考本书中相关章节的介绍来调理身体。

好心情也是能够与小毛病抗衡的一个重要因素，妈妈在月子里如果一直能有一个好心情，生病的概率就会降低一些。

★ 产后何时可以劳动和工作

分娩时胎儿通过产道，使骨盆底部的肌肉筋膜被牵拉而极度伸张，并向两侧分离，甚至发生断裂，这样就使整个盆底和外阴部与妊娠前相比，不但松弛，而且张力也较差。这些变化都要在产褥期产妇产后活动应循序渐进，逐渐增加活动范围和活动量。产后前半个月可以适当做产后操、仰卧起坐、缩肛运动。半个月后可以做一些轻便的家务，较重的劳动应在满月以后做，并应注意不要站立过久。蹲位及手提重物的劳动也应尽量避免，以防发生子宫脱垂。

一般在产后6周左右，盆底组织基本恢复正常，没有完全恢复的，于6周后也不会再进一步改善，而且那时全身各器官及各个系统在妊娠期间的变化，也都基本恢复正常，所以一般在产后8周就可以恢复正常工作。难产或接受剖宫产手术的人时间应当适当延长，于产后10周左右可以恢复正常劳动。从事重体力劳动者应再适当延长。以上是按产后身体恢复情况而言。目前我国为照顾优生、优育及独生子女，产后给予产妇休假3个月或更长。

第04节
产后42天健康检查

● 产后健康检查的时间

产后检查能及时发现新妈妈的多种疾病，还能避免新妈妈患病对宝宝健康造成的影响，同时还能帮助新妈妈及时采取合适的避孕措施，尤其对妊娠期间有严重并发症的新妈妈更为重要，所以，新妈妈不要忽视产后体检。

产后检查一般都是在产后约42天进行，因为正常情况下，大多数新妈妈的身体在此时已得到基本的恢复，子宫收缩、内脏复位、伤口愈合都达到令人满意的程度，正好可以去医院检查，判断身体的恢复状况。如果妈妈的身体恢复有问题，医生也可以及时发现。身体恢复状况良好的新妈妈，也可以稍微延迟几天再去医院进行产后体检。

产后检查是新妈妈向医生学习的一个机会，妈妈可以就自己6周以来遇到的问题咨询医生，也可以向医生请教照顾宝宝的注意事项。

● 产后健康检查的内容

★ 常规检查项目

1.体重

妈妈如果发现产后体重增加过快，就应适当调整饮食，减少主食和糖类的摄入，增加含蛋白质和维生素较丰富的食物。同时应该坚持锻炼。体重较产前偏低的则应加强营养。

2.血压

无论妊娠期的血压正常与否，产后检查都应测量血压。如果血压尚未恢复正常则应进一步治疗。

3.尿常规、血常规

患妊娠中毒症的产妇要注意其恢复的情况，并做尿的常规检查。对妊娠合并贫血或产后出血的产妇，要检查血常规，如贫血应及时治疗。患有心脏病、肝炎、泌尿系统感染或其他并发症的产妇则应到内科或产科进一步检查和治疗。

4.盆腔器官检查

要检查会阴及产道的裂伤愈合情况，骨盆底肌、组织紧张力恢复情况，以及阴道壁有无膨出。检查阴道分泌物的量和颜色，如果是血性分泌物且量多，则表明子宫复原不良或子宫内膜有炎症。检查子宫大小是否正常和有无脱垂，如子宫位置靠后，则应采取侧卧睡眠，并且要每天以膝卧位来纠正。检查子宫的附件及周围组织有无炎症及包块。行剖宫产术的产妇，医生会检查腹部伤口愈合情况，以及子宫与腹部伤口有无粘连。

★ 特殊检查项目

1.测血糖

如果新妈妈在怀孕期间有妊娠糖尿病，这时要进行一下复查。如果仍有这样的症状需要及时治疗。

2.妇产科检查

需要检查盆腔器官，看子宫是否恢复正常、阴道分泌物的量和颜色是否正常、子宫颈有无糜烂、会阴和阴道的裂伤或缝合口是否愈合等，主要内容为：

◎ 检查尿液，确定有无炎症或感染。如果尿道有感染会在小便时有刺痛感。

◎ 检查阴道分泌物，确定是否有炎症或感染。如果有炎症，阴道分泌物颜色、形态、味道会出现异常，严重时阴道有痛痒感觉。

◎ B超检查子宫恢复情况。子宫如果恢复不好，恶露不正常是比较明显的特征。

◎ 检查乳房、乳头。如果新妈妈的乳头有异常，不利于宝宝吃奶或不利于新妈妈保健，医生都会给出处理意见。

★ 产后健康检查注意事项

产后体检是为了检测新妈妈身体各项指标是否正常，在检查时，为了取得更好的检查效果，新妈妈还需要提前了解医生可能问的问题。

见产科医生时，医生一般会问新妈妈的问题有：

身体感觉如何？

怎样养育孩子？

喂奶的情形如何？

恶露的情况如何，分泌物是红色还是棕色，是否已经完全停止？

产后有没有来过月经？

缝针的部位有没有任何不适的感觉？

是否有小便失禁的现象？

采取了何种避孕措施？

在实际检查时，新妈妈可以将经常想到且心里疑惑的一切问题提出来向医生请教，一些比较难为情的问题也尽可提出，比如肛门附近的疼痛感，咳嗽、打喷嚏或大笑时忍不住流出尿来等，这些问题都应如实告诉医生，这有助于判断尿便是否正常。如果要实行避孕计划或生育计划，不妨与医生讨论一下避孕措施及生育间隔的问题。

产后第一次产检时需要带上宝宝一起去，母婴都要做一个产后检查，所以要挂两个科的号，一个是妇产科，还有一个是儿科。

不同的医院有不同的检查时间，并不是全勤值班，所以需要事先考察一下医院，打电话或实地探访一下，弄清医院的检查时间及检查时对母婴的要求。